# 「自分の免疫力」で病気を治す本

医師と薬に頼らない

新潟大学大学院医学部教授
安保 徹×e-クリニック医師
岡本 裕

JN235188

マキノ出版

## 第1章 「無理な生き方」を変えれば病気は治る

安保 徹×岡本 裕　対談

第2章 9割の病気は自助努力で治せる　岡本 裕



第3章 病気の成り立ちを知れば治し方がわかる　安保 徹

## 第4章 免疫を高めてガンを根本から治す 安保徹 岡本裕

## 第5章 薬と手を切る「4週間ルール」 安保 徹 岡本 裕

# 第6章 ガン生還者の知恵が詰まった「セルフ治療」　岡本 裕

# はじめに――病気は「自分で治す」と決意する

安保　徹

現代医学の大きな特徴は、科学的手法によって病気の原因を明らかにして、薬を開発し、治療法を進歩させるというものです。この流れを受けて、分子遺伝学や分子生物学など分析的な研究が熱心に盛んに行われ、興味深い成果も多々、蓄積されています。しかし、こうした研究が、病気の成り立ちや治療に役立っているとはいえないのが実際のところです。

多くの病気は、ストレスをかかえた無理な生き方によって、心や体への負担が強くなって発症します。したがって、がんばりすぎてオーバーワークだったり、心の悩みをかかえ続けたりする生き方の無理を正して、病気を治すということが根本的な治療になるはずです。

ところが、現代医学にはこの視点が欠けており、薬で症状を抑え込む対症療法《たいしょうりょうほう》（そのときどきの症状に応じた治療法）に終始しています。このことが慢性病を治せず、難病をふやし続ける原因になっていると思います。

こうした現状であるにもかかわらず、現代医学への期待は高まるばかりです。ことに最近、注目を集めているのが再生《さいせい》医療《いりょう》（事故や病気によって失われた体の細胞や組織、器官の再生や機能の回復を目的とした医療）です。特に心臓や腸など、どんな器官にもなりうる可能性を持った「万能細胞」の研究には、膨大なエネルギーや資金が注ぎ込まれています。しかし、これを医学の大目標とすることに疑問を感じます。

再生医療は、人間の体を機械のようにとらえ、部品を交換して病気を治すという発想から生まれています。ここにも、生き方の無理を追求して、病気を治すという考えがありません。

いずれ万能細胞によって、悪化した臓器を交換できる日が来るかもしれません。しかし、病気の原因を取り除かないまま臓器を取り替えても、結局、体の不具合は解決できないのです。

社会全体の中に、ダメになった体のパーツは取り替え、簡単に病気を治してもらおうという安易な考えが拡大していることも、医学の行きすぎに歯止めがかからない要因になっているのではないでしょうか。

病気は、生き方を変える自助努力をすることで治っていくものです。だれかに治してもらおう、体の部品を取り替えてもらおうと思っている限り、治癒《ちゆ》には至りません。体調不良や病気をかかえている人は、ぜひこのことを理解していただきたいと思います。

病気の原因がストレスであることを突き止めたのは、今から16年ほど前になります。ストレスにより、意志とは無関係に体の機能を支配する神経である自律神経《じりつしんけい》のバランスが乱れ、これに連動して白血球《はっけっきゅう》（体内に入った細菌や異物を殺す働きをする血液中の細胞成分の一つ）のバランスも乱れて、病原体などに抵抗して病気を防ぐ力である免疫力《めんえきりょく》の低下が起こることを明らかにしました。

この研究によって、「なぜ病気になるのか」「どうすれば病気が治るのか」という根本的な疑問も解明することができました。以来、大学での研究のかたわら、講演や書籍を通してストレスが病気をもたらすしくみを世の中に伝えてきました。こうした活動の影響が少しずつ広がってきたようで、最近は医師や薬に頼らず、免疫力を高めて自分で病気を治そうとする人も、徐々にふえています。

「薬をやめたらアトピーが治りました」「潰瘍性大腸炎《かいようせいだいちょうえん》（主に大腸粘膜に潰瘍やびら

んができる原因不明の非特異性炎症疾患と考えられ、特定疾患《とくていしっかん》に指定されている）が治りました」「寝たきりから解放されました」――医学に携わる者として、このようなご報告をいただくときほど、幸せなことはありません。

病気を治せる喜びを感じられる人が、こうして一人でもふえていけば、いずれ大きな変化がやってきて、「病気は自分で治す」という流れが主流になっていくのではないかと期待しています。多分100年後には、病気への向き合い方が大きく変わっていることでしょう。

3年ほど前からは、活動エネルギーを生み出す「エネルギー生成系」に、ストレスがどのような影響を及ぼすかについて研究をスタートさせました。ストレスが長期に及ぶと、体はこの苦境を切り抜けようとがんばりすぎる影響で、エネルギー生成系やホルモンの分泌《ぶんぴつ》をつかさどる内分泌系のバランスが崩れ、ガンをはじめとするさまざまな病気が発症することも突き止めました。

本書では、ストレスが、自律神経系や白血球系、エネルギー生成系、内分泌系など体全体を束ねるあらゆるシステムを介して、心身のバランスを崩し、病気をもたらすしくみを解説しています。体調不良が起こったり、病気になったりするのは、これらのシステムが限界を超えて作動しているからです。

これを改善するには、先ほどから述べているように、まず生き方の偏りを見直して、ストレスから逃れること。あとは、軽い運動を行ったり、お風呂を活用して血流を促し、体を温めたりすることが大切です。

日中は姿勢をよくして、日に何度か深呼吸をすることも、体調を回復させる効果があります。息をいっぱい吸ったら、今度は肺の空気を極限まで吐き出しましょう。こうして体内の古い空気を排出し、新鮮な酸素をたくさん取り込むことでエネルギーの産生が活発になり、新陳代謝《しんちんたいしゃ》がよくなって免疫力も高まります。

こうした工夫で体の内部環境はかなり改善され、治癒の流れに入っていくことができます。


本書は、e－クリニックの医師・岡本裕《おかもとゆたか》先生との共著です。

これまで幾度か岡本先生と言葉を交わす機会がありましたが、今回は今までになくじっくりお話ができたと思います。岡本先生は医療相談を通して、実際にガンを治して元気に暮らしておられるガンサバイバーの方たちから、ガンへの向き合い方、ガンとわかったときの心の持ち方、養生の仕方など、さまざまなことを学んでおられます。

こうした経験の積み重ねがあるゆえに、先生のお話にはたいへん説得力があります。

患者さんの生の声を集めて作り上げた「セルフ治療」という養生法は、ガンのみならず、あらゆる病気治療に役立つことでしょう。

岡本先生は、東洋医学の「未病《みびょう》」の概念を紹介し、病気の多くは自分で治せるとおっしゃっています。明治維新以前まで、日本では東洋医学が採用されていましたから、この未病という考え方は広く受け入れられていたものと思われます。

東洋医学では、病気を「気《き》」が病《や》んだ状態ととらえていました。すなわち、人間の心と体を動かしている生命エネルギーである「気」が低下すれば、さまざまな不調が起こると見ていたのです。発熱などの不快な症状は、病気から脱却するための「瞑眩《めんげん》」（治癒反応）であり、治癒の過程では甘んじて受け入れる必要があるとも考えていました。

西洋医学は、病気のときに現れる不快な症状を悪玉視して、薬で症状を止める薬物療法が主流ですから、東洋医学とは正反対の発想といえましょう。

明治維新によって、日本の医学は西洋医学一本になり、心と体全体で病気を見る東洋医学の発想は失われてしまいました。この流れが拡大した結果、日本の医学は分析的・科学的なものの見方が中心になり、先述したように臓器別医療に突き進むことになったのです。

これまであまり東洋医学になじみがなかった方も、未病という考え方を知ることで、薬や病院にむやみに頼るのではなく、自分自身で病気を治すという視点を取り戻すことができると思います。

岡本先生との対談では、ガン治療がかかえる問題、セカンドオピニオンの活用法、混合診療の可能性、救急医療の問題点など、さまざまなテーマに触れることができました。新たな知見を得ることができ、先生には感謝の気持ちでいっぱいです。

免疫力を高めて、自分で病気を治す方法を知ってもらいたいという思いから、本書にはたくさんの事柄を詰め込みました。1ページめから読み始めてももちろん構《かま》いませんが、たとえばご自分の関心のある病気を第3章で見つけて、そこから読み始めてもいいでしょう。いずれにしろ、無理をする必要はありません。

みなさんが健康を回復されるうえで、本書が少しでもお役に立てましたら、私たちも幸甚《こうじん》です。

装幀　渡辺弘之
図版　田栗克己
　　　高木佳子
写真　松田敏美

第1章

# 「無理な生き方」を変えれば病気は治る

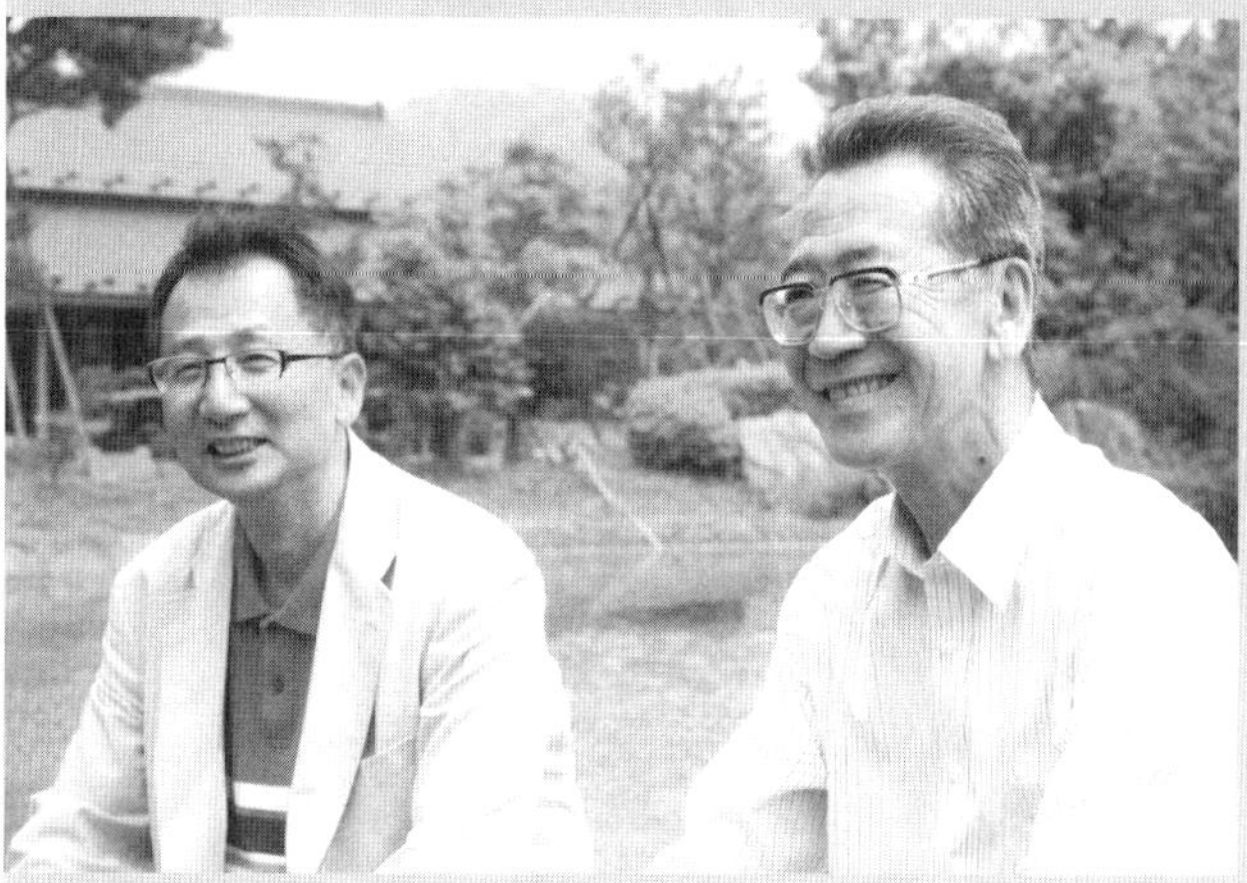

安保 徹×岡本 裕 対談

## ガン患者の意識革命が起こっている

**司会**　本日の対談では、ガンや慢性病との向き合い方や治し方、薬の使用の是非について、お二人に意見を交わしていただけたらと思います。

**安保**　岡本先生と初めてお目にかかったのは、もう10年ほど前ですね。不思議とこれまできちんと話したことがなかったから、今日が初めての対談になると思います。2001年にe－クリニックを正式にスタートさせたということですが、その前のご専門はなんだったんですか？

**岡本**　もともとは脳外科です。初めは、外傷とくも膜下出血（脳卒中《のうそっちゅう》の一種で脳の血管が破れ、致死率の高い病気）の専門医だったんです。バイク事故で急性硬膜外《きゅうせいこうまくがい》血腫《けっしゅ》（頭蓋骨《ずがいこつ》を裏打ちしている硬膜の動脈が事故などで切れ、頭蓋骨と硬膜の間にたまった血液が脳を圧迫するもの。これにより急速な意識低下を伴う）を起こした患者さんがよく運ばれてきて、手術をする機会は多かったですね。

急性硬膜外血腫の手術は、駆け出しの脳外科医でもできる単純なものです。出血している部位の血を止め、血の塊《かたまり》を除くだけなので1時間もあれば終わります。最近はやりの「神の手」じゃないけれども、意識不明だった患者さんが、手術によって劇的に意識を回復します。

そのため、ご家族からとても感謝されます。やりがいもありましたし、今から思えば当時はすごくテンションが高い状態でした。そういう時期が何年かあり、それから配置転換があって悪性脳腫瘍《あくせいのうしゅよう》を担当する部署に変わることになったんです。

**安保**　ほう。

**岡本**　しかし、今度は打って変わって全然治らないんです。ガンの3大療法（手術・放射線・抗ガン剤）を行っても、患者さんは2年か、もって3年ほどです。診《み》ていた方は全員亡くなり、落ち込みました。やりがいも感じられなくなって、3大療法だけではふじゅうぶんであることを痛感しました。

そこで、患者さんの了解を得て、ＬＡＫ療法（患者さんの血液から採取したリンパ球を活性化させてから、体内に戻し、ガン細胞を攻撃する治療法）を試みたんです。すると、7人中2人の患者さんが治りました。「この治療を続けていこう」と思った矢先に、医局からLAK療法の継続にNGが出たんです。

**安保**　LAK療法を打ち切れと？

**岡本**　そうです。僕としては、「治った患者さんがいるのなら、この治療法を続けてみましょう」となると期待していました。しかし、そうではなく、すっかり逆風の吹く職場環境になってしまい、病院を辞めざるを得なくなったんです。それで、「患者さんの役に立つには、何をすべきか？」と考えていたころ、阪神淡路大震災で被災しました。1995年です。自宅近くに西宮《にしのみや》中央体育館というのがあって、そこがいちばんの激震地でした。

震災3日目から、僕は体育館で医療ボランティアに参加しました。健康を害する被災者が日増しにふえていくなかで、行政の対応が実に頼りないことを痛感しました。

この体験がきっかけで、行政に頼っていても埒《らち》があかないので、自分のやれることを実行しようと思うようになったのです。具体的には、数多くの患者さんたちやその家族、あるいは健康に不安を感じている人たちに会ったり、健康増進セミナーを開いたりしながら、日本各地で生の声を聞いて回りました。

そして、1つの結論としてスタートしたのが、患者目線、かつ本音で医療情報を発信するe－クリニックです。10年前のスタート時は、糖尿病や高血圧症など慢性疾患《まんせいしっかん》の方も多かったのですが、ガンの患者さんがだんだんふえ、現在では、99％がガン患者さんです。

**司会**　e－クリニックでは、ガンの3大療法以外の方法、たとえば生活習慣や生き方を見直すという指導もされていますね？

**岡本**　それは、ガンのサバイバー（生還者《せいかんしゃ》）の方たちから学んだことです。自分でできることを自分でやりましょうということで、具体的な方法として「セルフ治療」（第6章を参照）を提案しています。とにかくいろいろな方法をトライ＆エラーで試し、指導に取り入れています。この10年で、治る人がずいぶんふえてきました。3大療法以外のさまざまな治療法を、患者さんが選択するようになったという点で、ガン治療は大きな変わり目に来ていると思います。

**司会**　ガン治療に関して患者さんの意識が変わり始めたということでしょうか。この点について、安保先生はどのように見ていらっしゃいますか？

**安保**　ガンを自分の工夫で治そうとする患者さんは、確かにふえていると実感します。みんな、医師のいいなりではなくなってきました。抗ガン剤をいったんは使ったけど、やっぱりやめるとか、手術はしたけれど、その後の抗ガン剤は断るという人が多くなってきたと思います。そういう患者さんは、1万人くらいの規模で出てきたのではないでしょうか。ただ、年間60万から65万人くらいの人が、新しくガンになっていますから、それでもまだまだ少数派です。

**岡本**　現状では患者さんの意識が先に変わり、医師のほうがこの流れから置き去りになっているという感じです。

## 医学の未熟さが問題

**司会**　3大療法だけがガンの治療法だと考えている医師は、まだ多いのでしょうか？

**岡本**　大半がそうでしょう。ガンの標準治療（医学において、専門家が適切と認めた一定の基準に則《のっと》った治療法）自体がほとんど変わっていません。

**司会**　それは個々の医師の努力不足ですか？

**安保**　いや、医師の努力不足というより、医学自体の未熟さです。たとえば、免疫《めんえき》（病気に対抗するしくみ）の働きや白血球《はっけっきゅう》（体内に入った細菌や異物を殺す働きをする血液中の細胞成分の一つ）の働きは、漠然としか知られていません。「白血球の数がこれだけへったから、ガン治療をやめましょう」というけれど、本当のところはわかっていないんです。

今もって、ガンの治療に当たる医師のほとんどが、免疫の指標になるリンパ球（白血球の一種で病気から体を守っている）を調べていません。抗ガン剤と放射線にいちばん感受性の高いのはリンパ球だという知識もないんです。だから、白血球総数の検査だけで間に合わせてしまいます。

**司会** なぜ、医師は免疫やリンパ球のことを知ろうとしないのでしょうか？

**安保** 医師というのは、あまり知ろうとしたらやっていけない商売なんです。医師の弁護を少しすると、医師は患者の命を預かっているため、日々、決断が必要なんです。そのため、臨床に忙しい先生に要求されるのは決断力になります。現場では患者さんの命がかかっているから、いちいち迷っていたら我が身が持ちません。臨床医の仕事は、新しい医学を作ることではないんです。

**岡本** どこかで割り切らないといけないわけです。悪くいえば妥協といえるでしょう。患者さんにしても、治療法の選択肢が2つあって、「AとBのどちらを選ぶか」というときに、「Aがいい」と毅然《きぜん》といってくれるほうがデキる医師だと思えるものです。「Aもいいけど、うーん、やっぱりBもいいかな」だと、聞いている患者さんはやっぱり不安になりますよ。

**安保**　臨床で本当にいい先生は、迷わないで決断する先生です。それが患者さんには頼もしく思えます。逆にいうと、そういう先生たちは、標準治療まっしぐらになるのは当然です。リンパ球を調べようなどと夢にも思いません。そういうことを切り捨てて、毎日、決断しています。医学のように命を扱う学問には、そういう独特の世界があるから話は簡単ではないんです。

**岡本**　僕は脳外科を始めたとき、医局長にこういわれました。「君は考えんでもいい。いわれた通りにやってたらいい」と。

**安保**　脳外科みたいに、緊急手術で切羽詰まっているとどうしてもそうなってきますね。

**司会**　岡本先生は、脳外科で手術をしているときは決断の人でしたか？

**岡本**　それは、そうです。当時は、できるだけ早く、できるだけ脳へのダメージを少なく手術を終えることだけを考えていました。その努力自体、患者さんの利益に直結するんです。いわば、技術者です。ところが、ガン治療となると、技術者であるだけではダメだと思います。

**安保**　同じ外科領域でも、ガンになると少しニュアンスが変わってきます。腕利きの外科医がいくら手際よく手術をこなしても、全員再発という事態が起こることもある。腕利きだけでは対応しきれない病気が、ガンといっていいでしょう。

## 低体温・低酸素・高血糖がガンを生む

**岡本** 標準治療を行っても、ガンが再発・転移するケースを医師は嫌というほど見ています。だから、医師は本心では、ガンは治ると思っていません。もちろん、治したいと思っているけれど、最初から治すことをあきらめているところがあります。

**司会** それはなぜでしょうか？

**岡本** それは、反対に僕が聞きたい質問です。「なぜ、治そうとしないのか？」と。

**安保** やはり、ガンの成り立ちを医学界が理解していないことに尽きます。

**司会** 安保先生は最近のご著書で、ガンの原因として低体温・低酸素を挙げておられますね。

**安保** 働きすぎや心の悩みなどのストレスで、ガンが発症することを、白血球と自律《じりつ》神経《しんけい》（血管や内臓の働きを無意識に調整している神経）の関係で明らかにしたのは16年前です。3年ほど前から、ストレスによって生じる「低体温・低酸素・高血糖」が、

「エネルギー生成系」（後述）に影響して、発ガンさせることも突き止めました。その話をここでしましょう。

まず、エネルギー生成系の説明から始めます。

私たちは、エネルギーを作って活動したり、体温を維持したりしています。このエネルギーを作る方法は、２本立てになっているんです。一つが「解糖系《かいとうけい》」。もう一つが「ミトコンドリア系」です。

解糖系は、食事から摂《と》った糖を材料にして、酸素を使わずにエネルギーを作っています。体の内部環境としては、体温が低い状態でエネルギーを作ることができます。

解糖系のエネルギーは、瞬発力や細胞分裂に使われています。真っ赤になって怒るときとか、50ｍ走でダッシュするときとか、瞬発的に大量のエネルギーが必要なときが解糖系の出番です。筋肉には白筋《はくきん》と赤筋《せききん》があり、白筋は瞬発力を発揮する筋肉ですから、解糖系のエネルギーを使っています。

活発に分裂する細胞も、解糖系のエネルギーに依存しています。たとえば、精子もそうです。分裂に必要な条件は、低体温・低酸素なんです。昔の人がふんどしを身に着けて、下半身の風通しをよくしていたというのは、精子の数をふやすうえで理にかなっています。

2月のいちばん寒いときに、日本各地で裸祭りがあって、若い男性が凍えそうになりながら水をかぶったりするでしょう。あれも、精子をふやして子孫繁栄を祈願するお祭りなんです。

もう一つのミトコンドリア系は、高校のとき、生物の教科書で読んだことがあると思います。

これは直径1ミクロン、長さ2ミクロンくらいの小さな器官で、細胞の中で呼吸をしています。つまり、酸素を使ってエネルギーを作っているのです。

私たちが呼吸して取り入れた酸素は、血液によって細胞に運ばれます。細胞内のミトコンドリアは、この酸素を使って糖や脂肪を燃やし、エネルギーを作ります。燃やすといっても、紙や炭が燃えるのとは違って、酸素で糖を生化学的に分解する過程でエネルギーが発生するのです。

ミトコンドリア系のエネルギーは、持久力に使われます。我々は、このエネルギーを使って体温を保ったり、日常の動作を続けたり、エアロビクスをやったりするわけです。ミトコンドリアが働く条件は、酸素がじゅうぶんにあること、体温が37℃以上に保たれていることです。

普通の細胞は、解糖系とミトコンドリア系1対1の比率で使っていますが、特殊な細胞になると、どちらか一方に依存します。先ほどお話しした精子とか、白筋は解糖系一筋ですが、卵子や赤筋、心筋《しんきん》（心臓を構成する筋肉）、脳神経の細胞のように持続的に働き続ける組織は、ミトコンドリア系エネルギーに依存しています。

これらの細胞は、何千というミトコンドリアをかかえています。ミトコンドリア系は細胞の核《かく》に、細胞分裂を抑制する分裂抑制遺伝子（必要以上に細胞が分裂・増殖するのを抑える遺伝子）を持っています。ですから、ミトコンドリアが多い細胞は分裂しないという特徴があります。

私たちのエネルギー生成系が、こんなふうに2本立てになった背景を知るには、28億年前まで遡《さかのぼ》ります。28億年前の地球は、ほぼ無酸素です。私たちの先祖細胞は、酸素のないところで分裂をくり返して生きていた解糖系生命体なんですね。

20億年前になると、葉緑体の先祖が酸素を作り始めて、地球の大気の酸素濃度は1％弱になった。これは酸素が大嫌いな先祖細胞には、危機的な状況なわけです。そこで、酸素が大好きなミトコンドリア生命体と合体した。この合体のおかげで、先祖細胞は酸素濃度が上昇し続けてもサバイバルできたんです。

今の地球の酸素濃度は21％、残りはほとんど窒素《ちっそ》です。人間は、ミトコンドリアが使う酸素のせいで、酸素焼けして老化を起こし、最終的にこの世を去る。それが我々の一生といっていいでしょう。

## ガン細胞が生まれるのはストレスへの適応反応

**安保**　ここで、ガンの話に戻りますね。

ストレスがかかると、交感神経《こうかんしんけい》が緊張して「アドレナリン」（自律神経のうち交感神経の神経末端から分泌《ぶんぴつ》される神経伝達物質。血管を収縮させて血圧を上げたり、心臓の鼓動《こどう》を速めたりして、体調を興奮・活動的にする働きがある。交感神経が優位になるとアドレナリンの作用が強くなる）と「糖質コルチコイド」（副腎皮質《ふくじんひしつ》から分泌されるステロイド・ホルモン。ストレスホルモンとも呼ばれる）、あと、もう一つが「TNFα《アルファ》」（腫瘍壊死因子《しゅようえしいんし》。腫瘍細胞を壊死させる物質）が出てきます。この3つにより、低体温と高血糖・低酸素を作っていくんです。

こういうと、なんだかいかにも体に悪そうに思えることでしょう。しかし、これは急性ストレスの危機を切り抜けるために、体が企てた戦略なんです。

低体温・低酸素・高血糖というのは、今、お話しした解糖系のエネルギーサイクルを刺激する条件です。つまり、血液中にたっぷりある糖を利用して、嫌気的《けんきてき》（酸素を

かは、発ガン物質で起こると思います。紫外線やタバコも無縁ではない。しかし、今、喫煙率がどんどん下がっているにもかかわらず、肺ガンはふえています。熱心に発ガン物質探しをしても、ガンは治せません。

しかし、ガンが過酷《かこく》な生き方で悪化した内部環境への適応現象ととらえれば、ストレスから逃れるとか、長時間労働をやめてガンを治すという発想が生まれて、治し方も見えてくることでしょう。実際、ガンの患者さんの話を聞いてみると、95%くらいの人が、発病前にすごく忙しかったり、悩んだりしている。この2つが重なるような状況に、身を置いています。

**司会**　ということは、解糖系優位になっているエネルギー生成系の偏りを修正すればいいということですね。具体的には、どうすればいいのでしょうか?

**安保**　順序からいくと、「体を温めること」「深呼吸すること」。大体この2つで、内部環境の悪化から抜け出せます。ミトコンドリアの機能が回復すれば、分裂抑制遺伝子が働いてガン細胞の分裂にブレーキがかけられる。分裂が多少起こったとしても、ガンが壊死するといった流れができてくるんです。

あとは、体にいいものを摂るという意味で「食事」が大切です。

それと4つめは、「ガンの恐怖から逃れる」ことです。「いったん発ガンしたら、ガン細胞がどんどん増殖して、ガンは治らない」という呪いから自由になることが大切です。

**司会** 体を温めたら、ミトコンドリアが復活して健康に向かいますか？

**安保** そうです。入浴や体操で体をしっかり温めて、体温を上げる。深呼吸もする。これで血流がよくなって酸素もたっぷり体内に入ってきます。解糖系を刺激するサイクルに入らないためには、働きすぎをやめることと、食べすぎないことも大切です。

若くしてガンになる人たちは猛烈にがんばっています。がんばるためには、ある程度の量を食べなければならない。そうやって解糖系を刺激する流れに入ってしまいます。しかし、それだけで、すぐに発ガンというわけではありません。バリバリやっているときは、大丈夫なんです。翌日に疲れが残るとか、疲弊《ひへい》したときに、低体温・低酸素・高血糖が重なって、やがて発ガンするんです。

**岡本** なるほど、そういうことだったんですね。僕が患者さんに常々、お話ししているのは、「ガンは特別な病気じゃない。不健康な状態がずっと続いたときに糖尿病や高血圧などの慢性病が待っていて、その延長線上にガンがあるんだ」と。安保先生がおっしゃった、低体温・低酸素・高血糖という同一線上に病気が並んでいるということですね。

エネルギー生成系がミトコンドリアから解糖系へシフトしていく現象と、ガンの患者さんが陥っている絶不調。これは、本当にぴったり合います。ガンの患者さんは、相当、ミトコンドリアが少なくなっているんでしょう。みなさん体が冷えすぎていて、汗もかけない。体調が回復してくると、「汗をかけるようになりました」とおっしゃる方が多いんです。

**安保** 体が芯《しん》から冷えていて、代謝が極限まで落ちているから汗をかけないんです。ミトコンドリアが完全にダウンしている状態といっていいでしょう。

**岡本** おっしゃる通りです。とにかく、みなさん極度の冷えに悩まされています。

それにしても、3大療法だけで全員が治るわけじゃないのですから、医者もひと工夫して、「体をしっかり温めて、体温を上げましょう」という指導をどうして行わないのでしょうか？　入院中は、湯たんぽでどんどん体を温めさせるとか……。そんな単純な発想が、なぜ医療者側から出てこないのか。僕は不思議で仕方ないんです。

**安保** 熱に対する研究は古くさいからと、研究者が離れてしまったことも一因になっています。昔は、生理学で熱の研究はたくさんされていた。部位別の体温とか、日内リズムとか、病気になったときの体温とか、みんなが調べていました。しかし、そういう生理学は、小児科の生理学みたいだからと、だんだん廃《すた》れていった。今の生理学は、遺伝子研究をやらないとダメだという流れになっています。
熱に対する認識が低いと、体温を上げて治癒の流れを作るという発想もわきません。結局、「ガンは治らない」と脅して、患者さんにはますますストレスがかかって血流が止まり、低体温・低酸素に拍車がかかる。だから、患者さんはみんな顔色が悪いでしょう？　顔色がよくなれば、治る流れに入っていけるんです。

**岡本**　確かにそうですね。みんな、初めはかなり顔色が悪いんです。でも、ストレスから身をかわし、「セルフ治療」に取り組み、体を温めたりすると、体調がよくなり、治っていくんです。サバイバーの多くは、途中で通院をやめています。ほとんどが、「何もやることがありません」「打つ手はない」と、医師からさじを投げられています。ですから、当然、病院の統計にも、「治った患者」としてカウントされない。世間の人が思うより、はるかにサバイバーは多いんです。体にいいことをやっていけば、想像以上にガンは治せる。

**司会**　e－クリニックでは、自助努力、セルフ治療の重要性は、どのようにアドバイスされていますか？

**岡本**　自分の命がかかっていますから、患者さん側にも、「これまでの生き方を変えたほうがいい」という理解はあります。ただ、医師がいっても、大きくは変わらないと思います。僕らがいうと、「あなたはガン患者じゃないだろう?」「結局、当事者ではないだろう?」と思われてしまう。しかし、その通りなんです。

ですから、いい結果を出している患者さんの話を聞いてもらうのがいちばん説得力がありますね。深呼吸をするとか、食べすぎないとか、体を温めるとかという原則さえ守れば、あとは治った人の話を参考にしたり、自分が信じられたりするものをやればいいと思います。何を選ぶかは、ケース・バイ・ケースですから。

**安保** 患者会で治った人の話を聞くのはいいと思います。おびえの世界から抜け出せるし、希望が持てるようになります。

**岡本** そうなんです。「ガンを治した人に学べ」が、eークリニックの合い言葉です。

**司会** 患者さんの中には、「『セルフ治療』がいいのはわかったけれど、特効療法はないの?」という人はいませんか。

**岡本** たくさんいますね。「ガンが治る薬を教えてほしい」といわれる。でも、ガンの特効薬はないし、ガンを治せる名医もいないんです。医師は自分の専門分野には精通していても、人の体に対する全体的な知識が欠けています。

ガンに関しては、たくさんいろんなことをやったほうが治りはいいです。3大療法だけ、標準治療だけ、はよくありません。そこにイレギュラーな代替療法《だいたいりょうほう》(西洋医学に対して、それ以外のすべての療法。たとえば、鍼灸治療、中医治療、漢方治療、気功《きこう》、温熱療法、アーユルベーダなど）などを加えるだけで、治りはだいぶ違います。
たとえば、抗ガン剤をやったけれども効かない。中医処方薬もやったけれども効かない。でも、抗ガン剤と中医処方薬とプラスアルファで代替療法を足したら効くということを、僕らは経験的に知っているわけです。こうした治療を主治医一人で行うのは荷が重すぎるし、不可能です。だから、難しい病気には、チーム医療が不可欠なんです。一人のドクターで患者さんを診るという時代は終わりました。ガン治療に青い鳥の名医はいないんです。

**司会**　なるほど。一つの治療法、一人の名医で治そうとするという従来の考えを変えなくちゃいけない。そうすると、ガンを治すには青い鳥探しはやめて、まずは生活を見直し、自己治癒力をアップすることが優先課題ですね。

**岡本**　その通りです。一言でいえば、ストレスをいかにかわすかということ。周囲の状況はすぐには変わらないから、まず自分が変わらないとしょうがない。先ほど安保先生がおっしゃったように、自分がなぜ低体温・低酸素・高血糖になっているのかを考える。ガンの成り立ち、ガンのしくみがわかると、納得して自己治癒力を高めるための自助努力ができるようになります。

## 混合診療が実現した際のメリットとは？

**司会**　最近は「混合診療（健康保険の範囲内の治療費は健康保険でまかない、範囲外の治療は自由診療として私費でまかなうもの）が解禁されるのか？」という話題が盛んに出ています。混合診療になると、どのようなメリットが生まれるのでしょうか？

**安保**　混合診療はいい方向に向かうのか、悪い方向に向かうのか、それは私にはわかりません。たとえば、医療費の総額は削減されるのか、逆にふえるか、どちらの可能性も考えられます。岡本先生はどう思われますか？

**岡本**　僕は混合診療に賛成です。医療費は削減されると思います。今は標準治療以外をやると、保険が全部利《き》かなくなります。混合診療になると、標準治療は保険でまかなって、代替療法などのオプションは自分で払えばいいということになる。選択肢がふえることで、３大療法が崩壊する可能性もあります。

**安保**　私は混合診療のテーマについてほうっておいたんです。なぜかといえば、代替医療という形を取らなくても、自助努力でガンはけっこう治るものです。しかし、法律でＯＫになれば、確かに抗ガン剤から逃れる人がふえるというメリットがある。そこまで考えると、混合診療はプラスですね。

**岡本**　代替医療を受ける患者さんがふえたり、いい結果が数多く出てきたりすれば、専門家が集められる。結果として、コストも下がると思います。コストが下がれば、裕福な人だけがいい治療を受けられるという事態も回避できる。混合診療が実施されたら選択の幅がふえますから、現場はいったん混乱するかもしれない。しかし、それが逆にいいと思うんですよ。

**司会**　混合診療が解禁されれば、一つの病院で白血球の分画《ぶんかく》（好中球《こうちゅうきゅう》、リンパ球、単球《たんきゅう》、好酸球《こうさんきゅう》、好塩基球《こうえんききゅう》の比率）を調べるのは保険で払い、代替療法は自費で受けるということも可能になりますね。

**岡本**　そうなんです。

**安保**　そうか。今までは合法的に選択できなかったものが、選択できるようになれば、雪崩を打ったように「抗ガン剤は嫌ですから、代替療法をお願いします」という患者さんがふえ出す可能性はある。

**岡本**　そういうことです。今は、「3大療法以外は受けてはならないもの」というイメージが、患者さんにあるでしょう。西洋医学は、一つの治療法で治そうと考えているからそうなる。前提が間違っているんですよ。

たとえば、Aという治療法が効かない。Bという治療法も効かない。Cという治療法も効かない。でも、AとBとCを足したら効くということがあるわけです。混合診療が実現すれば、適宜、代替療法も組み込んでいける。「3大療法以外はだめ」という呪《のろ》いから、患者さんは解放されますし、治療の選択に伴うストレスもへらすことになるんです。

**安保**　混合診療が実現する可能性はあるのでしょうか？

**岡本**　代替医療のメリットは認識されつつありますが、医師会の圧力があったりするので、すぐに実現というのは、なかなか難しいところです。

**司会**　早期の実現が待たれますね。

## 気乗りのしない治療をうまく断るコツ

**司会**　ところでe－クリニックの患者さんで、ガンのセカンドオピニオンのことで悩まれる方はいますか？　セカンドオピニオンに対する医師側の嫌悪感はなくなってきているのでしょうか？

**岡本**　医師側の抵抗はまだあります。セカンドオピニオンのために必要な診察記録などの資料をなかなか出してくれないとか、診療情報提供書を書くのを渋るとか、患者さんが意地悪をされることは依然としてありますね。

**安保**　セカンドオピニオンは、日本人の感覚にはまだなじんでいないんでしょう。しっくりした日本語がなく、英語のままにしているのも、その現れのように思います。

アメリカみたいに医療訴訟が盛んになると、よりよい選択をするという意味でセカンドオピニオンが自然に定着していきます。一方、日本人は、長いこと一人の医師にオールマイティを期待してきました。だから現在でも、いったん主治医が決まったら、主治医のいうことがすべてになってしまう。

しかし、主治医のいうことに迷ったり、疑問を持ったりしたら、試しに自分がやってみたいと思う治療を体験してみたほうがいいでしょう。体験して、やっぱり効果がないと思えばやめられる。試さずに、迷い続けること自体がストレスになります。

**岡本**　おっしゃる通りですね。自分は抗ガン剤を受けたいけれども、家族が反対しているといったケースはよくあります。家族の意見に引きずられて、抗ガン剤をやめた場合、「本当は抗ガン剤を試したかったのに」とご本人が思っていると、かえって治りが悪くなるんです。

**安保**　それは、迷いの世界だからです。

**司会**　迷うというのは、思いのほか、強いストレスになるんですね。

**岡本**　そうなんです。だから、まずご本人が信じていることをやったほうがいい。抗ガン剤をやって成績が上がらなかったら、途中でチェンジしたらいいんです。別にフルコースをやらなくても、１クールだけでやめてもいい。実際に、自分でさじ加減をしている人は多いですよ。

　抗ガン剤治療を受けて、自分には合わないと思ったら、何か理由を作って上手に延期していけばいい。たとえば、「今週はちょっと予定があって」とか、「法事があって」とか、「今日は体調が悪くてしんどくて、体力がないので」とかといえば、医師とけんかせずに、うまく断れる。そんなふうに無期延期みたいに次の治療予定を先延ばしにしている人はいますね。

**安保**　私はこのごろ、「治療の断り方入門」をよく話しているんです。みんな、断り方が下手です。抗ガン剤をやめるにしても、「抗ガン剤は効かないんじゃないか？」と、主治医にわざわざいう必要はありません。そんなことをいえば、当然けんか別れになる。医師も患者さんもいい大人です。「体力をつけてから、先生またお願いします」と一言いえば、うまくいくんですよ。

**岡本**　その通りです。医師も人間ですからね。

**安保**　医師に悪いし、抗ガン剤治療を途中でやめられないと相談してくる人には、こうアドバイスするんです。「先生の治療はたくさん受けたいんですが、体力がついていきません。体力をつけてからまたお願いします。先生だけが頼りです」。このくらいのことはいってくださいと、アドバイスしているんです（笑）。

**岡本**　賢い方便ですね、それは。

**安保**　方便が大事なんです。それが大人の対応です。いちいち、効く・効かないの論争をすれば、関係は必ずこじれてしまいます。

**岡本**　そういう杓子定規《しゃくしじょうぎ》の人だから、ストレスを受けがちで、ガンになりやすいのかもしれないですね。

**安保**　それに加えて、再検査をやたらにする人も危険です。1カ月に1回とか、3カ月に1回とかの短い間隔で再発を調べている人たちは、かえって再発のリスクが高くなります。検査のために、ストレスで心が休まりません。検査は、せめて半年に1回くらいに期間を延ばさないと、病人感覚からいつまでも抜けられないでしょう。

**司会**　病院から検査に来いといわれれば、行かざるを得ないのではありませんか？

**安保**　そういうときは、いい返事だけをしておけばいいんです。「はい、はい」と（笑）。
それで、1カ月に1回を半年に1回にして、主治医には「こんにちは。先生にまた診てもらいたくてやってきました」といえばいいんです。医師も、それをダメとはいいません。「もっと頻繁に来なさい」といわれたら、また「はい、はい」といって、半年に1回くらいにしておく。これだと、かなり気が安まります。そして、自信がついたら検査は1年に1回して、その間は体にいいことをやればいいでしょう。

**岡本**　そこが大事だと思いますね。ただ検査を待っているだけではダメで、生き方を変えることを並行してやる。自分を変える努力が大切です。セルフ治療はいいと思いますよ。サバイバーたちが自分の身を持って体験してきた結果を集めたものですから、説得力があります。

**安保**　何もやらないと不安で検査を待つ世界になります。体にいいことをやれば、だんだん健康体に戻りつつ検査を待っているわけですから、患者さんには心身ともにプラスになるんです。

## 薬を飲まない気構えを

**司会**　先日の新聞に、後期高齢者の受診率が86%とありました。病院の待合室は、お年寄りであふれています。どうすれば老後も健康に過ごせるのでしょうか？

**安保**　86％は、明らかにかかりすぎです。ほとんどのお年寄りが、血圧の薬とコレステロールの降下剤を飲んでいるでしょう。こんなにも体に悪いものを飲んで医療費を使うなど、いい傾向ではありません。

**岡本**　その通りです。体に悪いですよね。僕が定期的に通っている老人ホームでも、薬を飲んでいない人は元気。飲んでいる人は、どこかしら体調が悪いんです。じっくりお話しして、不必要な薬はどんどんやめてもらっています。

**安保**　団塊《だんかい》の世代は今60歳代前半だから、あと10年と少しで後期高齢者です。この世代は、年を取ったら薬で医療費は使わないくらいの気構えを持ってほしいですね。

**司会**　ベビーブームの団塊の世代が、みんな高血圧の薬を使ったら、日本の医療費は破綻します。

**岡本**　それを回避するには、慢性病の治療薬を保険の点数から外せばいいんです。まず高血圧の薬、糖尿病と高脂血症《こうしけっしょう》（脂質異常症《ししついじょうしょう》）、メタボリックシンドローム、カゼ、腰痛の薬は自費にする。「湿布薬だって高いですよ」といえばいいんです。僕が首相ならそうします。有無をいわさずに変えますね。

**安保**　それはいい。

**岡本**　そうしたらみんな自分で体に気をつけるようになって、受診率が激減して医療

**安保**　私は、潰瘍性大腸炎《かいようせいだいちょうえん》（主に大腸粘膜に潰瘍やびらんができる非特異性炎症疾患で、特定疾患《とくていしっかん》に指定されている）で使われるペンタサ（消炎鎮痛剤）も否定しています。あれも、「対症療法としての意味合いしかなくて、長く使い続ければかえって害になる」と、いい切るわけだから、猛烈に反発が来ました。

**岡本**　しかし、実際におっしゃる通りだと思います。うちのスタッフの一人が潰瘍性大腸炎になって、やっぱりペンタサを飲んでいたのですが、安保先生の本を読んでやめたんです。そうしたら治った。すっかり元気になって、本人もびっくりしていました。「本当に治ったよ」と。

**安保**　私の本はたくさん出ているから、今では、いちいち本を読んで攻撃されるレベルを越えちゃっている（笑）。

**岡本**　僕は、この10年で日本の医療の流れが変わってきたと思います。ペンタサに限らず、対症療法の薬をやめて、体調不良が解消したり、慢性病が治ったりしている人はふえているわけですから。

**司会**　日本皮膚科学会のアトピー性皮膚炎治療ガイドラインでは、「医師の指導のもとでステロイド剤をきちんと使えば危険はない。症状はコントロールでき、自然に治ることも期待できる」としています。多くの医師がこの考えのもとで治療に当たっているので、患者さんはステロイド剤の使用について迷いますね。

**安保**　結局は、医学がまだ未熟で、ステロイド剤の炎症抑制作用がどうして出るかわからなかったから、慢性病の治療に居座っているんです。ここ数年、私はステロイド剤が炎症を抑えるしくみを研究してきて、ようやく全容が見えてきました。

ステロイド剤を使うと、アトピー性皮膚炎の皮膚の炎症とか、リウマチの関節の炎症とかがあっという間に治まります。それには、ミトコンドリアの機能抑制がかかわっているんです。ミトコンドリアには、ステロイド剤に感受性を持つレセプターがある。そのため、ステロイド剤を使うと、ミトコンドリアの機能が低下して、エネルギー生成を抑えてしまうんです。

炎症は組織修復に欠かせない治癒反応でしょう。ミトコンドリアのエネルギー生成を抑えてしまうと、炎症を起こせなくなって組織の修復もできなくなります。発熱や代謝の亢進《こうしん》を止めてしまうので、体は冷えに悩まされる。ステロイド剤を長期に使えばエネルギーが枯渇《こかつ》して、やがては寿命を縮める可能性もあります。

これまで、ステロイド剤の抗炎症作用の本当のメカニズムがわからなかったから、医者も体に悪いことをしているという認識がありません。現場の医師が悪いのではなく、この問題は医学知識の未熟さから来ているんです。ステロイド剤の健康被害は、そういうレベルで起こっていることです。

**岡本**　確かにそうですね。医師が体に悪いと知りつつも、ステロイド剤をわざと勧めているわけじゃない。医学のレベルが未熟なんですね。

**安保**　痛み止めも、同じです。湿布を貼《は》っただけで、なんで痛みが止まるのでしょうか？　それは、皮膚の浸透性を使っているからです。薬物の分子は、せいぜい300～400前後の分子量なんです。すごく小さい。だから、皮膚のバリアを突破して浸透する。

**岡本**　大きい分子では皮膚に入っていきませんね。

**安保**　もちろん巨大分子は入らない。だけど、小さな分子なら浸透していく。お年寄りは交感神経を刺激する湿布薬を常用するでしょう。それで、血流が止まって、いつも体が冷えて具合が悪い。

**岡本**　湿布とか塗り薬を、みんな安易に使いますよね。薬はなんでも常用しては、ダメってことですよ。ごく短期間ならいいかもしれないけど、ついつい常用してしまう。1回効くとずっと使っちゃうわけですよ。

**安保**　たとえば虫さされにステロイド軟膏《なんこう》塗ってね、かゆみが楽になったというくらいの使用頻度ならいいんです。でも、アトピー性皮膚炎とかになると、それで済まない。年単位で継続して使うことになるから、ダメなんです。

**司会**　「原則をちゃんと理解して、ステロイド剤を使えば安全」とよくいわれますが、それでも安全ではありませんか？

**安保**　くり返すようだけど、虫さされくらいならば失敗はないでしょう。けれど、アトピー性皮膚炎になると長期で使うことになるケースが多い。そうすれば、やっぱり失敗の流れに入る人が、実際にすごい頻度で出ています。

**司会**　短期間の使用ならば大丈夫ですか？

**安保**　数日間だけといった短期間ならばいいと思いますが……。

**岡本**　それは、バランスだと思うんです。ステロイド剤の危険性を理解できるかという人間力にかかっている。

**安保**　しかし、現実を見ると、本音では短期間の使用でも勧めることはできません。あまりに犠牲者が多すぎて。

**岡本**　短期間が知らぬ間に長期になるという……。

**安保**　ステロイド剤の犠牲者がもっと少なかったら、「短期間ならばいいよ」という話をしてもいいんでしょう。しかし、現状を見ると犠牲者が多すぎるんです。早く治そうとして、本気でステロイド剤を使って地獄に入っていく。私はそういう患者さんを、いっぱい見てきました。

ステロイド剤はミトコンドリアの機能を止めて、体を冷やす。生きる力を奪う薬です。現場の医師は、こういう本質的なことを知らない。医学部の教育で教えていないからです。

## 高血圧を問題視するのは間違い

**司会**　安保先生は、降圧剤で血圧を下げることも懸念されていますね?

**安保**　高血圧を病気ととらえる、今の医学が間違っていると思います。「高血圧になると、じわじわと動脈硬《どうみゃくこう》化《か》を起こして、いずれ心臓疾患を発症する」と、いわれているでしょう。この動脈硬化のとらえ方からして間違っています。

　動脈硬化の原因は血流障害です。血圧が低くて顔色が悪い人と、血圧はずいぶん高いけど血色《けっしょく》のいいやり手のサラリーマンがいるとします。どちらが動脈硬化になるかといえば、顔色が悪いほうがなるに決まっています。

　我々の血管の代謝は、血流で維持されているわけですから、血圧が低くて顔色が悪ければ血管が持ちません。ですから、血圧の値が高い・低いことを問題にするのではなくて、血流障害が起これば病気になると指導すれば、患者さんも血圧値で悩まなくなるし、薬も飲まなくなります。

たとえば、ずんぐりした体型の人がいれば、のっぽでひょろひょろした体型の人もいるように、血圧も人それぞれなんです。一生、血圧が低い人もいれば、一生高めの人もいる。それぞれ遺伝なんです。それを無視して、「高血圧はけしからん」とかいわれる筋合いではありません。

**岡本**　遺伝的に家族全員の血圧が高くても、みなさん元気というケースはよくあります。僕は老人ホームでお年寄りをたくさん診ていますが、上の血圧が180㎜Hgぐらいの人はざらです。お話を聞いたら、その人の兄弟はみんな180㎜Hgくらいなんですが、全員お元気なんですよ。

**安保**　そういうことです。健康をチェックする最終的な判断材料は、顔色がいいか悪いか。顔色・血色がよければ代謝がきちんと行われているから心配ありません。

**岡本**　血圧が高めでも元気にやってきた人が降圧剤を飲むと、逆に調子が悪くなるんです。脳の血流が悪くなって、認知症《にんちしょう》が進んだケースもあります。僕も、いろんなお年寄りを診てきて、血圧が高いから動脈硬化になるっていうのは、おかしいと思っています。そもそも、動脈硬化になるから血圧が高い。結果であって、原因じゃありません。

血圧に関して注意が必要なのは変化です。動脈が硬いと、少しの室温の変化、感情の変化で、簡単に血圧の変動が起こります。したがって、ちょっとしたことで、一気に200㎜Hgを超えるという人は注意が必要かもしれません。安保先生がおっしゃるように、一般的には、血圧がずっと高いという人は、むしろ元気で問題ないと思います。

**司会** 血圧は人それぞれなんですね。

**岡本** そうです。僕が診ている限り、血圧が高いからといって問題は見られません。

**安保** 医学のそもそもの方向性が間違ったといえるでしょう。血圧は低ければ低いほどいいという方針が間違っています。血圧の数値ではなく、「血流が維持されていることが大切」だ、という考え方に変えないとダメでしょうね。

病気の成り立ちを考えると、基本的にはやはりストレスが原因です。ストレスの解消なしに、病気は治らない。そういうことを専門家が議論して、薬に頼りきるところから脱却するためのディスカッションが必要です。

私は、10年、20年でこの世の中を変えようという気は、さらさらありません。社会全体の流れが変わり、医師と患者さんが賢くなるには、あと100年はかかると思っています。だから、あせらないことにしているんです。
過激なことをいうようですが、抗ガン剤でも、抗うつ剤でも、もしかしたらはやるほうがいいのかもしれません。副作用が出れば、みんな早く間違いに気づくようになる。薬を長く飲ませるというのは、人間の小賢しさです。生命体に対する畏敬《いけい》の念が足りないんです。抗ガン剤をさじ加減で少し使うという程度ならいいですが、それだけで治そうとするのは、生命に対する畏敬の念が足りないと思います。

**岡本**　傲慢《ごうまん》ですね。

**安保**　病気のことで不安だったり、おびえたりしたときに、治療薬を少し飲めば、心の安らぎになる。それはそれでいいと思います。しかし、1年飲んでも治らない薬を、2年めも勧めるという医療をやめてほしいんです。

**岡本**　医師が、「おれが治そう」と思っているから、そうなるんです。

**安保**　まったくそうです。現代医学は病気を体のエラーととらえている。そのエラーを科学技術で克服しようという発想でしかない。だけれども、38億年もかけて進化してきた人間の体が、間違いを冒すわけはないんです。その人の過酷な生き方、自分に無理を強いる考え方が、血流を止めて、体を冷やして病気を起こしている。そのことに早く気づいてほしい。

**岡本**　患者さんが、その気づきを得て自助努力をすれば、自己治癒力も回復するし、病気は治っていきます。とにかく無理をしないことです。明日できることは、今日やらない。今日できることも、明日にする(笑)。特に40代に入ったら、そうやってゆるーく生きてほしい。僕自身もマイペースで生きて、がんばらないようにしています。

**安保**　岡本先生は、本当に自然体の魅力を持っていますね。自分を高めることも、低くすることもしない。自分そのもので勝負するという感覚が、私と同じです（笑)。

人間、いばったらだめになるし、へりくだりすぎても雰囲気《ふんいき》が悪くなる。やっぱりあるがままで勝負するしかない。先生と話してみて、自然体で生きる大切さがわかって、今日はすごく感動しました。

**岡本**　ありがとうございます（笑)。組織に入ると、ポジションが決まり、その中での役割が決まる。へりくだるというのも、自分で演じる役割の一つかもしれません。だから、僕は組織に入るのをなるべく避けています。

**安保**　私も仲間を作り、上に立つということは一切しないようにしています。上に立つのは人に任せて、自分から何かの長になるというのは、一切していません。

**岡本**　教授は大学の組織の中でいちばん上じゃないですか（笑)。

**安保**　そんなふうにさらっというところに、岡本先生の自然体の魅力がありますね

（笑）。今日は岡本先生とお話しすることができて本当によかった。新鮮な驚きです。感動しました。今日はありがとうございます。

**岡本**　こちらこそ、今日は勉強になりました。本当にありがとうございました。

於：新潟県新発田市月岡温泉「白玉の湯　華鳳」

# 第2章

# 9割の病気は自助努力で治せる

岡本 裕

## 質を追求できない現在の医療界

今から二十数年前、新人医師の私は、「これからはどんどん病気を治して、患者さんの役に立つぞ！」と意気込んでいました。医師になれば、自分の裁量で自由に治療方針を決定できる。そんな期待もあり、希望に燃えて臨床の世界に入っていったのです。ところが、いざ外来診療を担当してみると、理想と現実は大きくかけ離れていました。

日本の医師の技術料は、国際水準から見ても非常に低く設定されています。そのため、多くの患者さんを診《み》なければ、病院経営が成り立たないのが実状です。どこの病院も、医院も、患者さんをたくさん集めなければ、施設の維持費や職員の給料を確保できません。病院経営を安定させるためには、質より量の医療に傾かざるを得ないという現実があります。

医師に課せられた暗黙のノルマは、できるだけ大勢の患者さんを診て、できるだけ検査をオーダーし、できるだけ多くの薬を処方することです。そんな薄利多売の医療業界に身を置いている医師たちは、ルーチン（日常業務）に追われて疲弊《ひへい》するばかりなのです。

私とて例外ではなく、診療という名の流れ作業に日々、追われていました。外来患者数は１日平均50〜60人。インフルエンザがはやる時期には、１００人近くになります。実働時間は午前と午後を合わせて６〜８時間。１時間に10人は診なくてはなりません。

患者さんの95%は、カゼ、肩こり、腰痛、頭痛、便秘、高血圧、糖尿病、ぜんそく、不眠、アトピー性皮膚炎、心身症、うつ、肥満、高脂血症《こうしけっしょう》（脂質異常症《ししついじょうしょう》）など、カゼを除くとほとんどが慢性病です。一人の患者さんにかけられる診察時間は、ほんの数分間。この間に、問診をして診察を行い、検査のオーダーを出して治療薬を処方します。

西洋医学は病気別に標準治療（マニュアル）を定めています。私に求められたのは、マニュアル通りに手早く正確に、患者さんをさばくスピードでした。本来なら個々の患者さんの状態に応じて、生活習慣の見直しをアドバイスし、そのうえに薬が必要であれば必要最低限の量を出すべきところですが、そんな工夫をする余裕はありませんでした。

一時は私も自分に課せられたノルマをこなそうとがんばったこともありますが、間もなくギブアップしてしまいました。「こんなことをしていて、本当に患者さんの役に立っているのだろうか？」という疑問がむくむくと頭をもたげてきたからです。

やがて、私はノルマを無視し、薬はできる限り出さないようにして、検査も必要最低限しか行わなくなりました。これは患者さんにとってはプラスですが、病院内で私は絶え間ない逆風にさらされることになり、かなりのストレスになりました。

私の専門である脳外科では、悪性脳腫瘍《あくせいのうしゅよう》の患者さんを診させていただきましたが、ここでも壁にぶつかりました。ガンの3大療法（手術、放射線、抗ガン剤）だけの標準治療では、じゅうぶんな効果を上げられないことを痛感したのです。

そこで、患者さんの承諾を得て免疫細胞療法《めんえきさいぼうりょうほう》（LAK療法。患者さんの血液から採取したリンパ球を活性化させてから、体内に戻し、ガン細胞を攻撃する治療法）を併用したところ、数例で効果が見られました。しかし、ここでもマニュアル以外の治療をやったことで、またまた逆風が吹くことに。このあたりのことは、前章の安保《あぼ》徹《とおる》先生との対談でお話ししているので、そちらを読んでいただければと思います。

そうこうしているうちに、「自分なりのやり方で、患者さんに役立てる医師になりたい」という思いが募《つの》り、8年ほどで臨床医をやめました。

そのあと、有志の仲間たちと新しい形の医療相談窓口を始め、現在のe－クリニックを開設し、主としてガンの患者さんを対象に、医療相談や治癒《ちゆ》を促すセミナー、情報配信を行うようになりました(e－クリニックついての詳細は368ページを参照)。

## 9割の病気に医師はいらない

さて、臨床医だった当時、私がマニュアルを無視した理由は、もう一つあります。

大勢の患者さんを診ていて、ある日、はっきりと気がついたのです。それは、医師がどうしても治療にかかわらなくてはいけない病気は、病気全体の1割程度にすぎないということです。残り9割の病気は、私がかかわっても、かかわらなくても治癒していきました。もっと突っ込んでいいますと、この9割の病気は、医者がかかわらないほうが、むしろ治りがいいということもわかりました。

医師がかかわる必要がある1割の病気には、次のようなものがあります。
たとえば、事故や災害による外傷（大けが）は、外科的な治療が必要です。そのほか、狭心症《きょうしんしょう》（心臓に血液を送る血管が狭くなり、胸が締めつけられるような痛みが起こる病気）や心筋梗塞《しんきんこうそく》（心臓の血管が詰まって起こる病気）、重症不整脈《ふせいみゃく》（脈が重度に不規則な状態）、大動脈瘤《だいどうみゃくりゅう》（全身に血液を送る大動脈の一部がこぶのように膨らんだ状態のこと）、脳出血《のうしゅっけつ》（脳卒中《のうそっちゅう》の一種で脳の血管が破れる病気）、脳梗塞《のうこうそく》（脳の血管が詰まって起こる脳卒中）、くも膜下出血（脳卒中の一種で脳の血管が破れ、致死率の高い病気）、伝染病、急性薬物中毒。そして、ガンなども、これに該当します。

これらは治療に際して、緊急処置が必要なもの、医学的な技能を要するものであり、広範囲で総合的な知識が必要な病気なので、患者さん一人で対応することは困難です。医師という専門家のかかわりが、どうしても必要になります。また、医師が真剣に手助けすることで、いい結果が期待できる病気です。

では、残り9割には、どんな病気があるのでしょうか？　なにしろ9割ですから膨大な数に上ります。一例を挙げるなら、糖尿病（Ⅱ型・インスリン非依存型）、高血圧、高脂血症（脂質異常症）、メタボリックシンドローム、慢性頭痛、痛風、腰痛、ひざ痛、便秘、胃炎、不眠症、抑うつ、ぜんそく、アトピー性皮膚炎、花粉症、肥満症、耳鳴り、鼻炎、脂肪肝《しぼうかん》（肝臓に脂肪が異常にたまる症状）……。つまり、巷《ちまた》にあふれているほとんどすべての慢性病が該当します。

「そんな、まさか！」と思われるかもしれません。しかし、外来で多くの患者さんを診させていただいた私は、これが事実というほかありません。後述しますが、私たちの体には病気を治す「自己治癒力《じこちゆりょく》」が備わっています。これらの病気は、この自己治癒力を高めることで、自分で治せるものばかりです。

医師がかかわれば、かならず薬を処方します。患者さんの体が消耗《しょうもう》していて、自己治癒力よりも病気の勢いが強いときは薬を短期間だけ使い、体力の回復を待つ必要もあります。こうした対症療法《たいしょうりょうほう》（そのときどきの症状に応じた治療法）が効を奏して、いい結果をもたらすことも確かにあります。

しかし、慢性病の場合、薬の必要性が高いものはまずありません。薬には常に有害な副作用もあり、本来、不要であるものを服用すれば自己治癒力がかえって低下し、治る病気も治らなくなってしまいます。ですから、よほどの必要性がない限り、私は薬を出さなくなったのです。

世の中の99%の人は、医者いらずで治せる病気がこれほどあるとは知りません。そのため、健診などで「血圧が高い」「血糖値が異常だ」などと指摘されると、圧倒的多数の人が病院通いを始めます。

こうして対症療法に組み込まれ、薬で血圧や血糖値が下がると、患者さんはそれが当たり前だと思うようになり、年単位で通院を続けます。治療に行くと数カ月に1度は定期的な検査があり、たいていの人は小さな異常値が見つかります。これで心配の種はさらにふえ、患者さんは病院から離れられなくなっていきます。

変更されるたびに、どんどん基準値が引き下げられる血圧や血糖、コレステロールの値なども、健康不安をかき立てる要因です。

たとえば、高血圧の基準値（正常範囲）は、2000年に160／95㎜Hgから140／90㎜Hgに引き下げられました。この切り替えで、一夜にして高血圧の患者さんは3000万人ふえました。それまでの2000万人の患者さんと合わせると、5000万人もの日本人が高血圧患者になってしまいました。

さらに、2004年には、成人の血圧の正常範囲は、130／85㎜Hg未満まで引き下げられました。血圧が正常範囲を超えると、「高血圧を放置すれば、心臓病、脳卒中になるリスクが高くなる」と脅かされ、薬を飲まざるを得なくなります。

病院を経営する側からすれば、慢性病ほどコストパフォーマンスの高い病気はありません。なにしろ、よほど悪化しない限り命にかかわらない病気なので、医療裁判の心配はなく、さりとて完治する見込みもありません。不安をかかえている患者さんに通院の必要性を説けば、容易に納得してもらえます。病院経営者にとって、慢性病の患者さんはもっとも〝おいしい患者さん〟といえましょう。

外来受診で患者さんの病気が短期に治るのなら、私も文句はありません。しかし、経営のための医療に取り込まれた患者さんが、不要な薬や検査漬けのせいで延々と病気をかかえ続けるのを目の当たりにすれば、「このままではアカン！」といいたくもなります。

〝おいしい患者さん〟をゼロにしたいというのが、私の願いです。また、病気にかかって、どうしても医師の助けが必要という場合、患者さんは期間限定で、損がないように医療を活用できるようになってほしいと思うのです。

〝おいしい患者さん〟にならないコツは、医師任せにせず、患者さん自身が自立心を持って、病気のしくみや自己治癒力を高める術を学ぶことです。これは、今は健康という人にも、必要なアクションです。体調不良になった場合も、あわてて病院に駆け込まずにすむからです。

次項で、その方法をいっしょに学んでいきましょう。

## 病気の常識から自由になれる「中医」

西洋医学の常識からすれば、先に挙げた9割の慢性病は、間違いなく「病気」と宣告されるものです。西洋医学の刷り込みは非常に強力なので、世間一般の人たちもこの宣告を信じて疑いません。病気を自分で治すためには、まずこの医学の常識から自由になる必要があります。そこで、ぜひ役立てていただきたいのが、「中医《ちゅうい》」の考え方です。

中医はしばしば漢方と混同されるのですが、両者は似て非なるものです。江戸時代の末期に蘭方医学《らんぽういがく》（近代西洋医学）が日本に導入された際に、もともとあった医学を漢方と称したのが「漢方」という名前の始まりです。したがって、漢方は日本の伝統医学であり、中医は中国の伝統医学を意味します。

さて、西洋医学と中医とでは、病気に対する考え方が大きく異なります。西洋医学は、人間の体について部品を集めた機械ととらえています。ここから生まれる発想は、病気は個々の臓器に生じた異常であり、個々の臓器を治療すれば病気は治るというものです。

たとえば、胃ガンは胃に生じた病気であり、胃を切り取ればガンは治ると考えられています。しかし、実際には胃を切り取っても、ガンが再発したり、時間をへて別の臓器に転移することは少なくありません。胃を切り取ってもガンが治らないのは、ガンは胃の病気ではなく、全身の病気だということです。人間の体を臓器別に診る、西洋医学には限界があることは否めません。

これに対して東洋医学は、心と体を一体としてとらえ、体全体のバランスとリズムを取り戻すことで病を癒すという思想に立脚しています。中医も、まさにこの"心身《しんしん》一如《いちにょ》"の思想をベースに病気をとらえ、全人的な視野に立って医療を施すところに特長があります。

中医では、病気と健康の間に「未病《みびょう》」という概念を設けています。すなわち検査で明らかな異常がなく、本人も自覚する症状がありませんが、中医の診察で異常が見つけられた場合は、これを病気になる前段階の心身の微妙な変化としてとらえ、未病と定義します。

簡単にいってしまえば、本格的な病気になる前段階が未病です。未病の段階で手当てをすれば、本格的な病気に移行するのを防ぐことができるというのが、中医の考え方です。中国には「上工治未病」という古い言葉があります。これは、「本当の医師（上工）は発病してからでなく、未病のうちに異常を察知し、すみやかに治すものだ」という意味です。

一方、西洋医学では、検査で異常が発見されるか、明らかな症状が現れるまでは病気とは見なされず、治療の対象にもなりません。

たとえば、体調が思わしくなく病院に行ったものの、検査で異常が見つからず、医師から「どこも悪いところはありませんよ」といわれた経験をお持ちの方はいることでしょう。医師は病気である証拠が見つからなければアクションを起こさず、発病して初めて治療に取りかかるのです。

病気を火事にたとえるなら、西洋医学は火事が発生してから対処しようと考えます。これに対して中医は、火事が起こるような危険なところをあらかじめ点検し、燃えそうな建材を不燃材に交換するといった考え方をします。

もちろん、いったん火事になれば、まずは燃え盛る火の勢いを抑えなくてはならないので、西洋医学の治療も必要です。しかし、真に健康を回復させるためには、西洋医学だけでなく、火事の予防を考えたり、再発を防いだりするという中医の考えも非常に大切だと思います。

たとえばガンの場合、いったん発病すると、治癒までに膨大なエネルギーを要することになります。したがって、西洋医学のように発病するまで待っていて、発病したら対処しようという考えは得策とはいえません。

中医の考えに基づいて、未病の段階で微細な変化や異常を的確に察知して早めに対処していけば、体へのダメージも少なく、治癒を早められるという大きなメリットを得ることができます。

## 「未病」は健康を取り戻す分岐点

中医の考えを取り入れると、みなさんが病気と思い込んでいた数々の慢性病は、未病ととらえることができます。次ページの図に示したように、健康へUターンするか、病気に直進するかの分岐点が未病といえます。

未病から健康へと引き返すために必要なのは、「自己治癒力」を高めること。これに尽きます。

自己治癒力とは、健康な状態を逸脱《いつだつ》したときに、元の健康な状態に戻そうとする働きです。これを少し難しい言葉でいうと、「恒常性《こうじょうせい》」（ホメオスタシス）が機能しているといいます。体の内、外の環境が変わっても、体内の状態を一定に保つことがで

## 病気になるまでのプロセス

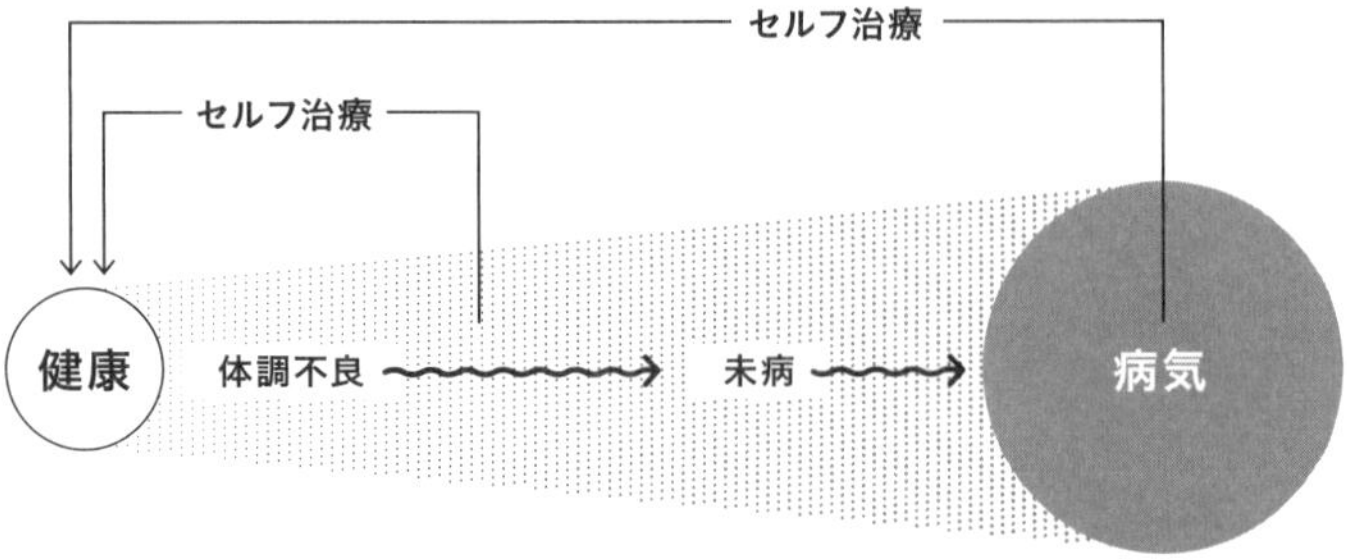


体調不良を感じたら、
即、セルフ治療（第6章参照）を！
体調回復までの道のりは短い

病気になってもあきらめない。
時間はかかるがセルフ治療で
健康を取り戻せる

きるのも、この恒常性が働いているからです。いちばんわかりやすい例に体温があります。

　私たちの体は、だいたい36・5〜37℃前後に保たれています。それというのも、この体温が体内で化学反応を推《お》し進める酵素《こうそ》がもっとも働きやすい温度だからです。夏、気温が上昇すれば汗をかいて放熱し、真冬に冷気にさらされたときは、震えたり、鳥肌が立ったりして、ほぼ一定の体温を保っています。

　体温だけでなく、血圧、血糖、体液の浸透圧、血液のpH、外界から侵入するウイルスや細菌の排除、傷の修復、体を構成している細胞の入れ替え（代謝《たいしゃ》）など、生命活動全般を恒常性が支えています。

自己治癒力は、この恒常性を保とうとする力であり、常に体を健全な状態に復元するように働きます。自己治癒力が低下すれば、恒常性も低下し、体は健全な状態に戻りづらくなったり、戻らなくなったりします。

健康→未病→病気の間にきっちりとした境界があるわけではなく、連続して移行するものと考えてください。このプロセスを自己治癒力という観点で見ると、次のように整理することができます。

**健康→自己治癒力がしっかり働き、恒常性が健全に保たれている状態**
**未病→自己治癒力が低下し、恒常性が崩れかけている状態**
**病気→自己治癒力の低下がはなはだしいために恒常性が崩れ、元の状態に戻ることができず、それが悪化している状態**

自己治癒力を低下させる原因は、心身にかかるストレス、食事や睡眠などのバランスの乱れ、働きすぎなど、その人の生活そのものにあります。短期のストレスであれば大事には至りませんが、ストレスが長期に及ぶと自己治癒力が低下し、未病へと移行していきます（詳細は89ページ参照）。

未病の度合いによっては自覚症状がないこともありますが、自己治癒力が低下するにしたがって次のような「サイン」が何かしら現れます。

疲れやすい、体が重い、だるい、目覚めが悪い、肩がこる、便秘になる、手足が冷える、食欲がない、頭痛がする、腰痛がする、視力が低下する、顔色が悪い、眠れない……。

こうした症状は珍しいものではないので、単なる不調で片づけられがちです。不調を放置し、そのままストレスをかかえた無理な生活を続けると、未病の度合いはさらに進み、本格的な病気に移行します。

しかし、この段階で生活を見直し、心身をいたわるように自助努力を行えば、自己治癒力も回復し、早ければ1週間、長くても3～4週間ほどで体調はよくなります。

以上のように、未病段階でどのように対応するかが、その後の健康を左右することになります。

## 糖尿病の分かれ道

ここで医療相談の中でも特に多いインスリン非依存型の糖尿病（Ⅱ型）を例に、運命を分ける分岐点について具体的に説明しましょう。

お菓子が目の前にあるとついつい食べたくなって、ドーナッツをいくつも平らげたり、板チョコをまるまる1枚食べたりすることがあるでしょう。これだけ甘いものを摂《と》れば、当然、血糖値はかなり高くなります。

しかし、体には血糖を処理するしくみがあり、食事から糖質を摂ると、膵臓《すいぞう》からインスリンというホルモンが分泌《ぶんぴつ》されて、血液中のブドウ糖を細胞に送り込みます。これによって、一時は高値だった血糖も、数時間以内には元の状態に戻ります。これが、自己治癒力がしっかり働き、恒常性が健全に保たれている「健康」な状態です。

ところが、ストレスをかかえた生活が長引くと、その影響で自己治癒力が低下して恒常性が崩れ始め、血糖値がなかなか元に戻らないという事態に陥《おちい》ります。これが「未病」という段階です。

この未病の時期に健康診断を受けた場合、空腹時の血糖値はきっと126㎎／dℓ以上はあるでしょう。基準値では125㎎／dℓまでが正常なので、126㎎／dℓからは異常とされ、糖尿病の診断が下ります。

病院に行けば、「とりあえず薬を飲んで様子を見ましょう」といわれ、血糖降下剤を服用することになります。中には、「薬なんて飲みたくない」という人もいるのですが、「糖尿病をほうっておくと腎不全《じんふぜん》（腎臓の機能が低下して正常に働かなくなった状態）になりますよ」「糖尿病網膜症《とうにょうびょうもうまくしょう》（糖尿病の3大合併症《がっぺいしょう》の一つで、目のフィルムに当たる網膜の血管に障害が起こる病気）になって、目が見えなくなる恐れがあります」などと医師から脅かされるので不安になり、薬を飲み始めるようになります。

実はこの時期の選択が、その後の健康を左右する分岐点、分かれ道になるのです。

一つの選択は、「血糖値を下げなくちゃ」と、素直に薬を飲み続ける道です。血糖降下剤を飲むと、初めのうちは体がよく反応して、容易に血糖が下がります。これで、患者さんは治ったと錯覚し、気持ちも緩みます。

しかし、薬で血糖を下げても、一時しのぎにすぎません。なぜなら、薬を飲んでも、インスリンの分泌量がふえるわけではないからです。血糖降下剤を服用し続けると、インスリンを分泌する膵臓のβ《ベータ》細胞が仕事をサボるようになり、むしろインスリンの分泌量が低下する傾向が強くなります。

糖尿病に限りませんが、病気を治すには、それまでの生活のあり方を振り返ることが不可欠です。心身に負担をかけていたストレスを解消し、食習慣や運動習慣を見直すことを通して、自己治癒力が高まり、恒常性が回復して病気は治っていきます。糖尿病の場合なら、こうした自助努力によって、インスリンの感受性が高まったり、インスリンの分泌能が正常化したりして健康な状態にUターンできるのです。

自助努力をせずに薬の服用を続けていれば、いずれは薬の効きが悪くなります。このころになると、自己治癒力もさらに低下するので、糖尿病は悪くなる一方で合併症が出たり、インスリンの注射が必要になったりして、本格的な「病気」へと突入していきます。医師にさんざん脅かされていた、糖尿病性壊疽《えそ》による足の切断や、糖尿病網膜症による失明といった事態が現実のものになってしまいます。

分岐点では、もう一つ道がありました。こちらは、医師に頼る前に自助努力をする道です。自己治癒力を高めることを意識しながら、ストレスをへらすなど生活の見直しを行うことを優先していきます。これで病気の原因を取り除くことができるので、薬を飲んだとしても短期でやめることができます。少し時間はかかっても、確実に「健康」に戻ることができます。

「未病」から「病気」に至るまでの過程は、何年もあります。ですから、糖尿病になったからといって、あせったり、おびえたりすることはありません。未病の度合いが進んでいたとしても、自助努力を行えば自己治癒力は回復し、Uターンは可能です。時間はかかりますが、希望を持って生活の見直しなどを行いましょう。

これは糖尿病に限定したことではなく、病気の9割は、未病の段階で自己治癒力を高める努力を行えば、患者さん自身の力で治すことができます。慢性病を宣告されても、あわてないことが大切です。医師や薬に頼る前に、まずはストレスチェックを行い、心身をいたわりましょう。

第3章では、さまざまな病気の発症メカニズムについて解説しています。なぜ病気になったのか、その原因がわかると冷静に病気に向き合えるようになるので、ぜひ読み進めてください。

ガンは医師の協力が必要な病気です。これについては第4章で解説します。

薬のやめ方は第5章を、自己治癒力の高め方・病気への向き合い方は第6章を、参考にしてください。未病とわかったら、ご自身が主治医になって、体にプラスになることをたくさんやってみましょう。

自助努力の先に、健康が待っています。

第3章

# 病気の成り立ちを知れば治し方がわかる

安保 徹

## 対症療法で病気は治せない

医学の進歩は目覚ましいものがあります。ことに戦後は、薬学の発展に伴って次々に抗生物質《こうせいぶっしつ》（細菌などの働きを抑える物質）が開発され、多くの感染症が克服されました。診断術や外科手術の飛躍的な進歩も相まって、外傷、感染症、急性疾患《きゅうせいしっかん》に対して現代医学は多大な貢献をしてきたといえましょう。

しかし一方、慢性病に対する現代医学の手詰まり感は、いっこうに解消されていません。高血圧症や糖尿病、心臓病、難聴《なんちょう》、アトピー性皮膚炎、関節リウマチ、うつ病、潰瘍性大腸炎《かいようせいだいちょうえん》（主に大腸粘膜に潰瘍やびらんができる非特異性炎症疾患で、特定疾《とくていしっ》患《かん》に指定されている）などの患者さんは、年単位で通院を続けています。ありふれた腰痛やひざ痛ですら、完治させることができないというのが現状です。

もちろん医師も努力して治療に当たっているのですが、なかなかいい結果が得られません。このように多くの病気を治せずにいるのは、現代医学が「なぜ病気になるのか？」という基本的な問題を明らかにしていないからだと思います。

現代医学の世界では、遺伝子異常が病気の原因になっているという考え方があり、遺伝子や分子の研究に多くのエネルギーを注いでいます。確かに単細胞生物の病気であれば、遺伝子や分子の異常が直接病気の原因になることはあるでしょう。

しかし、人間のように多細胞生物ともなれば、生殖→受精→胎児細胞の増殖などいくつものプロセスをへる中で、のっぴきならない異常が生じれば、これを退けようとする生体側の計《はか》らいが働きます。それが生命の自然な営みです。

したがって、ありふれた慢性病の原因を遺伝子で解明しようとするのは無理があります。実際、遺伝子や分子の異常で発症する病気は、病気全体から見るとそう多くはありません。

ところが、医療の現場では、「病気別に遺伝子異常を研究すれば、治療法もわかる。それまでは、とりあえず対症療法《たいしょうりょうほう》（そのときどきの症状に応じた治療法）でしのがざるを得ない」という流れが主流になっています。患者さんが「眠れません」といえば睡眠薬や精神安定剤を出し、「腰が痛い」といえば痛み止め（消炎鎮痛剤）の飲み薬や湿布を処方し、アトピー性皮膚炎には「ステロイド剤でコントロールしましょう」で終わります。

薬を使えば、一時的には症状が治まります。けれど、不調の原因はなくなっていないのですから、早晩、再発します。お年寄りが痛み止めを手放せないのも、アトピー性皮膚炎でステロイド剤をやめられないのも、薬をやめると症状が再燃するからです。対症療法をいくら熱心に続けても、症状が一時的に軽くなったというレベルでしかありません。症状は、次第に悪化していきます。

私たちが病気になるのには、必ず原因があります。その原因を取り除くことが、病気の治癒《ちゆ》に直結します。では、病気の真の原因はなんでしょうか？　免疫学《めんえきがく》の基礎研究を通して、私がたどりついた結論は、働きすぎ（長時間労働）や、人間関係がもたらす心の葛藤《かっとう》などの「ストレス」です。

ストレスが病気の引き金になるという話は、目新しいものではありません。体調不良を訴えて病院に行けば、「ストレスをためないように、気をつけてください」という医師は多いはずです。しかし、このようにアドバイスしている医師自身、ストレスがどのようなしくみで病気を招くのかは理解しておらず、漠然と、「ストレスは体に悪い」と考えるにとどまっています。

そのため、患者さんに対して、「今、何か心配事はありませんか？　思い当たるようなら、それがストレスになって病気を起こしているのですよ。ストレスを解決して、病気を治していきましょう」という積極的なアドバイスができずにいます。結果として、患者さんは病気の原因（ストレス）をかかえたまま闘病することになり、病気が治らなくなってしまうのです。

仕事の悩みや人間関係の悩みは、患者さんご自身が進んで解決を図ろうとしない限り、なくなりません。病気を治すためには、「自分はストレスで病気になっている」と気づくことが不可欠なのです。加えて、ストレスが病気を招くしくみを理解することで、治し方もおのずと見えてきます。

## ストレスに対応する3つのシステム

ストレスがあるとなぜ病気になるのか？　そのしくみを理解するうえで重要になるのが、体に備わった次の3つのしくみです。

## ①エネルギー生成系

私たちが活動したり、体温を保ったりするためのエネルギーを作るシステムです。体には「解糖系《かいとうけい》」と「ミトコンドリア系」という2つのエネルギー生成システムがあり、作られたエネルギーは用途に応じて使い分けられています。

解糖系のエネルギーは瞬発力を発揮するときや、細胞が分裂するときに用いられます。一方、ミトコンドリア系のエネルギーは持久力を要するときや、日常的な活動に用いられています。

解糖系とミトコンドリア系のエネルギーは、状況に応じて解糖系が優位になったり、ミトコンドリア系が優位になったりします。

いちばんわかりやすいのは、青筋を立てて怒るような場面です。怒りを爆発させるためには、瞬間的に大量のエネルギーが必要なので解糖系が優位になります。一方、単純作業を黙々と続けるような場面では、持続力のエネルギーを使うのでミトコンドリア系のエネルギーに依存することになります。

## ②調整系（自律神経）

私たちの体は60兆個の細胞から成ります。この膨大な細胞の働きを調整しているのが、「自律神経《じりつしんけい》」です。自律神経は血管や内臓などの働きを意志とはかかわりなく調整している神経で、「交感神経《こうかんしんけい》」と「副交感神経《ふくこうかんしんけい》」からなります。

交感神経は体調を活動・興奮モードに整える神経です。たとえば仕事をばりばりこなすときや運動時は、交感神経が優位になって血圧を上げ、脈を速め、呼吸をふやし、筋肉を緊張させます。エネルギーを消費する体調のときに優位になる神経です。

副交感神経は、体調をリラックス・休息モードに整える神経です。ゆったりくつろいだり、眠ったりしているときは、副交感神経が優位になって血圧を下げ、脈を遅くし、呼吸をへらし、筋肉を弛緩《しかん》させます。また、食事を摂《と》っているときも優位になり、消化液の分泌《ぶんぴつ》を促して食べ物の消化・吸収を促進します。エネルギーを蓄える体調のときに優位になる神経です。

交感神経と副交感神経は、シーソーのように拮抗《きっこう》して働いており、交感神経が優位なときは副交感神経の働きが抑えられ、副交感神経が優位のときは交感神経の働きが抑えられます。

エネルギー生成系と自律神経は、次のようにかかわっています。

**・交感神経が優位（エネルギーを消費する体調）→解糖系・ミトコンドリア系がとも**

に働く

・副交感神経が優位（エネルギーを貯蔵する体調）→解糖系・ミトコンドリア系がともに抑制

**③防御系（白血球）**

体には、病気から身を守る「免疫」というシステムがあります。このシステムの中で主役となって働くのが白血球《はっけっきゅう》という血球細胞です。白血球は、その95％が「顆粒《かりゅう》球《きゅう》」と「リンパ球」とが占め、血液中を循環しながら、外界から侵入した異物や、体内で発生したガン細胞のような異常細胞を排除・処理しています。

先に述べた自律神経は、内臓の働きだけでなく白血球も次のように調整しています。

・交感神経が優位→顆粒球の数がふえ、働きが活発になる

・副交感神経が優位→リンパ球の数がふえ、働きが活発になる

交感神経と副交感神経がバランスよく働いているときは、白血球中の顆粒球は54～60％、リンパ球は35～41％という割合になります。白血球がこの割合を保っていると

き、免疫力も高く、病気にかかりにくく、かかってもスムーズに治っていきます（巻頭の折り込み用紙・裏面参照）。

## ストレスが体内のバランスを乱す

ストレスの負荷《ふか》がかかると、エネルギー生成系や調整系・防御系のシステムのバランスが乱れて病気が発症します。

たとえば、会社員のMさんが、上司の命令で数日間、残業を命じられたとします。これによってMさんには、長時間労働という肉体的なストレス、「早く帰りたいのに、嫌だな」という精神的なストレスがかかります。

このストレスに耐えて仕事をこなすためには、心身に喝《かつ》を入れる必要があります。そこで、Mさんの体内では、3つのシステムが次のような体制を整えて、体を発奮させます。ストレスを切り抜けるための一連のプロセスを単純化して示しました。

細かい説明は次項以降で行います。ここでは、次ページの図を参照し、ストレスに対する初期の反応である〈A段階〉にまず注目してください。

## ストレスを切り抜けるための反応が続くと病気になる

**ストレス**

### エネルギー生成系

**A段階**

瞬発力を発揮できるエネルギーを作って、ストレスを切り抜ける。

解糖系が優位になる

ストレスを抱え続けて**A段階**が慢性化し解糖系が優位になりすぎると、さまざまな病気が発症する**B段階**に進む

**B段階**

①ミトコンドリア系の機能が低下してエネルギー不足が起こり、たんぱく質の合成が滞る。その結果、スタミナ不足、倦怠感、やつれなどが生じる
②ミトコンドリアの機能低下に伴い、細胞の分裂を抑える遺伝子が働かなくなり、正常細胞がガン化する

### 自律神経系

**A段階**

心身は闘争モードにスイッチが入り、ストレスを切り抜ける。

交感神経が優位になり、血管が収縮して血圧が上昇し、心拍数や呼吸数がふえ、血糖が上昇する

ストレスを抱え続け**A段階**が慢性化して、交感神経が過度に緊張するようになり、さまざまな病気が発症する**B段階**に進む

**B段階**

①血流障害が進む影響で低体温・低酸素が起こることで全身の代謝が低下し、ガンをはじめとするさまざまな病気が発症する
②循環器系に負担がかかり、心臓病が発症する
③高血糖になり糖尿病が発症する

### 免疫系（白血球）

**A段階**

交感神経が優位になり、心身が闘争モードになると、けがなどに備えた防御態勢にシフトしてストレスを切り抜ける。

交感神経が優位になり顆粒球数が増加し、働きも活発になる

ストレスを抱え続けて**A段階**が慢性化すると交感神経が過度に緊張するようになり、顆粒球がふえすぎて、さまざまな病気が発症する**B段階**に進む

**B段階**

①顆粒球が放出する活性酸素量が増加して組織障害が起こり、胃潰瘍や潰瘍性大腸炎などが発症する
②副交感神経の働きが抑制される影響で、リンパ球が減少し免疫力が低下する

〈A段階〉でやる気満々の発奮モードになったMさんは、残業を乗りきるタフな体調が出来上がり、長時間労働というストレスを切り抜けることができます。仕事の処理が終わり、通常の勤務体制に戻れば、発奮モードは不要になるので、〈A段階〉の体制は解除され、Mさんは本来の体調に戻ります。ふだんより多めに睡眠を取るなどして、疲労回復を図れば健康を損ねることはありません。

病気になるのは、ストレスが長期に及んだ場合です。残業が何日も続くと、Mさんには、「働きすぎのストレス」「残業が嫌でたまらないストレス」がかかり続けます。そうなると体は発奮モードを解除できなくなって、〈B段階〉に移行します。

残業が続けば続くほど、〈B段階〉が延長されて、体は疲弊《ひへい》し、免疫力も低下して、ガンをはじめとして糖尿病、高血圧症、心臓病、胃潰瘍《いかいよう》などあらゆる病気が引き起こされます。働き盛りに多い突然死も、〈B段階〉が長期化した場合に起こるものです。

ここでは長時間労働を例に説明しましたが、人間関係や経済問題で悩みが続いたり、痛み止めなどの薬を常用したりする場合も、同じように心身にはストレスとなり同様のプロセスをへて病気を招きます。

以上がストレスによって病気が発症する、大まかなしくみです。以下では、個々のシステムに触れながら、ストレスが病気をもたらすメカニズムについて、詳しく説明しましょう。

## 瞬発力のエネルギーを作る「解糖系」

まず、体内でエネルギーがどのように作られているのか、そのしくみをお話しします。聞き慣れない言葉が出てくるかもしれませんが、できるだけやさしく説明しますので読み進めてください。

私たちの細胞の中には、解糖系とミトコンドリア系という2つのエネルギー生成システムがあります。エネルギーの材料になるのは、食べ物から得た糖質や脂質、たんぱく質などの栄養素です。これらの栄養素は消化管で消化吸収されたあと、血液によって全身の細胞へ運ばれ、エネルギーを作る工程に回されます。

解糖系は酸素を使わず（「嫌気的《けんきてき》」といいます）、糖質を分解してエネルギーを作り出すシステムです。

一方のミトコンドリア系は、解糖系で生まれたピルビル酸や、食べ物から得た糖や脂肪、たんぱく質などを材料に、酸素を使って（「好気的《こうきてき》」といいます）エネルギーを作り出すシステムです。

## 解糖系とミトコンドリア系の特徴

| | 解糖系 | ミトコンドリア系 |
|---|---|---|
| エネルギーが作られる場所 | 細胞質 | ミトコンドリア内 |
| エネルギー生成の特徴 | 酸素を使わない | 酸素を使う |
| エネルギーを作るのに適した体温 | 低体温（32〜33℃） | 高体温（37℃以上） |
| エネルギーの用途 | 瞬発力と分裂に使われる | 持続力に使われる |
| エネルギーを利用する細胞 | 白筋、精子、再生上皮細胞、骨髄細胞、ガン細胞 | 赤筋、心筋、ニューロン（脳神経細胞）、卵子、一般の細胞 |

上の表にあるように、私たちは用途に応じて、解糖系とミトコンドリア系のエネルギーを使い分けています。

なお、エネルギーを２本立てで作るようになった背景には、地球環境の変化に適応していった生命体進化の歴史があります。これについては「コラム」（１０６ページ）を参照してください。

初めに解糖系の特徴からお話ししましょう。

解糖系は細胞質（細胞の核を除いた部分で、細胞の小器官などが存在する）で、深部体温が32℃という低体温・低酸素の環境で活発に働きます。食事から得たブドウ糖を分解し、ピルビン酸を作る過程で、少量のＡＴＰと呼ばれるエネルギー

（アデノシン三リン酸）を作ります。解糖系の得意技は、超高速でエネルギーを作り出すという点です。そのスピードは、なんとミトコンドリア系の100倍です。

こうした特性から解糖系のエネルギーは、瞬発力を必要とするあらゆる行動に使われています。たとえば、陸上競技で50ｍを駆け抜けるとき、人混みでとっさに人をよけるとき、カッとなって腹を立てるときなどです。

私たちには危険から身を守る能力が備わっています。家が火事になったら、必死で逃げ出すことでしょう。このとき重たい金庫などを一人で持ち出して、あとでびっくりすることがあります。いわゆる、「火事場の馬鹿力」を発揮する際にも、解糖系のエネルギーが使われます。

先ほど、解糖系は低体温・低酸素の条件下で活性化するとお話ししました。実は日常の動作でも、解糖系を優位にするために、私たちは気づかないうちに低体温・低酸素の内部環境を作り出しています。わかりやすい例が徒競走です。

徒競走では、スタートラインにつき、「位置について、よーい、どん」の合図で走り出すというパターンがあります。この、「位置について」から「よーい」までの間、私たちは無意識に息を吸って一瞬呼吸を止めています。これによって血流を抑制し、瞬間的に低体温・低酸素状態を作って解糖系を活性化し、瞬発力を発揮しようとするのです。

解糖系には瞬時にエネルギーを産生できるという特徴がありますが、一方で持続力に乏しいという特徴もあります。それというのも、エネルギーの生成過程で、疲労物質である乳酸《にゅうさん》が生じるからです。長時間、怒鳴り続けたり、全速力で走り続けたりするのができないのは、乳酸が発生して疲れてしまうからです。

## 細胞分裂を支えるエネルギー

解糖系のエネルギーは、瞬発力だけでなく、細胞分裂にも使われます。精子や皮膚、骨格筋（白筋《はくきん》）、胎児の細胞、ガン細胞など、分裂が盛んな細胞はいずれも解糖系のエネルギー中心に活動しています。

分裂の極限といえるのが胎児の細胞です。分裂を促すといっても、胎児を低体温にさらすわけにはいきません。そこで、体は胎児を育む胎盤《たいばん》にひと工夫を加えました。胎盤は、母親の血液から間接的に酸素を得ているため、胎盤内の酸素分圧は5分の1にまで低下しています。こうして胎児を低酸素状態に置くことで、細胞の分裂を促し健やかな成長を可能にしているのです。

精子も、分裂増殖が活発な細胞の一つです。精子の場合は、陰囊《いんのう》で包み体温を下げることで、解糖系を活性化します。体温が高く、酸素が豊富な条件では、解糖系が抑制されて細胞分裂も抑えられます。かつて男性が身に着けていたふんどしは通気性がよく、下半身を適度に冷やします。精子の分裂を妨げないという点で、機能性下着といえるかもしれません。

皮膚細胞の場合は外気に触れて冷えることで解糖系が活性化し、活発に分裂します。外遊びをよくする子どもがカゼにかかりにくいのは、冷気で呼吸器が鍛えられるという面もありますが、冷気の刺激で解糖系が優位になり、皮膚の代謝が活発になってバリア機能が高まるという理由もあるのです。

以上の解糖系の特徴をまとめると、次のようになります。

・解糖系は酸素を使わずに糖を分解することで、すばやくエネルギーを作り出すシステムです

・解糖系は、「瞬発力が必要なとき」「危機を乗り越えようとするとき」「とっさの行動を取るとき」「物事を一気《いっき》呵成《かせい》に処理しようとするとき」「感情が激したとき」などに優位になります

・解糖系が活性化する条件は、「低体温」「低酸素」であること。糖を利用してエネルギーを作るので、「血糖の上昇」も活性化する好条件になります

・前項で触れたように、ストレスがかかると体はこれに負けまいと奮起します。この危機的状況を乗り切るために、解糖系のエネルギーが必要になります

## 持久力のエネルギーを作るミトコンドリア

次に、酸素を用いてエネルギーを作るミトコンドリアについて説明します。

ミトコンドリアは細胞内にある小器官です。私たちが呼吸によって取り入れた酸素は、血流によって細胞に運ばれます。ミトコンドリアは細胞内で呼吸し、この酸素を使ってエネルギーを作ります。通常の呼吸を「外呼吸《がいこきゅう》」というのに対し、ミトコンドリアが細胞内で酸素を取り入れることを「内呼吸《ないこきゅう》」と呼びます。

ミトコンドリアがエネルギー源としているのは、解糖系で分解されたピルビン酸や乳酸、糖質、たんぱく質、脂肪、紫外線や野菜類に多く含まれているカリウムなどです。ミトコンドリアは、酸素を使いながらこれらの材料を分解し、クエン酸回路（酸素呼吸を行う生物全般に見られる酸素を使用する代謝に関するもっとも重要な生化学

回路）と電子伝達系を経由してエネルギーを作り出します（左ページの図参照）。

ミトコンドリアが働く条件は、酸素がじゅうぶんにあること、体温が37℃以上（深部体温では37～39℃）に保たれていることです。体温と酸素を維持できなくなると、ミトコンドリアのエネルギー産生は低下します。

ミトコンドリア系の特徴は、エネルギー産生効率のよさです。解糖系に比べると、エネルギーの生成速度は遅いのですが、1つの糖分子から36個のＡＴＰを作り出すことができます。つまり、解糖系の18倍の効率でエネルギーを産生できるということです。


このように安定的に大量のエネルギーを作り出せることから、ミトコンドリア系のエネルギーは持久力が必要な日常の活動全般に使われます。体温を保ったり、日常の動作を続けたり、ウォーキングやジョギング、エアロビクスなどの有酸素運動を長時間行ったりするときに、ミトコンドリア系が活性化してエネルギーを供給します。

次項で述べますが、ミトコンドリアは20億年前に私たちの先祖にあたる原始《げんし》原核細《げんかくさい》胞《ぼう》（本体細胞）に寄生しました。この合体を行ったときに、本体細胞の核《かく》に細胞の分裂を抑制する分裂抑制遺伝子を持ち込みました。そのためミトコンドリアが多いのは、ほとんど分裂せず、持続的に働き続ける細胞である脳神経細胞（ニューロン）、心筋

## 細胞は2つのシステムでエネルギーを作る

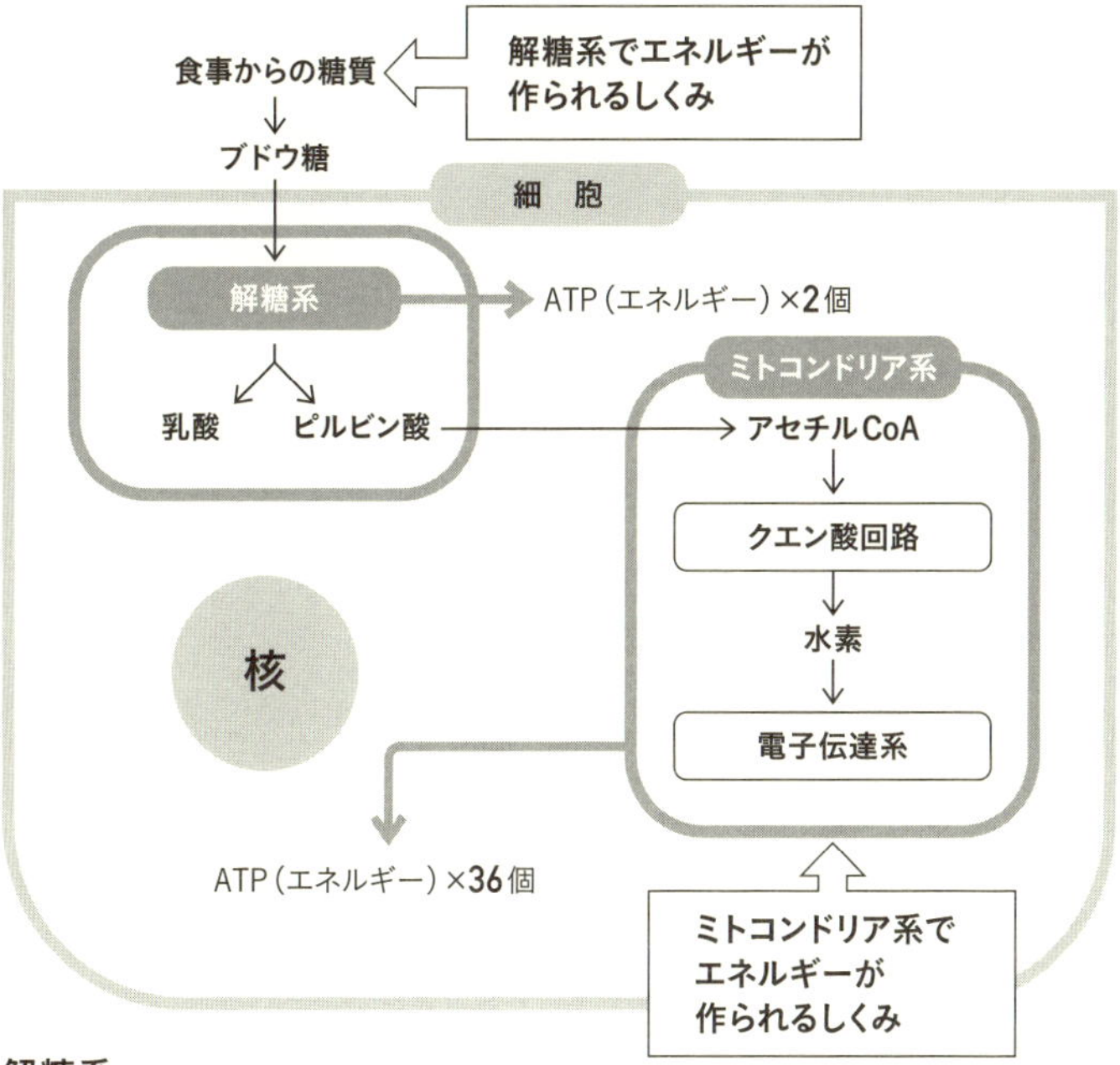


### 解糖系

1つのブドウ糖分子から2分子のエネルギーを作る。食事から得た糖質をブドウ糖に分解し、ブドウ糖を原料にピルビン酸、乳酸を作る

### ミトコンドリア系

1つのブドウ糖分子から36分子のエネルギーを作る。解糖系で、できたピルビン酸は、細胞質のミトコンドリア内へ送られ、アセチルCoA(活性酢酸)に変換される。アセチルCoAはクエン酸回路に取り込まれたあと、クエン酸を含め8種類の酸に分解され、その過程でエネルギーが生成される。ピルビン酸からスタートしたアセチルCoAは、クエン酸回路を1回りすると、二酸化炭素と水に分解される。ここで生じた大量の水素は、ミトコンドリアのクリステにある電子伝達系を通過する間に酸素と反応し、エネルギーが生成される

細胞、骨格筋（赤筋）、卵子などです。

女性は思春期以降になると毎月、排卵が起こります。卵子の源である卵母細胞《らんぼさいぼう》は胎児期に分裂をすませ、出生後は分裂しません。高体温の卵巣内では分裂することができないので、胎生期の低酸素な環境にいるときに、分裂を終えておくという体の戦略なのです。出生後は卵子の成熟にエネルギーを注ぎ、一生に約３００個の卵子を成熟させます。温かな環境で卵子内のミトコンドリアの分裂や成熟を促し、やがて起こる排卵に備えるというわけです。

ミトコンドリアの特徴をまとめると次のようになります。

・ミトコンドリアは酸素を用いて、解糖系から作られたピルビン酸や乳酸、糖質、たんぱく質、脂質を材料に、大量のエネルギーを作り出すシステムです

・「持久力を要する活動や運動」「日常の活動」を行うとき、ミトコンドリアのエネルギー生成系は優位になります

・ミトコンドリアは、分裂抑制遺伝子を持ち込み、細胞の分裂を抑える働きをしています

・ミトコンドリアが活性化する条件は、「高体温」「高酸素」です

## 能力を超えたエネルギーの使い方が病気を招く

以上に見てきたように、私たちはタイプの異なる2つのエネルギー生成系を持っており、用途に応じてエネルギーを使い分けています。エネルギーの使い分けは、加齢によっても変化します（次ページの図参照）。

子どもから20歳までは解糖系が優位です。子どもの活動の特徴は、片時もじっとしておらず、いつも走り回っていますが、ばてるのも早いということです。瞬発力はあるものの、持続力はないという解糖系エネルギーの特徴が反映されています。

20〜50歳代は、解糖系とミトコンドリア系の比率は約1対1で調和を取るようになります。ただ、年代によって、多少比率は変わります。20歳代はまだ解糖系が優位なので、徹夜をしても翌日、なんとか持ちこたえられます。しかし、50歳代以降は、徐々にミトコンドリア系にシフトしていくので、徹夜はできたとしても、翌日に疲れが残るようになります。

40〜50歳代は解糖系からミトコンドリア系へのシフトが強くなり、60歳代以降はミトコンドリア系主体になります。ミトコンドリア系が優位になるにしたがって、無理

## 加齢変化に伴うエネルギー生成系の変化

生命の調和の法則

**解糖系：ミトコンドリア系 ＝ 1：1**

⇩

**エネルギー系と年齢の関係**

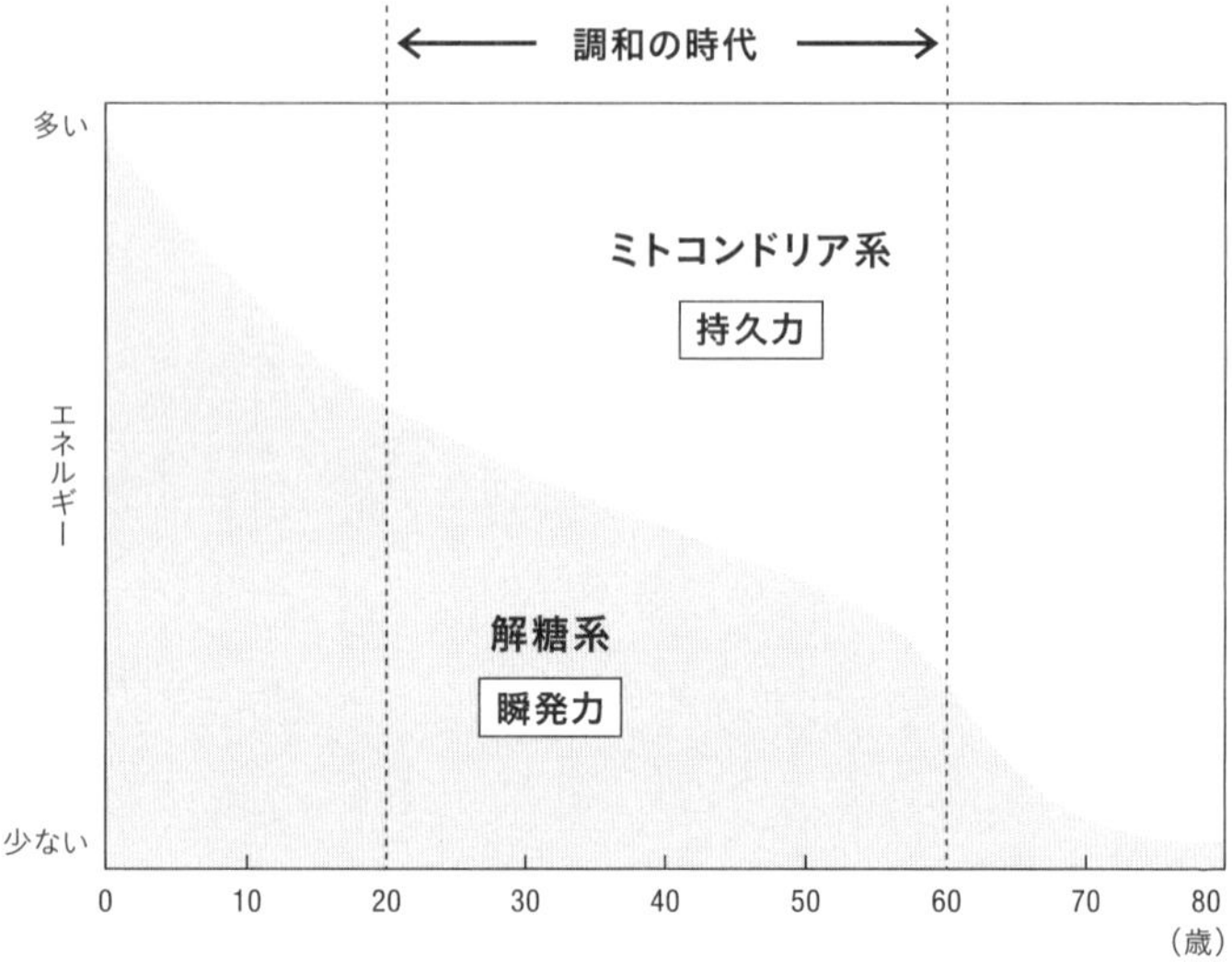


細胞内のエネルギー工場である解糖系とミトコンドリア系は、年代によって使われる比重が違ってくる。上の図表のように両者がほぼ1対1の割合で働く20〜50代が、人間にとってはもっとも脂《あぶら》の乗った「調和の時代」に当たる

はできなくなりますが、大人らしい落ち着きのある行動を取るようになります。中年以降、「無理がきかなくなった」「体力がなくなった」と感じるのも、解糖系が後退し、ミトコンドリア系が優位になっていくからです。

成人期に達したあとのエネルギー生成システムは、解糖系とミトコンドリア系の調和が取れた時代になります。年齢にふさわしい生き方をするならば、2つのエネルギー生成システムのバランスも取れて健康を保つことができます。

解糖系が若干優位な青年期は、多少むちゃをしても自分が望む通りのことを、どんどんやっていけばいいでしょう。それがストレスになっても、乗り越えることができます。

しかし、40歳代に入ったら、妥協も必要です。自分がトップになって活躍したい場面があっても、無理をしないことが肝心です。すでに、エネルギー生成システムはミトコンドリア系に移行しつつあるので、働きすぎに体が追いつけなくなっています。

これは精神面についてもいえることです。心の悩みはいくつになってもなくなりませんが、40歳代以降はある程度悩んだら解決をあきらめて、開き直るという知恵も使ってください。職場や家庭の人間関係に不満を持ったり、怒ったり、嘆いたりし続けると、交感神経の緊張を招き、病気の流れに入ってしまいます。交感神経が緊張する影響で血流障害が起こり、低体温・低酸素・高血糖が生じます（詳細は124ページ参照）。

これは、ストレスを乗り切る目的で、解糖系を誘導するための反応です。ストレスが短期間で解消すれば、解糖系の瞬発力でつらいことも切り抜けられます。ところがストレスが続いて、いつまでも解糖系が優位になっていると、ミトコンドリアにさまざまなしわ寄せがいきます。

解糖系が活性化する「低体温・低酸素」という内部環境は、ミトコンドリアが好む「高体温・高酸素」とは正反対の環境です。90ページの「ストレスを切り抜けるための反応」の図にあるように、ストレスが続くと交感神経が緊張する影響で血流障害が進み、低体温・低酸素が助長されます。

内部環境の悪化によってミトコンドリアの機能は低下し、エネルギーを産生することができなくなります。また解糖系が活性化して乳酸が大量にできると、ミトコンドリアはこの処理に追われ、ますます疲弊して機能低下に陥《おちい》ります。

ミトコンドリアによるエネルギーの供給が乏しくなると、体はいわゆるスタミナ切れの状態になり、倦怠感・疲労感などが起こります。細胞レベルでいうなら、体を病気から守る白血球も燃料不足に陥り、免疫力が低下します。

ミトコンドリアには、たんぱく質を合成する役割もあるので、たんぱく質の合成が滞り、新陳代謝《しんちんたいしゃ》が低下して細胞の生命活動そのものがダウンしたり、体にやつれが生じたりします。ミトコンドリアの機能が停止すると、分裂抑制遺伝子の機能も停止するため細胞の分裂にブレーキがかからなくなります。これがあとに述べる発ガンの温床となります。

今、なんらかの病気にかかっている人は、生き方を見直してストレスから逃れることが大切です。加えて、解糖系に傾いたエネルギーバランスの乱れを修復するために、「体を温める」「深呼吸をする」を習慣づけてください。

これにより「低体温・低酸素」の内部環境は「高体温・有酸素」に改善され、ミトコンドリアの機能も戻って、全身の細胞が潤沢《じゅんたく》にエネルギーを得られるようになります。こうなれば代謝も、免疫力も高まり、病気や体調不良も治っていきます。

COLUMN

## 20億年の歴史が作った体のシステム

現在、地球の大気中の酸素濃度は21%ですが、28億年前は1%にも満たず、大気のほとんどは窒素や炭酸ガスでした。ほぼ無酸素という環境下でエネルギーを作るために、解糖系のエネルギーシステムができたのです。

私たちの遠い先祖に当たる原核細胞(単細胞生物)は、この解糖系のエネルギー生成システムを使って、分裂と増殖をくり返していました。原核細胞は、栄養が不足すると活動を停止しますが、栄養が得られるようになると再び分裂と増殖をくり返すという不老不死の生命体でした。

このしたたかな原核細胞に危機が訪れたのは20億年前。生命体(光合成細菌《こうごうせいさいきん》)が登場し、太陽光と水、二酸化炭素から糖分を作り出す光合成を行うようになって、光合成の副産物として酸素が発生し、大気中に漂うようになったのです。無酸素の世界で生息してきた原核細胞にとって、酸素は猛毒です。そこで一計を案じました。

ちょうどそのころ、酸素を使ってエネルギーを作るミトコンドリアが登場したので、この酸素が大好きな生命体と合体して危機を乗り切ることにしたのです。ミトコンドリアとの共生によって、ご先祖様は大気中の酸素濃度が上昇し続けても生き残ることができました。

一方のミトコンドリアも、この合体でメリットを得ることができました。ミトコンドリアは原核細胞に寄生する際、細胞の分裂を抑える分裂抑制遺伝子を細胞の核内に持ち込みました。寄生先の細胞分裂を抑えることで、余った栄養を分けてもらい、安定的にエネルギーを産生できるようになったのです。

とはいえ、酸素嫌いと酸素好きという異質な者同士が合体するには、相応の葛藤がありました。両者の共生関係が完全に落ち着くまでにはさらに8億年ほどかかり、今から12億年前に我々の直接の先祖に当たる「真核細胞《しんかくさいぼう》」が出現しました。

このように、原核細胞が生き残りをかけてミトコンドリアと合体を図《はか》ったことで、私たちは酸素を使わない解糖系と、酸素を使うミトコンドリア系のエネルギー生成系を持つに至ったというわけです。〈コラム了〉

## 体調を調整する自律神経

次に、自律神経についてお話ししましょう。

## 交感神経と副交感神経の働き

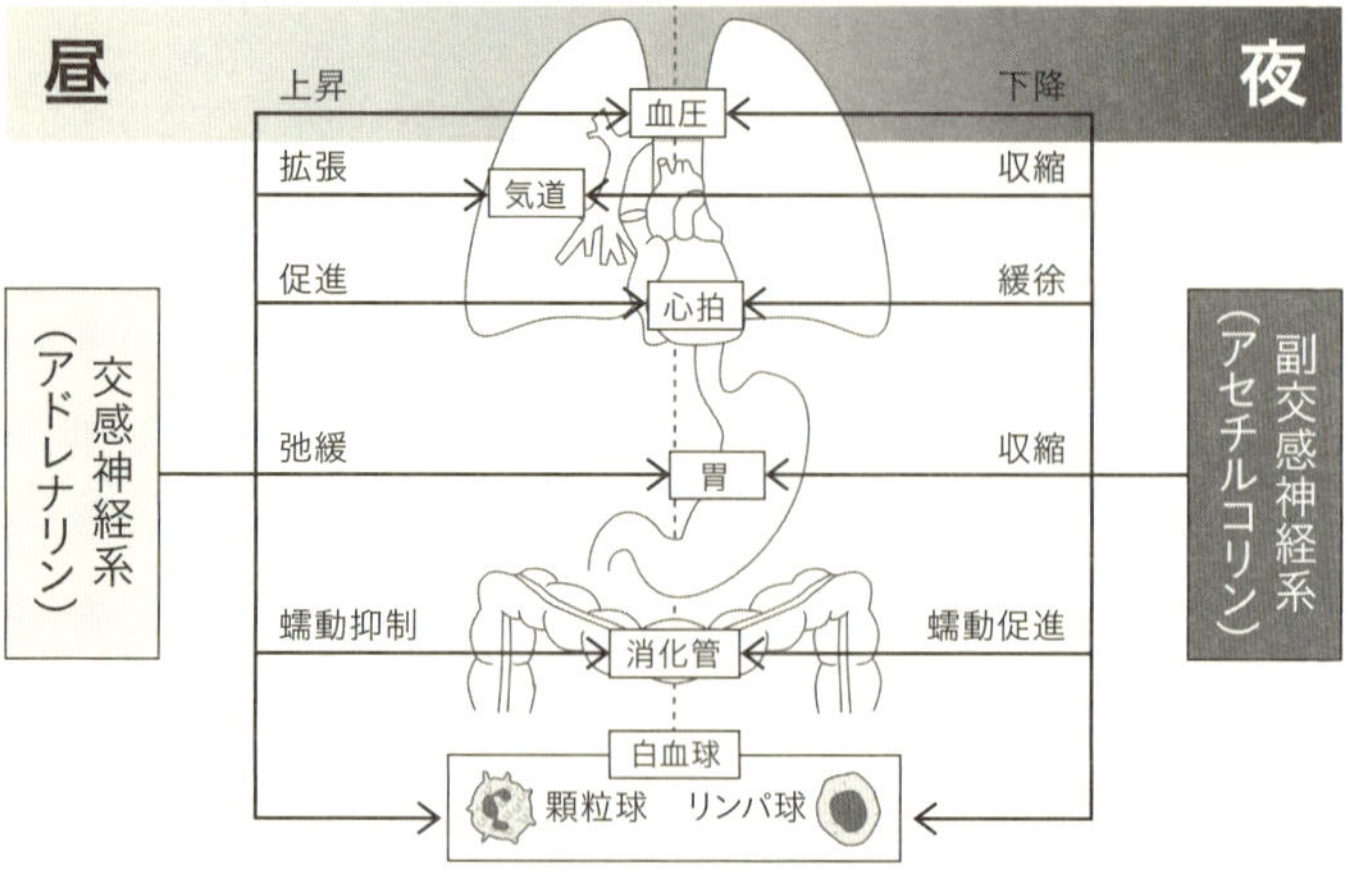


自律神経は心臓や血管、胃腸、汗腺《かんせん》など内臓諸器官の働きを調整している神経で、意志とかかわりなく独立して働いています。寝ている間も心臓が動き続け、呼吸が止まらないのは、自律神経が心臓や肺の働きを自動調整しているからです（上の図参照）。

自律神経は、正反対の働きをする交感神経と副交感神経からなります。

### ①交感神経

「活動的な体調」を作る神経です。

主として昼間の活動時や、運動を行うとき、興奮したときに優位に働きます。

交感神経が優位になると、神経の末端からアドレナリンという神経伝達物質が分泌され、心臓の拍動を高め、血管を収縮して血圧を上昇させるなどして、体調を活動・興奮モードに整えます。

エネルギー生成系との関連でいうと、交感神経が緊張すると「エネルギーを消費する体調」になり、解糖系、ミトコンドリア系がともに働きます。

## ②副交感神経

「リラックスした体調」を作る神経です。

主として食事のときや休息時、夜間の睡眠時に優位に働きます。副交感神経が優位になると、神経末端からアセチルコリンという神経伝達物質が分泌され、心臓の拍動をゆるやかにし、血管を拡張して血流を促して心身をリラックスさせます。

のんびりしているときは手足がポカポカと温かくなりますが、これも血管が開いて血流がよくなっているからです。アセチルコリンは細胞からの分泌や排泄《はいせつ》を促す作用もあるので、唾液《だえき》や消化液の分泌が活発になり、排便が促されます。

副交感神経が優位になると、「エネルギーを貯蔵する体調」になり、解糖系、ミトコンドリア系の働きはともに抑制されます。

交感神経と副交感神経はシーソーのように拮抗《きっこう》して働いており、交感神経が優位になると副交感神経の働きが抑えられ、副交感神経が優位のときは交感神経の働きが抑えられます。両者のバランスが変わることで、体の反応も変化します。

物事に熱中しているときのさまを「寝食を忘れる」などといいますが、これはまさに交感神経が優位になった興奮状態です。目が冴《さ》えて眠気は起こらず、集中力も高まります。副交感神経の働きが抑えられているので食欲もわきません。

一方、リラックスしているときは副交感神経が優位になり、交感神経の働きが抑えられています。そのため、家に仕事を持ち帰って資料を読もうとしても集中できず、間食をしたくなったり、読んでいるうちにうとうとしたりします。布団の中でゴロゴロしているときなどに、オナラがやたらに出るというのも、アセチルコリンの作用で分泌・排泄能が高まっているからです。

交感神経と副交感神経は、体を構成している60兆個の細胞を調整し、そのときどきの状況にもっともふさわしい体調を作っています。たとえば、気温が上昇すれば発汗を促し、気温が低くなれば血管を収縮させて血流を止め、体熱の放散を防ぐなどしています。

こうした調整が図られるおかげで、私たちは円滑に生命活動を営むことができます。

自律神経は内臓だけでなく、次に述べる白血球の働きも調整しています。

## 病気から体を守る白血球

私たちの体には、「免疫」と呼ばれる自己防御システムが備わっています。「白血球」は、このシステムの中で主役となって働く血球細胞です。

血液中には白血球のほかに赤血球《せっけっきゅう》が流れています。「赤血球」は酸素と炭酸ガスを運搬する役目を担っており、血液１マイクロリットル中に５００万個ほど含まれています（次ページの図参照）。

白血球は血液１マイクロリットル当たり、５０００〜８０００個ほど含まれ、その95%は「顆粒球」と「リンパ球」で占められています。厳密には、顆粒球は好中球《こうちゅうきゅう》、好酸球《こうさんきゅう》、好塩基球《こうえんききゅう》に分けられますが、顆粒球の全体の95%は好中球なので、本書では好中球を顆粒球として話を進めることにします。顆粒球とリンパ球は、それぞれ次のように異なった働きをします。

## 血球の分類

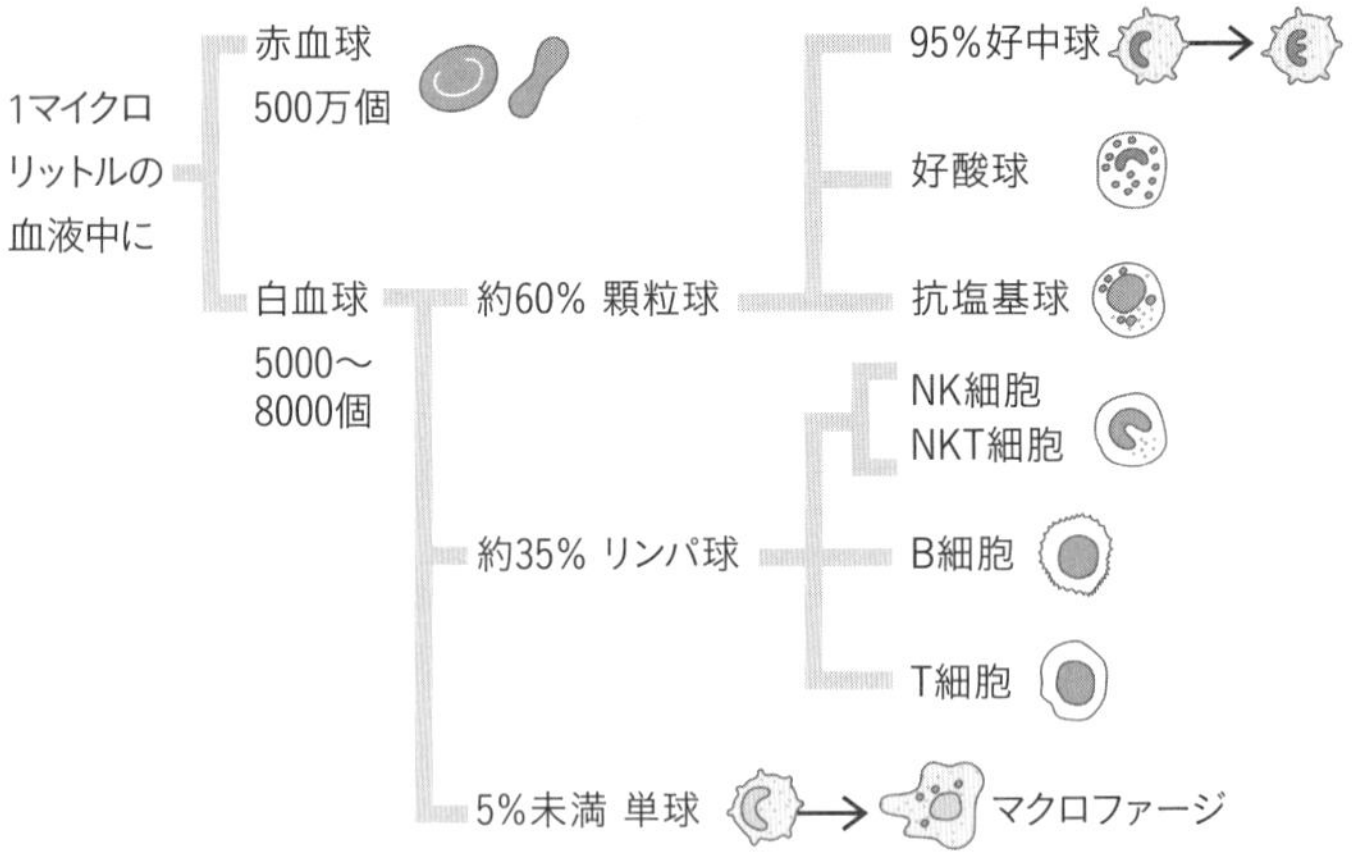


### 顆粒球は細菌処理が専門

　顆粒球は、真菌《しんきん》や細菌、老化して死んだ細胞の死骸《しがい》など、サイズの大きな異物を食べて（貪食《どんしょく》）処理しており、血液1マイクロリットル当たり3600〜4000個、白血球全体の54〜60％を占めています。

　顆粒球の増殖能力はたいへん高く、緊急時には2〜3時間で全体の2倍にふえます。

　けがを負って組織が傷ついたときなど、顆粒球は細菌を処理するため一気に1〜2万個／マイクロリットルにまで増加し、白血球全体の9割を占めることもあります。虫垂炎《ちゅうすいえん》や肺炎、扁桃腺炎《へんとうせんえん》など炎症性の病気にかかったときも、顆粒球は膨大な数になります。

顆粒球はたいへん短命な細胞で、生まれてからわずか2〜3日で死んでしまいます。顆粒球の寿命が短いのは、外敵に対する戦力を効率よく補充するためです。次々とやってくる外敵に対抗するために、若く元気のある細胞のほうが有利なので、1日に顆粒球全体の50%が入れ替わります。

役割を終えた顆粒球は血液の流れに乗って、常在菌の棲《す》んでいる組織の粘膜に移動し、活性酸素《かっせいさんそ》を放出しながら寿命を終えます。活性酸素は万病のもとであり老化を引き起こす元凶といわれますが、それは活性酸素が強力な酸化力を持ち、正常な細胞を破壊するからです。

私たちの体には活性酸素を無毒化するしくみがあるので、顆粒球の比率が正常な範囲にあれば、このしくみが働いて活性酸素を無毒化し、大事には至りません。しかし、顆粒球がふえすぎると活性酸素の量も多くなりすぎて自力では無毒化できなくなります。その結果、広範囲な組織破壊が起こるようになります。

## リンパ球がウイルスやガン細胞を攻撃

リンパ球が処理するのは、ウイルスなどサイズの小さい異物、異種たんぱく（自分の体にはないたんぱく質）、ガン細胞、老化細胞などです。通常、リンパ球は白血球の約35～41％を占め、血液1マイクロリットル当たりでは、2200～3000個ほど含まれています。

リンパ球は、異物を「抗原《こうげん》」と認識し、抗原を無毒化する「抗体《こうたい》」と呼ばれるたんぱく質を作って応戦します。

リンパ球は長い進化の歴史をへて、役割の異なるさまざまなリンパ球が生まれました。進化の初期段階でできたのは、ＮＫ細胞と胸腺外分化《きょうせんがいぶんか》Ｔ細胞（以下ではＮＫＴ細胞）、現在のＢ細胞よりも古いタイプのＢ-1細胞です。

これら古いタイプのリンパ球は、異常になった自分の細胞（異常自己細胞）を発見すると活性化し、攻撃をしかけます。異常細胞には、ガン細胞や老化した細胞、ウイルスに感染した細胞などがあります。

ガン細胞が生まれると、これらのリンパ球が攻撃を開始します（左ページの表参照）。ガン細胞に対してＮＫ細胞は、パーフォリンやグランザイムといった物質を分泌して破壊し、ＮＫＴ細胞は細胞をファス分子と呼ばれるたんぱく質を使って殺します。

一方、進化の新しいＴ細胞とＢ細胞は、主として外界から侵入してくるウイルスや細菌、花粉やダニのフンなどサイズの小さな異物を攻撃します。Ｂ細胞は肝臓や脾臓《すいぞう》、

## ガン細胞を攻撃するリンパ球

| | |
|---|---|
| NK細胞 | ガン細胞やウイルス感染細胞の攻撃を得意とするリンパ球。パーフォリンやグランザイムなどの物質をガン細胞に吹きかけて殺す |
| NKT細胞 | NK細胞と同じく、ガン細胞やウイルス感染細胞など、異常をきたした自己細胞を攻撃するリンパ球 |
| B-1細胞 | ガン細胞や老化した細胞、マラリアに感染した細胞など、異常をきたした自己細胞に対して抗体を作る働きをする |
| キラーT細胞 | ヘルパーT細胞の指令を受けて、ガンを攻撃するリンパ球。直接、ガンに取りついて殺す |

腸管などで作られ、T細胞は骨髄《こつずい》で作られたあと、心臓近くの胸腺《きょうせん》で異物を認識する教育を受けたあと、血液に乗って全身を循環し監視します。

T細胞にはキラーT細胞とヘルパーT細胞があり、キラーT細胞はガンへの攻撃を得意としています。ガン細胞の表面に「ガン抗原」という目印がついたものを見つけると、直接ガン細胞に接着して細胞膜に穴を開けて殺してしまいます。

ヘルパーT細胞は、体を外敵から守る免疫反応の中で指令塔の役割を担っているリンパ球です。アレルギー反応にかかわり、アトピー性皮膚炎やぜんそくがあると数が増加します。

T細胞とB細胞は連携して働き、一度

## 新旧2つのシステムで体を生涯守る

**古い免疫システム**

皮膚や消化管など、異物と頻繁に接触したり、侵入しやすい部位にある。ガン細胞やマラリア感染細胞、老化細胞など、異常になった自己細胞の処理を担当

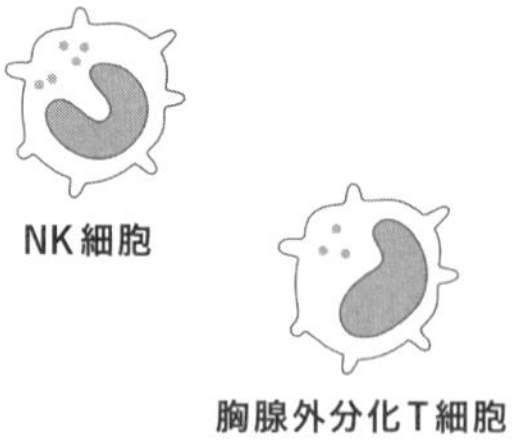


**新しい免疫システム**

リンパ節や胸腺、脾臓などにある。進化にともなってウイルスやガン細胞などの処理を担当

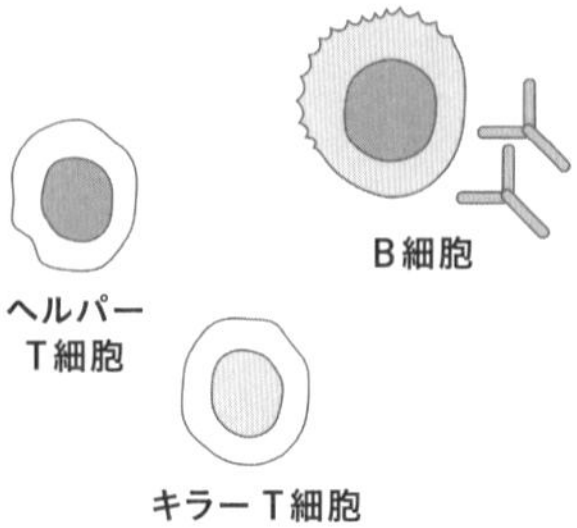


出合ったウイルスや異物を抗原として記憶します。2度めに同じウイルスに合うと、両者はすばやく反応し、ウイルスを無毒化するために抗体を作って攻撃をしかけます。私たちが2度とはしかにかからないのは、リンパ球がはしかウイルスを記憶し、再度、はしかウイルスが侵入したときに、抗体でウイルスを撃退しているからです。

加齢とともに胸腺は萎縮《いしゅく》していくことから、高齢者は免疫系の働きが低下すると考えられています。実際、胸腺は縮まりT細胞やB細胞は減少しますが、免疫力が弱くなったわけではありません。

高齢者になると、進化の新しいリンパ球の防御体制（外来の敵を攻撃）から、

古いリンパ球中心の防御体制へシフトします。ガン細胞や老化細胞などの処理力を高めることで、加齢に応じた防御体制が強化されることになります（右ページの図参照）。

## マクロファージは免疫系の指令塔

顆粒球とリンパ球を除いた、残り5％が「マクロファージ」です。

マクロファージはアメーバのような形をした細胞で、サイズの大きな異物を食べて殺したり、細胞から出た老廃物を食べて掃除したりする係です。外敵を食べて殺す特性があることから、貪食《どんしょく》細胞とも呼ばれています。

マクロファージは顆粒球とリンパ球の先祖に当たります。単細胞生物時代の防衛システムは、マクロファージが異物を食べて排泄するといった単純なものでした。やがてウイルスや異種たんぱくの脅威に頻繁にさらされるようになり、この程度のシステムで対応しきれなくなりました。そこで脊椎動物《せきついどうぶつ》に進化したあたりで、新たな防御システムを上乗せしました。

すなわち、ウイルスのように微小な異物は、貪食するよりも接着して攻撃するほうが効率的なため、マクロファージの食べる能力を捨て、抗体を作って相手にくっつく能力を進化させたリンパ球が登場しました。そして、マクロファージの食べる能力をいっそう強化したのが、顆粒球です。

マクロファージは、白血球の中で外敵を攻撃する指令塔として働いています。体内に異物が侵入すると、マクロファージがすぐさまこれを食べます。次いで、相手がどのような敵であるかを判断し、食べたかけらをリンパ球や顆粒球に見せる「抗原提示《こうげんてい じ》」という働きをします。リンパ球や顆粒球は、マクロファージによる抗原提示がないと、外敵の情報が得られず攻撃を開始できません。マクロファージは、免疫反応のスイッチを入れる重要な役割を担っているということです。

マクロファージは全身に分布しており、部位ごとに名前や働きが異なります。脳にいるマクロファージは「グリア細胞」と呼ばれ、外敵を攻撃し、神経細胞に栄養を送る仕事をし、「単球」は、血液中を循環して炎症部位に駆けつけて異物を処理します。肺の中の老廃物を痰《たん》などに処理しているのが「肺胞《はいほう》マクロファージ」、肝臓にいて脾臓《ひぞう》から送られる異物を捕獲して処理するのが「クッパー細胞」です。

## 自律神経が白血球の数や働きを決める

これまでの研究では、白血球のように体内を移動し続ける細胞は、自律神経の作用

## 白血球の自律神経支配

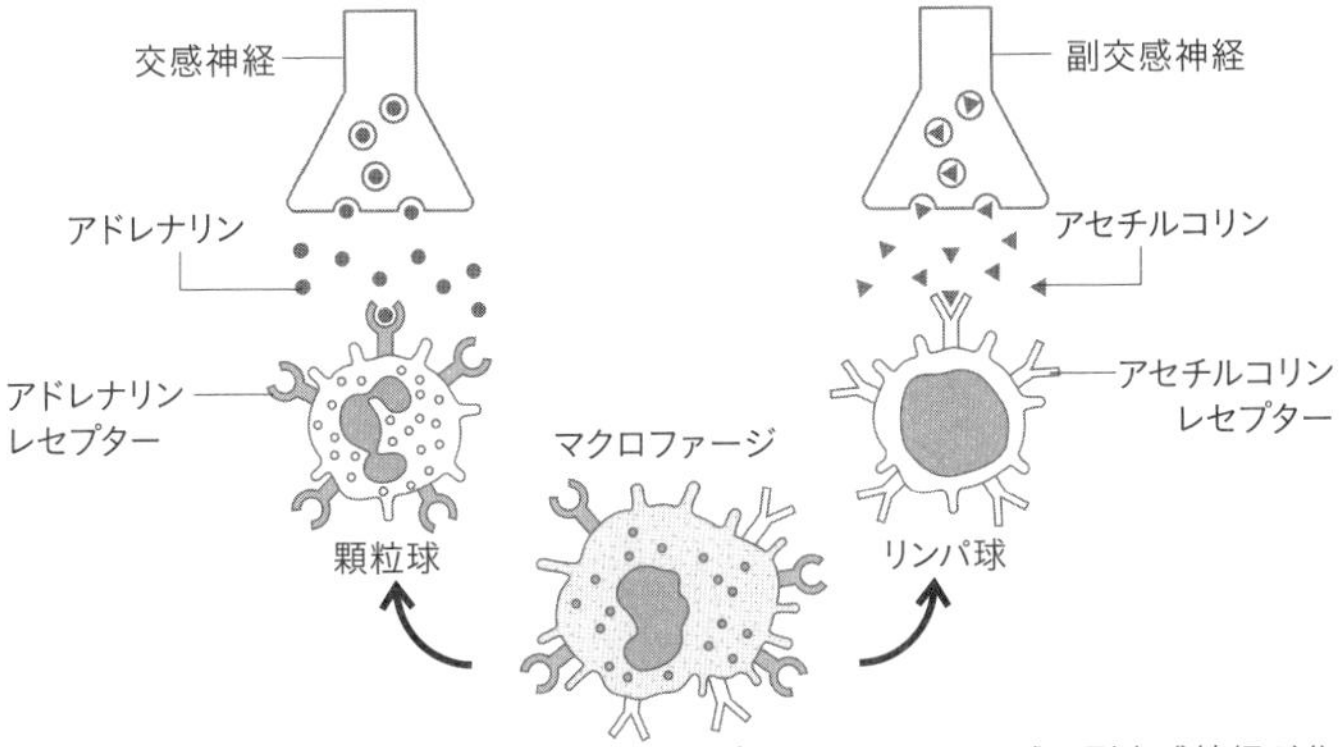


顆粒球は交感神経が分泌するアドレナリンレセプターを持ち、リンパ球は副交感神経が分泌するアセチルコリンレセプターを持つ。そのため、交感神経が刺激されると顆粒球がふえ、副交感神経が刺激されるとリンパ球がふえる

を受けにくいとされていました。しかし、私と福田《ふくだ》稔《みのる》医師（福田医院院長）との共同研究で、白血球も自律神経の支配下にあることを突き止めました。自律神経は、次のように白血球を調整しています。

　白血球のうち、顆粒球にはアドレナリン、リンパ球にはアセチルコリンのレセプター（受容体）があります。そのため交感神経が優位になってアドレナリンが分泌されると、顆粒球が反応して数がふえて活性化し、副交感神経が優位になってアセチルコリンが分泌されると、リンパ球が反応して数がふえて活性化します。自律神経と白血球の相関関係を示した理論は、私たちの名前にちなみ「福田―安保理論」（１９９５年）と呼ばれています（前ページの図参照）。

交感神経と顆粒球、副交感神経とリンパ球という組み合わせは、生物が身を守るうえで大変理にかなったものです。交感神経が優位になっている日中の活動時には、手足に傷を負いやすく、傷口に細菌が侵入する機会がふえます。このようなときは、サイズの大きな細菌を処理する顆粒球が多いほうが有利です。

反対に副交感神経が優位になっている夜間の休息時や食事時は、消化酵素で分解された異種たんぱくやウイルスなど微小な異物が、口や消化管から取り込まれます。これらはサイズが小さすぎて、顆粒球には対応できないため、微少な異物処理を得意とするリンパ球が多いほうが安全です。

夜間は細胞の入れ替えが活発になる時間帯でもあります。一日の活動で壊れた細胞、老化して働きが悪くなった細胞、ガン細胞を、リンパ球とマクロファージが夜間に処理することでクリーンな体内環境が保たれています。

## 自律神経のバランスが崩れると病気になる

自律神経は環境や状況変化などに応じて絶えず交感神経から副交感神経へ、副交感

## リンパ球と顆粒球の日内リズム

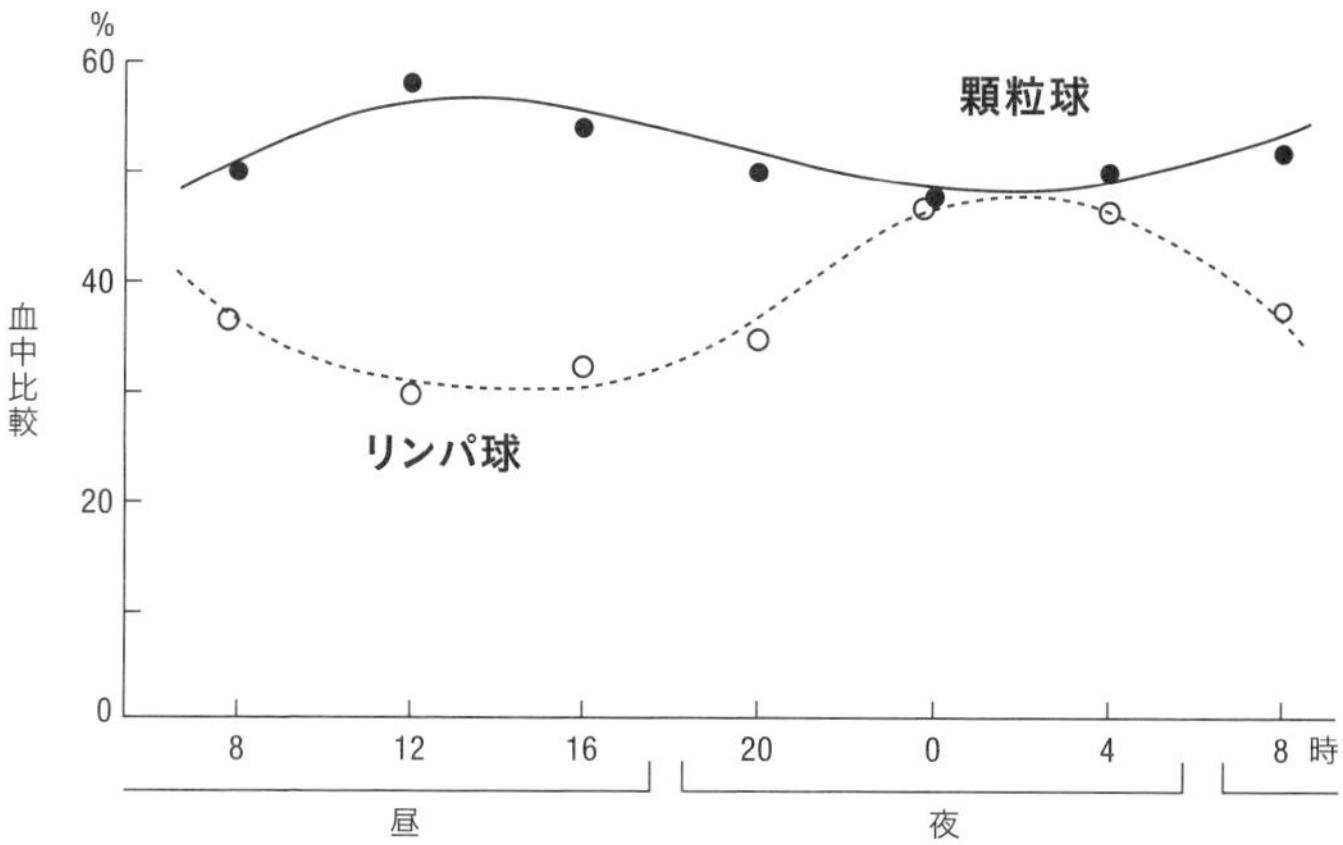


神経から交感神経へと揺れ動いています。活動的な日中、自律神経の針は交感神経に傾きますが、夜間の休息時には副交感神経へ揺り戻ります。

こうした自律神経の働きに対応して、昼間の活動時は顆粒球がふえ、夜間の休息時にはリンパ球がふえています（上のグラフ参照）。

交感神経と副交感神経がバランスよく働いているときは、白血球の割合は顆粒球は54～60％、リンパ球は35～41％になります。顆粒球とリンパ球がだいたいこの範囲に収まっていれば、私たちは体調もよく病気にかかりにくくなります。たとえ病気にかかったとしても、免疫力で自然に治っていきます。

通常、病院で行われる血液検査では白血球数は調べますが、顆粒球とリンパ球の割合は調べません。基本的には健康保険の適用外の検査ですが、費用はさほどかからないので、半年に1度くらいの頻度で調べ、免疫力をチェックするといいでしょう。病院では、「自費でいいので、白血球の分画《ぶんかく》（割合）を調べてください」と依頼すれば、検査を受けられます。

なお、顆粒球とリンパ球の割合は、検査表の「白血球像」あるいは「白血球分画」という欄に表示されています。リンパ球は漢字（淋巴球）か「L」という略語で記されています。顆粒球は好中球「NE」または「NEUTR」で記されています（左ページの図参照）。

この白血球の比率は、免疫力の強さを推《お》し量る具体的な指標となります。「免疫力が高い」というのは、顆粒球とリンパ球のバランスが保たれているということです。逆にいえば、顆粒球とリンパ球の比率が、正常範囲から逸脱すると免疫力が低下し、病気にかかるということです。

私たちの研究では、病気の7割は交感神経の緊張による顆粒球の増加、リンパ球の減少というパターンで発症することがわかっています。残り3割の病気は副交感神経が優位で発症します。

## 血液検査表の見方の例

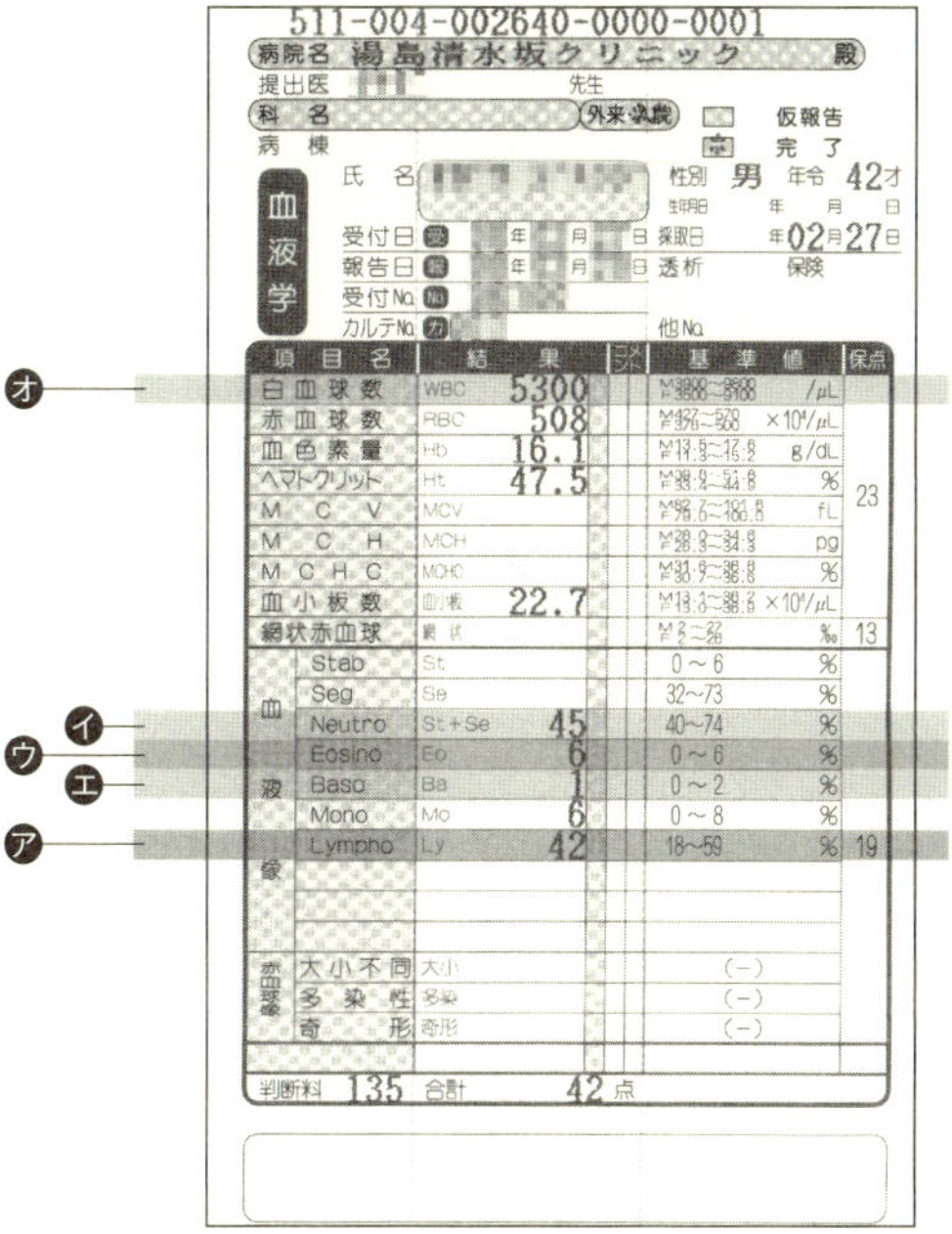

511-004-002640-0000-0001

病院名 湯島清水坂クリニック 殿

提出医 先生

科名 外来染殿 仮報告 完了

病棟

血液学

氏名 性別 男 年令 42オ

生年月日 年 月 日

受付日 年 月 日 採取日 年02月27日

報告日 年 月 日 透析 保険

受付No.

カルテNo. 他No.

| | 項目名 | | 結果 | コメント | 基準値 | | 保点 |
|---|---|---|---|---|---|---|---|
| オ | 白血球数 | WBC | 5300 | | M3900~9800 F3500~9100 | /μL | |
| | 赤血球数 | RBC | 508 | | M427~570 F376~500 | ×10⁴/μL | 23 |
| | 血色素量 | Hb | 16.1 | | M13.5~17.6 F11.3~15.2 | g/dL | |
| | ヘマトクリット | Ht | 47.5 | | M39.8~51.8 F33.4~44.9 | % | |
| | M C V | MCV | | | M82.7~101.6 F79.0~100.0 | fL | |
| | M C H | MCH | | | M28.0~34.6 F26.3~34.3 | pg | |
| | M C H C | MCHC | | | M31.6~36.6 F30.7~36.6 | % | |
| | 血小板数 | 血小板 | 22.7 | | M13.1~36.2 F13.0~36.9 | ×10⁴/μL | |
| | 網状赤血球 | 網状 | | | M2~27 F2~26 | ‰ | 13 |
| | 血液像 Stab | St | | | 0~6 | % | |
| | Seg | Se | | | 32~73 | % | |
| イ | Neutro | St+Se | 45 | | 40~74 | % | |
| ウ | Eosino | Eo | 6 | | 0~6 | % | |
| エ | Baso | Ba | 1 | | 0~2 | % | |
| | Mono | Mo | 6 | | 0~8 | % | |
| ア | Lympho | Ly | 42 | | 18~59 | % | 19 |
| | 赤血球像 大小不同 | 大小 | | | (−) | | |
| | 多染性 | 多染 | | | (−) | | |
| | 奇形 | 奇形 | | | (−) | | |

判断料 135 合計 42点

---

**血液像欄の**

- ㋐Lymphoがリンパ球（この表では42%）
- ㋑Neutroが好中球（45%）
- ㋒Eosinoが好酸球（6%）
- ㋓Basoが好塩基球（1%）

---

**顆粒球の調べ方**

45（㋑）+6（㋒）+1（㋓）＝52（%）
（好中球）（好酸球）（好塩基球）（顆粒球）

---

**リンパ球数の調べ方**

5300（㋔）×42%（㋐）＝2226個/$mm^3$
（白血球数）（リンパ球）（リンパ球数）

---

この表は、ほぼ理想値と判断できる

自律神経がどちらか一方に偏ると、小さな体調不良から始まって、やがて本格的な病気に移行していきます。自律神経のバランスを乱す元凶は、働きすぎや心の悩み、薬の長期使用、夜更かし、冷房による体の冷やしすぎなどのストレスです。

これらのストレスは、いずれも交感神経の緊張を招きます。その結果、アドレナリンが過剰に作用して、次のようなさまざまな弊害《へいがい》をもたらします。

## 交感神経の緊張がもたらす弊害

### 血流障害による低体温・低酸素

交感神経が分泌するアドレナリンは、血管を収縮させる作用があります。そのため、交感神経の緊張が続くと、血管が収縮傾向に陥って全身で血行障害が生じます。

血液は全身の細胞に酸素と栄養を送り、老廃物や体にとって不要なものを回収しています。血流障害によってこのサイクルが阻害されると、細胞に必要な酸素や栄養は届かず、老廃物が停滞するといったように、代謝障害が生じます。細胞の活力が失われ、働きも低下するため、食欲不振や全身倦怠、集中力の低下、イライラ、不眠など、心身両面にわたる不調が起こります。

血液には熱を運ぶという重要な役割があります。血流が悪くなると熱の運搬が滞《とどこお》るため、低体温になります。

体温は私たちが健康を保つために、もっとも重視しなければいけない要素です。体温は一日の中である程度変動し、朝がもっとも低く、その後高くなっていきます。体の部位によって体温は異なり、外気に触れている皮膚は低く、舌下《ぜっか》や直腸温度は36・５～36・７℃程度。わきの下はこれより０・５℃ほど低くなります。

ふだん体温はわきの下で測ることが多いと思います。この場合、平熱は36・２～36・５℃程度になります。健康な人であれば、朝でも、わきの下で計測して35℃以上あります。朝の体温が35℃以下、昼間で36℃以下になると低体温と判断できます。

体内でさまざまな生命活動を支えている酵素がいちばん活発に働く体温は37・２℃。これは体表の温度ではなく、内臓などがある体の深部の温度です。低体温になると、酵素の働きが鈍くなる影響で代謝をはじめとする生命活動が低下します。

低体温では代謝産物が体内で溶けずにとどまる「不溶化」という現象が起こります。これにより、胆石症《たんせきしょう》、腎臓結石《じんぞうけっせき》などが発症します（詳細は１６８ページ参照）。

体温は免疫力を左右する要素でもあります。リンパ球がもっとも活性化するのは、38～39℃台です。インフルエンザで40℃近い高熱が出るのは、リンパ球を活性化させ

## 自律神経のバランスの乱れが低体温を招く

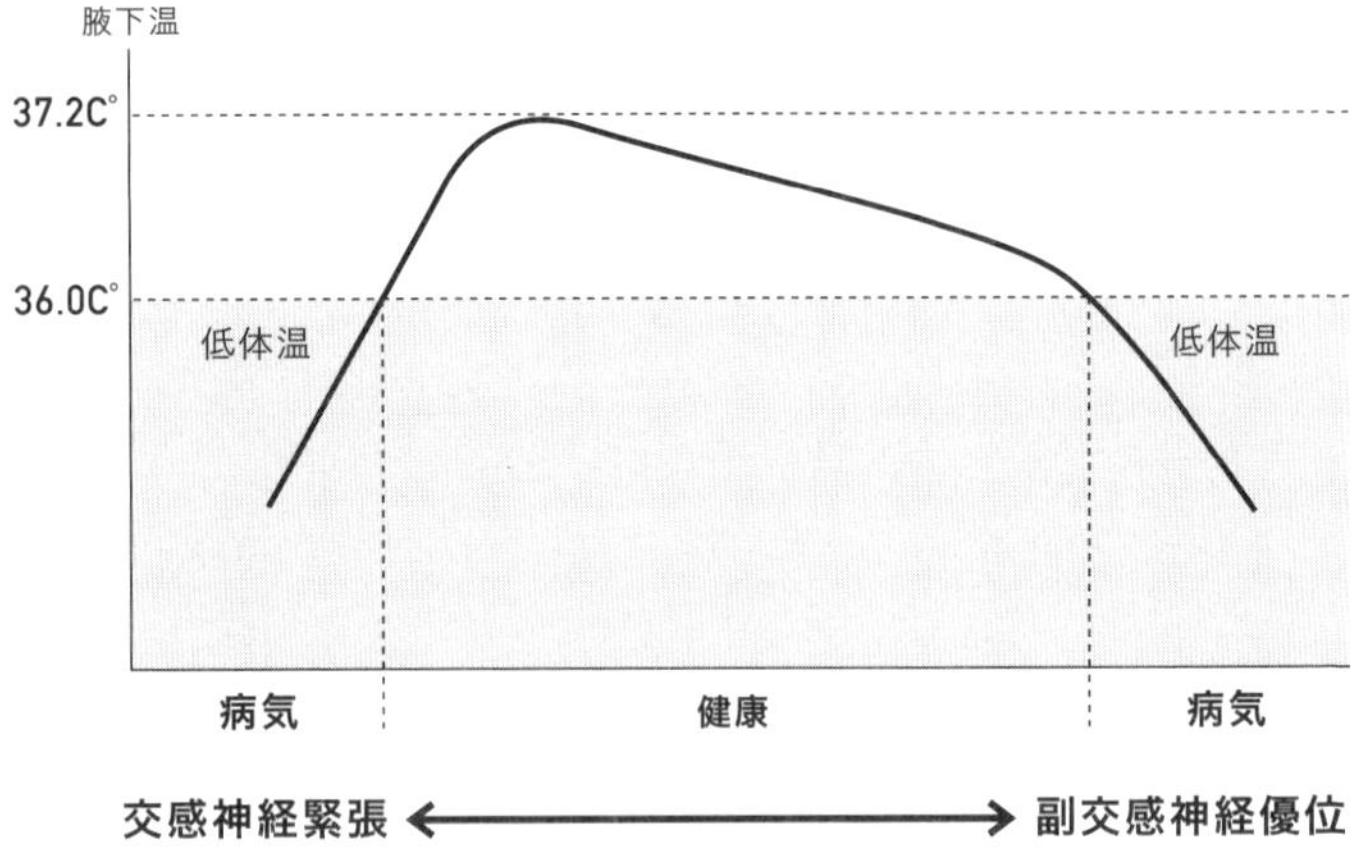


るために、体が意図的に体温を上げているのです。免疫反応にスイッチを入れるマクロファージも同様で、低体温では働きが鈍くなります。

慢性的に体温が36℃以下になると、リンパ球、マクロファージの働きがともに低下し、免疫力が低下して病気が発症しやすくなるのです。

低体温・低酸素が固定すると、解糖系のエネルギーサイクルが刺激され、ミトコンドリア系は抑制されます。その体はエネルギー不足に陥り、免疫力が低下してさまざまな病気が発症します。また、ミトコンドリアの持つ分裂の抑制遺伝子の機能が停止することで、発ガンを促すことになります（詳細はガンのしくみ

210ページ参照)。

血流障害は病気を招く元凶です。後述しますが、副交感神経が過度に優位になった場合も、血管が拡張しすぎる影響で血液の流れが悪くなり、低体温・低酸素を招きます(右ページのグラフ参照)。体温を保つには、自律神経のバランスを保つことが非常に重要です。

## 高血糖

交感神経緊張状態が続くと、神経伝達物質(カテコールアミンやノルアドレナリン、アドレナリンなど)や糖質コルチコイド(ステロイド)などの分泌が高まります。いずれも、血糖を上げる作用があり、ストレスが長期化すると高血糖状態が固定します。

低体温・低酸素に加えて高血糖になると、糖を利用してエネルギーを作る解糖系のエネルギーサイクルが刺激されます。解糖系が優位になる内部環境は、ミトコンドリアの機能が低下するため、持続力に必要なエネルギーが不足するとともに、たんぱく合成の低下を招いて、疲労とやつれが現れます。

加えて、細胞の代謝機能も低下するため、ブドウ糖を円滑に利用できなくなり、糖尿病の体調が作られていきます。

## 顆粒球の増加が招く活性酸素による組織破壊

交感神経が緊張し、アドレナリンの作用が強くなると、その刺激を受けて顆粒球が増加します。顆粒球はふえすぎると体内の常在菌を攻撃し、急性肺炎、急性虫垂炎、腎炎、肝炎、膵炎など化膿性の炎症を起こします。また、細菌のいないところでは活性酸素をまき散らし、組織を破壊します。

つまり、顆粒球は細菌のいるところでは化膿性の炎症を起こし、細菌のいないところでは、胃潰瘍、潰瘍性大腸炎、歯周病、クローン病（主として口腔《こうくう》から肛門までの全消化管に非連続制の慢性肉芽種性炎症《まんせいにくがしゅせいえんしょう》を生じる原因不明の病気で、特定疾患に指定されている）など組織破壊の炎症を招きます。

体内では、呼吸で得た酸素から発生する活性酸素、細胞の新陳代謝から生ずる活性酸素など、さまざまなルートで活性酸素が産生されますが、活性酸素全体の比率では、顆粒球から放出されるものが８割を占めています。顆粒球が増加すればするほど、組織破壊が進むことになります。

## リンパ球の減少

交感神経が優位になると副交感神経の働きは抑制されて、リンパ球が減少します。

免疫力の要《かなめ》となるリンパ球が不足するということは、ウイルスと闘う力が低下したということを意味します。学生が試験を控えてカゼなどの感染症にかかりやすくなるのも、ストレスで免疫力が低下するからです。また、リンパ球はガン攻撃の要ともなる細胞です。数が不足すれば、ガンの発症を許すことになります。

## 排泄・分泌能の低下

副交感神経の働きが抑えられることで、臓器や器官の排泄や分泌能も低下します。簡単にいってしまうと、「出すべきものを出せない」という状態です。たとえば消化酵素の分泌が悪くなったり、便秘や排尿障害が起こったりします。老廃物を排泄できなくなるので、胆石や腎臓結石、ウオノメなどができます。

ガン攻撃を得意とするNK細胞やNKT細胞などのリンパ球は、パーフォリンやグランザイムと呼ばれる物質を分泌してガン細胞を破壊します。副交感神経の働きが低下して分泌能が落ちると、リンパ球もこれらの物質を分泌できなくなり、ガンを攻撃できません。

以上のように、ストレスによる交感神経緊張状態は、エネルギー生成系、自律神経の調整系、免疫系の白血球のバランスに影響を及ぼし、ありとあらゆる病気を招くことになります。

## リラックス過剰でも病気になる

それでは、副交感神経が優位なら健康でいられるかといえば、そうでもありません。心身をリラックスさせる副交感神経の働きが過剰になると、次に挙げるようにやはり健康の破綻《はたん》を招きます。慢性病の3割がこれに当たります。

## 副交感神経が過度に優位になることで生じる弊害

### リンパ球の過剰反応によるアレルギー疾患、超過敏症の発症

副交感神経が過度に優位になると、これに連動してリンパ球がふえすぎます。その結果、抗体抗原反応が過剰に起こるようになり、ハウスダストや花粉などの抗原《こうげん》（アレルギー反応を起こす原因物質）に反応しやすくなってアトピー性皮膚炎や気管支《きかんし》ぜんそく、花粉症など、さまざまなアレルギー疾患が発症します。

## 血管拡張による血流障害から低体温、低酸素が起こる

副交感神経が過度に優位になってアセチルコリンの作用が強くなると、血管が拡張し血流が増加します。血管が開きすぎると、血液がよどんで流れにくくなるうっ滞《たい》が生じます。これも血流障害であることにはかわりないので、交感神経緊張による血流障害・低体温・低酸素と同様の弊害をもたらします。

## 分泌・排泄能が亢進して過敏症になる

副交感神経は臓器や器官の排泄や分泌能を調整しているので、過度に優位になると体の排泄能が亢進しすぎます。その結果、下痢をしやすくなったり、カルシウムが骨に沈着しにくくなって骨《こつ》粗《そ》鬆《しょう》症《しょう》（カルシウムの不足によって骨がもろくなる病気）の進行を促したりします。

加えて、神経伝達物質の分泌が高まりすぎる影響で知覚過敏になります。その結果、化学物質や電磁波の刺激に反応して体調不良になる過敏症が発症しやすくなります。

## プロスタグランジンの作用で知覚が過敏になる

副交感神経が優位になると、プロスタグランジンという物質の分泌が盛んになりま

す。プロスタグランジンには血管を開いて血流を促進する、知覚神経を過敏にして痛みを起こす、発熱させるなどの作用があります。

プロスタグランジンが増加すると、血流量がふえ、知覚神経が過敏になって痛みやかゆみが強くなったり、炎症が激しくなったりします。

## リラックス過剰による気力・体力の減退、過食による肥満

リラックスの神経である副交感神経が過度に優位になると、エネルギー生成系は解糖系、ミトコンドリア系とともに働きが抑制されます。本来、発揮できるエネルギーをじゅうぶんに使わないという生活を続けると、気持ちの張りが失われ、落ち込みやすくなり、うつ病が発症します。体に活力がなくなり何をやるのも億劫《おっくう》という状態になります。

リラックスした状態では食欲が亢進して過食になりやすく、結果的に肥満を招きます。肥満が進行し動作が緩慢になると、体はエネルギーの消費量を上げるために、交感神経を緊張させます。また、自分の体重を支えることがストレスになることでも、交感神経が緊張します。こうして、最終的には交感神経が慢性的に緊張するようになり、新たな病気を引き起こします。

## 病気のしくみがわかれば自分で治せる

「ストレスのない人生などあり得ない」——だれもがそういいますし、私も異論はありません。

しかし、現になんらかの病気や体調不良をかかえているのなら、働きすぎや心の悩みをかかえ続ける過酷な生き方を見直さなくてはなりません。どんなに治療薬を服用しても、原因であるストレスを取り除かなければ病気は治せないからです。

病気の7割は無理を続けた生き方から、残り3割は持てる能力をじゅうぶんに使わない生き方が原因で発症します。無理な生き方を続けた人は、ストレスから逃れ、心身をいたわることが病気の治癒に結びつきます。また、持てる能力をじゅうぶんに使わずに病気になった人は、まずは体を動かすことから始めましょう。交感神経を適度に刺激することが、治癒を早めるコツです。

以下では、さまざまな慢性病の成り立ち、対処法を説明します。ストレスに対処し、自助努力をすることで、必ずいい方向に向かうので希望を持って養生してください。

# 頭痛

## 痛みの原因は血流障害

「頭痛持ち」という言葉があるように、日本人が悩む持病の上位に入るのが頭痛です。特に多く見られるのは、「緊張性頭痛」と「偏頭痛《へんずつう》」です。この2つは、痛み方は異なりますが、いずれも血流障害が痛みの引き金になっており、対処法は同じです。頭痛が起こるしくみを説明しましょう。

緊張性頭痛の症状は、「頭重《ずおも》」と呼ばれる鈍い痛みや、頭をギリギリと締めつけられるような重苦しい痛みです。このタイプは、首から肩にかけて強いこりを伴うことから、別名「肩こり頭痛」とも呼ばれており、無理な作業姿勢や精神的なストレスが原因で起こる頭痛です。

筋肉は収縮と弛緩《しかん》をくり返すことで、血流を保っています。長時間、パソコンの画面を凝視するような仕事をしていると、後頭部から首すじ、肩、背中の筋肉は、緩むことなく緊張を強《し》いられます。これだけでも体にはストレスになりますが、仕事上のイライラや悩みごとなどのストレスがあると、さらに血流障害が悪化して、肩こりと頭痛のダブルパンチになります。

一方の偏頭痛は、頭の片側がずきんずきんと痛むもので、ひどいときには目を開けることもできなくなります。偏頭痛が起こりやすいのは、仕事が終わって一息ついたとき、家に帰ってくつろいでいるとき、週末にのんびりしているときなど、リラックスした体調のときです。

なぜ、リラックスすると痛みが生じるのでしょうか？　それは、副交感神経《ふくこうかんしんけい》の働きが優位になるからです。

副交感神経が優位になると、血管を拡張し、痛みを起こす作用があるプロスタグランジンという物質が分泌《ぶんぴつ》されます。心身の緊張が取れたとき、それまでストレスで収縮していた血管が、プロスタグランジンの作用で一気に拡がり、血液循環が急激によくなります。このときに、あのずきんずきんという拍動性《はくどうせい》の痛みが生じるのです。偏頭痛は、ストレスによる血流障害を解消する際に生じる治癒《ちゆ》反応といえましょう（治癒反応の詳細は２５０ページ参照）。

## 痛みがないときのケアが重要

「頭痛には痛み止め（消炎鎮痛剤）」と、だれもが気軽に薬を使います。消炎鎮痛剤は、交感神経《こうかんしんけい》を刺激して血管を収縮させて血流を止めることで痛みを治めます。

薬を使えば楽になりますが、常用すれば血管が絶えず収縮して血流障害は解消しません。薬の効果が切れたあと、血管は拡張して血流が回復し、再度、痛みに見舞われることになります。痛み止めの常用は、百害あって一利なしです。

吐き気を催すような頭痛がするときは、薬を使うのも仕方ありません。痛みが治まったら、再発を防ぐセルフケアを行う必要があります。

痛み対策の基本は、血流を促すケアです。デスクワークが多い人は、時間を決めてストレッチを行いましょう。首を前後左右にゆっくり倒す、肩を上下させる、腕を回すなど、138ページのイラストを参考に5分程度行うだけでも、筋緊張を防ぐことができます。

対人関係のストレスや働きすぎによる疲労も、頭痛を誘発します。体をいたわることを優先して、ストレスを避ける工夫をしてください。

痛み止めを常用するとアドレナリンの作用が過剰になって血流障害が悪化して、頭痛が治らないばかりか、腰痛やひざ痛など別の部位に痛みが生じやすくなります。女性の場合、子宮内膜症《しきゅうないまくしょう》（子宮の内膜が異常に増殖する病気）や月経困難症（社会生活が困難になるほどひどい生理痛）、卵巣嚢腫《らんそうのうしゅ》（卵巣に液状成分がたまって腫《は》れている状態）などを発症する人が少なくありません。頭痛がつらいのはわかりますが、先々の健康のことを思えば薬と縁を切ることが解決への道です。第6章の「セルフ治療」を参考にして、体を温めたり、血流を整えたりしましょう。血流障害が解消すれば、痛みは起こらなくなります。

## 肩こり体操

**1** 首を左右にゆっくり傾ける

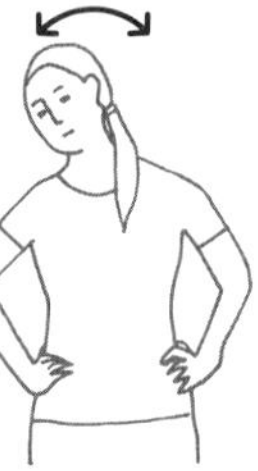

**2** 首を左右にゆっくり回転させる

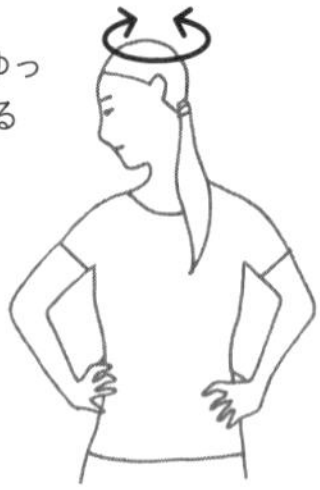

**3** 両肩を持ち上げ、力を抜いてすとんと落とす

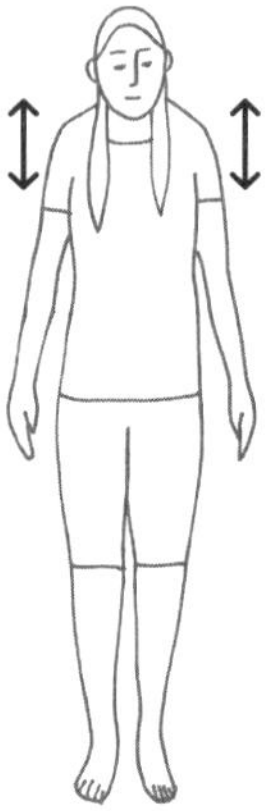

**4** 両腕を前後に振る。腕を前に振るときには、腕が胸の高さに来るようにする

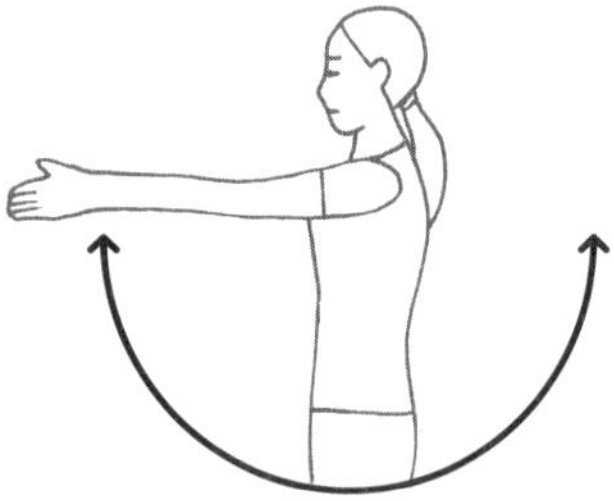

**5** 腕で円を描くように意識しながら、肩の前回しと後ろ回しを行う

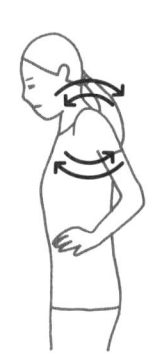

**6** 腕を肩の真上まで振り上げ、背中側に振り下ろす。腕はできるだけ後ろに振り下ろす

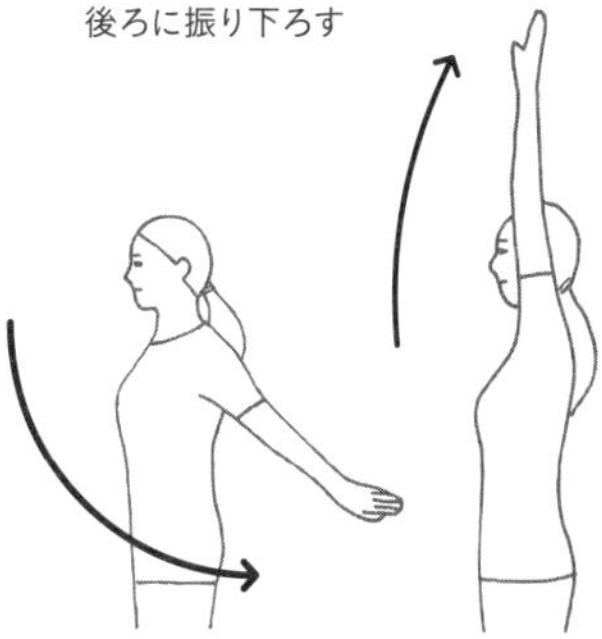

**7** 両腕を横に肩の位置まで振り上げ、おなかの前に振り下ろす

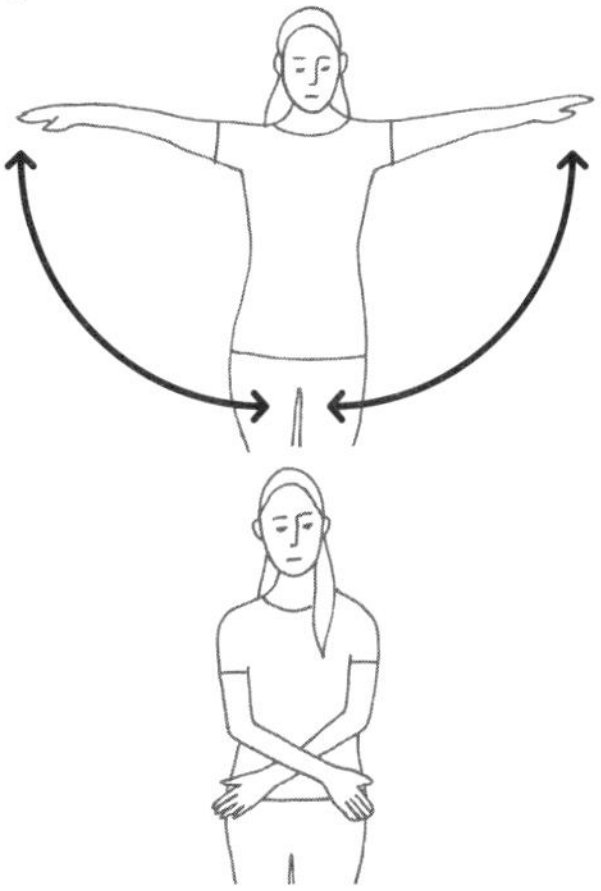

**8** 床と水平になるように両腕をまっすぐ前に伸ばす。床と水平のまま、まっすぐに伸ばした両腕を後ろ側に振る。このとき、胸を前に開くように意識する

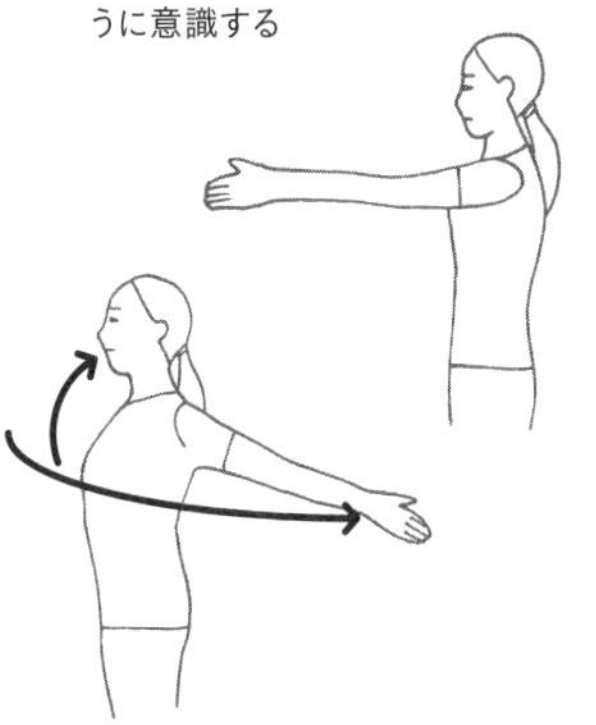

**9** 両腕を伸ばしたまま、前と後ろに交互に回す

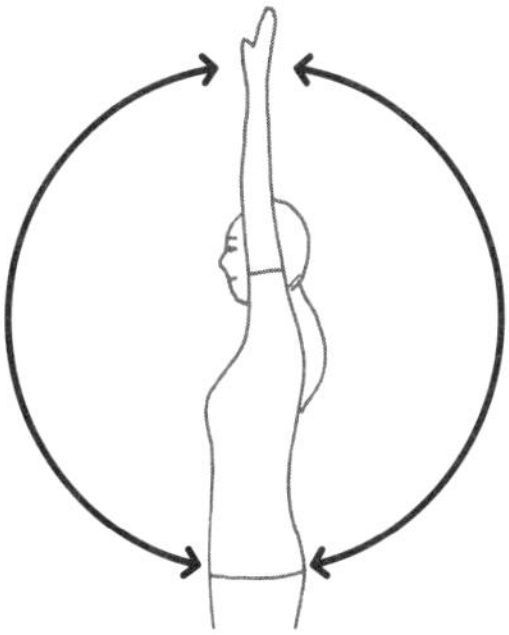

それぞれの動作を各5回行う。デスクワークを行っているときには、1時間に1度行うのが理想的

# 不眠症

## 生活リズムの見直しを

不眠には目が冴《さ》えて眠れないタイプと、日中、運動不足のために眠れないタイプがあります。前者は、心の悩みなどの精神的なストレスや過労で交感神経が緊張し、夜間になっても興奮が取れないことが眠りを妨げます。働きすぎの自覚がある人は、これまでより1時間、できなければ30分でも早く仕事を切り上げ、家で休養する時間をふやしてみましょう。

心の悩みは簡単に解決しないかもしれませんが、少しでも気持ちを軽くするように試みましょう。コーヒーや緑茶、紅茶などカフェインを含む飲料は、交感神経の緊張を招くので午後は飲むのを控えます。ゲームやインターネットの閲覧なども神経を興奮させます。夜間の気分転換は読書など刺激の少ないものにとどめ、興奮を誘う要因を身の回りからへらすことが大切です。

不眠症対策には、汗をうっすらかく程度の軽い運動や、ぬるめのお風呂にゆっくりつかって、体を温めるといいでしょう。副交感神経を効果的に刺激することができ、安眠を誘います。

不眠症の隠れた原因に、消炎鎮痛剤の常用があります。お年寄りの中には、ひざ痛や腰痛の治療で消炎鎮痛剤を何年も常用している人がいます。痛み止めの長期服用は、慢性的な交感神経緊張状態を作り上げます。脈が速くなったり、動悸《どうき》がしたりするなど、独特の興奮状態が続き不眠に陥《おちい》ります。思い当たる人は、消炎鎮痛剤をやめることで眠れるようになります。

運動不足で不眠になっている人は、早起きをして日中しっかり体を動かし、適度に疲れることが大切です。生活リズムを整えることで、眠れるようになるでしょう。

**安易に薬に頼らない**

不眠が3日も4日も続いて寝不足というときは、生活に支障をきたすので、頓服《とんぷく》（症状のひどいときだけ使用する薬）を使って一晩ぐっすり眠るのもいいでしょう。しかし、安易に睡眠剤や精神安定剤を服用するのは避けてください。薬に頼っているうちに、薬がないと眠れない、薬をふやさないと眠れないという障害が起こります。

不眠の相談では、「薬をやめたいのに、やめられない」という悩みが実に多いのです。

特に頻繁に名前が挙がるのは、「デパス」（ベンゾジアゼピン系安定薬・エチゾラム）です。この薬は、長期服用（半年から1年）すると依存性が生じます。

医師はこのことを知っているにもかかわらず、「耐性が生じるのは常用量が1日6ミリを超える場合で、1日0・5〜2・0ミリなら問題はない」などと楽観視して、デパスを処方しています。しかし、私に相談を寄せてこられる方たちは、1日0・5〜1・0ミリのデパスを年単位で服用した結果、依存症になっているのです。

ある男性は、10年間デパスを服用し、何度もやめようと試みましたが挫折《ざせつ》しています。70代の女性は、20年近くデパスを飲み、「やめようとすると、胸がどきどきして不安になり、やめられません」と訴えておられました。この方は、ここ数年、涙やつばが出にくくなり、「悲しいことがあっても、まったく涙が出なくなりました」といっていました。体の分泌機能が低下していることからも、交感神経緊張状態が慢性化しているものと考えられます。

デパスに限らず、睡眠薬や精神安定剤の依存症で苦しんでいる人は、減薬から試みましょう。第5章で紹介している「薬をやめる4週間ルール」を参考にしてください。

先に述べたように、不眠症を治すには、生活全般の見直しが必要なので、「セルフ治療」も併せて行いましょう。

# 緑内障

## ストレスによる循環障害で眼圧が上昇

緑内障《りょくないしょう》は視神経が冒され、視力の低下や視野狭窄《しやきょうさく》、眼痛、頭痛などが起こる病気です。病気の発症には、眼球の内部を流れる「房水《ぼうすい》」という液体の循環障害がかかわっています。房水は毛様体《もうようたい》で作られ、眼球内を循環して水晶体や角膜《かくまく》に酸素や栄養を運んだあと、虹彩《こうさい》のつけ根にある隅角《ぐうかく》という排出口をへて、静脈へ排泄《はいせつ》されます。

房水が循環して眼球を内側から圧すことで、眼球は一定の形や張りを保っています。この眼球の張りを眼圧《がんあつ》といい、房水が正常に排出されていれば10～20㎜Hgに保たれています（次ページの図参照）。

ところが排水口である隅角が塞《ふさ》がったり、隅角のフィルターが目詰まりを起こしたりすると、房水が排出できなくなり眼球内部に房水がたまって、眼圧が上昇します。眼底には視神経乳頭《ししんけいにゅうとう》といって、視神経が眼球から出て脳に向かうところがあります。眼圧が高くなると、この視神経乳頭が圧迫されて陥没《かんぼつ》し、視神経から脳へ視覚情報を

## 目の水平断面図

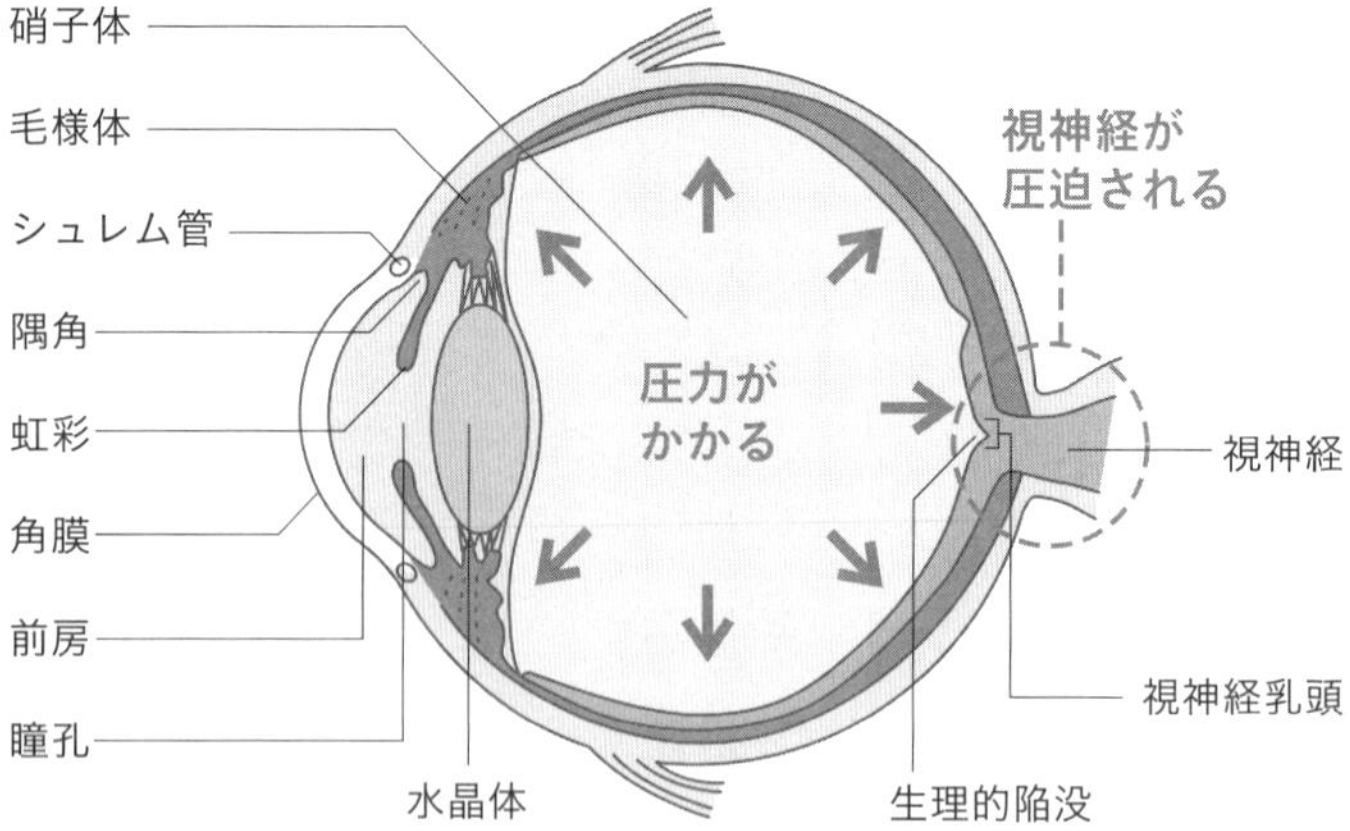


伝えられなくなって視野が欠けるようになります。

眼圧が高い患者さんは、緑内障全体の4割ほどで、残り6割は眼圧が正常範囲にあるにもかかわらず、視神経が萎縮《いしゅく》して障害が起こる正常眼圧緑内障です。

緑内障の原因や発症メカニズムは不明とされています。しかし、この病気もストレスによる血流障害が原因であると私は考えています。

血流障害が起こると体液の流れが悪くなり、体内に貯留するようになります。これが、いわゆる〝むくみ〟です。房水も体液ですから、血流が悪くなれば眼球内にたまってしまいます。その結果、眼球がむくんで眼圧が上昇するのです。

眼圧が正常な緑内障は、血流障害があってもむくみが起こらない症例と考えると説明がつきます。眼圧は正常であっても、房水の循環が悪いために眼球にじゅうぶんな酸素や栄養を運ぶことができず、視神経が障害される。それが正常眼圧緑内障の正体でしょう。

## 利尿剤はやめよう

利尿剤《りにょうざい》（尿の出を促す薬）や血圧降下剤も、緑内障の引き金になります。利尿剤は体から水分を搾《しぼ》り取る作用があるので、体は脱水を起こして血液の粘性が高まり、眼球も含め全身で循環障害が起こります。血圧降下剤で血圧を下げると、その人が本来必要としている血流量が得られず、循環障害が起こるのです。血流をよくするセルフケアを行いながら、薬を徐々にへらし、最終的には薬をやめましょう。

実は眼圧を下げる際にも、利尿剤（炭酸脱水酵素阻害薬《たんさんだっすいこうそそがいやく》）の点眼薬と、内服薬が使われます。利尿作用は弱いとされていますが、使い続けることで眼球から水分を抜きすぎてしまう恐れがあり、使用は勧められません。

緑内障を根治させるためには、血流障害を解消することが大切です。目の酷使や仕事のがんばりすぎ、夜ふかし、心の悩みなどのストレスを遠ざけるとともに、軽い体操や入浴で血行を促しましょう。こうした日常のセルフケアを続けていくと、ほとんどの患者さんは2～3カ月で眼圧が正常化し、治癒《ちゆ》に向かいます。

緑内障は早期発見を逸すると失明のリスクが高まるといわれているため、患者さんは不安でいっぱいになります。不安やおびえはストレスとなり、治癒の足を引っ張ります。気持ちが追い詰められたときは、体をしっかり温めること、「目にも、体にもいいことをやっているのだから、大丈夫」と開き直りましょう。

## 病気のしくみと治し方④
# 突発性難聴・メニエール病

### 難聴は突然起こる

突発性難聴《とっぱつせいなんちょう》は、ある日、急に耳が聞こえなくなる病気です。通常、難聴は徐々に症状が進みますが、突発性難聴では、「朝、起きたら耳が聞こえなくなっていた」「ふと気がつくと、耳が聞こえなくなっていた」など、突然、発症するという特徴があります。

耳は外側から外耳《がいじ》、中耳《ちゅうじ》、内耳《ないじ》で構成されています。突発性難聴は、内耳または内耳の奥にある内耳神経に障害が起こり発症します。内耳から奥の障害で発生する難聴は感音性難聴《かんおんせいなんちょう》と呼ばれ、治療がきわめて困難であることから、厚生労働省の特定疾患に指定されています。

発症原因として内耳や内耳神経へのウイルス感染や、内耳の血液循環障害などが考えられていますが、病気のメカニズムは解明されていません。

難聴が起こるのは左右どちらか一方の耳で、両耳に障害が起こるのはまれです。片耳は正常に聞こえるので、相手が一人の場合は会話に不自由しませんが、複数の人と会話をする際には支障が生じます。

突発性難聴の9割は耳鳴りを、3割はめまいや吐き気などを併発します。耳鳴りの音は、ジージーというセミが鳴くような音、キーンという金属音などさまざまです。

治療は、内耳の血液循環を改善するために、血管拡張剤や代謝促進剤、抗神経ビタミン剤、利尿剤《りにょうざい》などが用いられます。また、薬ではありませんが、血管拡張作用を期待して二酸化炭素濃度5％（酸素95％）のガス吸入も行われています。ウイルス感染への対処としては、抗炎症作用のあるステロイド剤の内服や点滴があります。

突発性難聴は発症後2週間以内に治療を行わないと予後《よご》（病後の経過）が悪いとされていますが、発症直後に治療を行っても完治に至るケースは3分の1ほど。生活に支障がない程度に難聴が改善されるものの、耳鳴りが残るケースが3分の1、改善されず難聴のままが3分の1という現状です。

## ストレスを自覚して体を温める

突発性難聴も、ストレスで発症する病気です。患者さんに発症前の生活をうかがってみると、「過労気味だった」「毎日、睡眠時間が5時間以下だった」「家族のことで心配事があった」など、なんらかのストレス要因を挙げられます。

ストレスがあると交感神経が緊張し、顆粒球《かりゅうきゅう》が増加します。内耳には常在菌は少ないのですが、顆粒球が過剰になるとわずかな常在菌とも反応を起こします。結果的に内耳組織が攻撃されて傷つき、聴覚が低下してしまうのです。交感神経の緊張は血流障害を招くため、組織の修復が進まず病気の進行を促すことになります。

突発性難聴では、難聴と耳鳴りによって生活の質が低下するうえに、医師からは「完治の見込みがない」などといわれて、患者さんは絶望してしまいます。しかし、打つ手はあります。ストレスから逃れ、体を温めて血流をよくすることで、内耳組織の修復が進み、聴力がかなりの程度まで回復して耳鳴りやめまいが改善するケースは少なくないのです。

治癒に向かうためには、発症原因がストレスであると自覚することです。そうでないと、不安ばかりが募《つの》って交感神経の緊張が治まらず、病気を進行させます。

ステロイド剤を慢性的に使い続けると、血流障害や冷えが生じます。つまり、薬がストレスとなって治りを悪くしてしまうのです。ステロイド剤は、急性期のごく短い期間に限って使用することが大切です。

## 「メニエール病」もストレスで発症

突発性難聴と同様にストレスで生じる病気に、メニエール病があります。

メニエール病は、ある日突然、ぐるぐるという回転性の激しいめまいに加え、耳鳴りや難聴が現れる病気です。

内耳には平衡感覚《へいこうかんかく》を司る三半《さんはん》規管《きかん》があります。交感神経が緊張し、過剰になった顆粒球が三半規管の組織を攻撃した結果、平衡感覚が失調し発症します。対処法は、突発性難聴と同じです。発病する前の生活を振り返り、ストレス源に気づいてください。睡眠不足が続いて発病するという人は少なくありません。体をゆっくり休めるように心がけましょう。

しばしば、「耳鳴りがつらい」という相談を受けます。健康な人でも、怒りや恐怖などの感情が高ぶると、血圧が上昇して耳鳴りがするものです。ほとんどの場合、数分で治まりますが、終日、耳鳴りが続くようなら、交感神経が慢性的に緊張し、脳の血流が悪くなっているということです。耳鳴りは、ストレスがたまっているアラームととらえ、心身をいたわることが大切です。

日常生活の中で見落とされがちなのが枕の高さです。耳鳴りや頭痛を訴える人は高めの枕を好む傾向があります。

布団に入り体が温まってくると、寝ている間は副交感神経が優位になり、血管が拡張して血流量がふえ、頭痛、めまい、耳鳴りなどが出やすくなります。枕を高くすれば、頭部へ血流が流れづらくなるため、症状が出にくくなります。患者さんは不快な症状を避けるため、無意識に高い枕を選んでいるのでしょう。

耳鳴りを解消するには、ふだんから頭部の血流をよくしておくことが肝心です。首をぐるりと回す、左右に傾けるなどの体操が有効です。両腕をぐるぐる回したり、両肩の上下運動を行うと頭部への血流を促すことができます。頭部の血流がよくなると、低い枕で眠れるようになります。

病気のしくみと治し方⑤

## 腰痛

### 痛みは治るためのステップ

腰は重力に逆らって重い上半身を支え、同時に下半身の動作をコントロールしているため、日ごろから負担がかかりやすい場所です。運動不足や車に頼る生活をしていると筋力が低下し、ささいな動作を行うだけでも筋疲労が起こりやすくなります。

筋肉が疲労すると、血液中に疲労物質などの老廃物が出る影響で血管が収縮して血流が悪くなります。血流障害から回復する際に、血管が拡張して、患部に血液が一気に押し寄せて痛みが生じるのです。

痛みは筋肉疲労から抜け出すための治癒反応ですが、本人にとってはつらい症状なので、消炎鎮痛剤や湿布薬に頼りたくなります。しかし、これらは交感神経を刺激して血流を止めてしまうので、筋肉疲労は解消せず、腰痛は治らなくなります。

腰痛の解決法は、腰を温めて血流を回復させることです。消炎鎮痛剤や湿布薬だけでなく、血流を損ねる原因となるコルセットも使わないようにしましょう。ぎっくり

## 腰痛改善運動

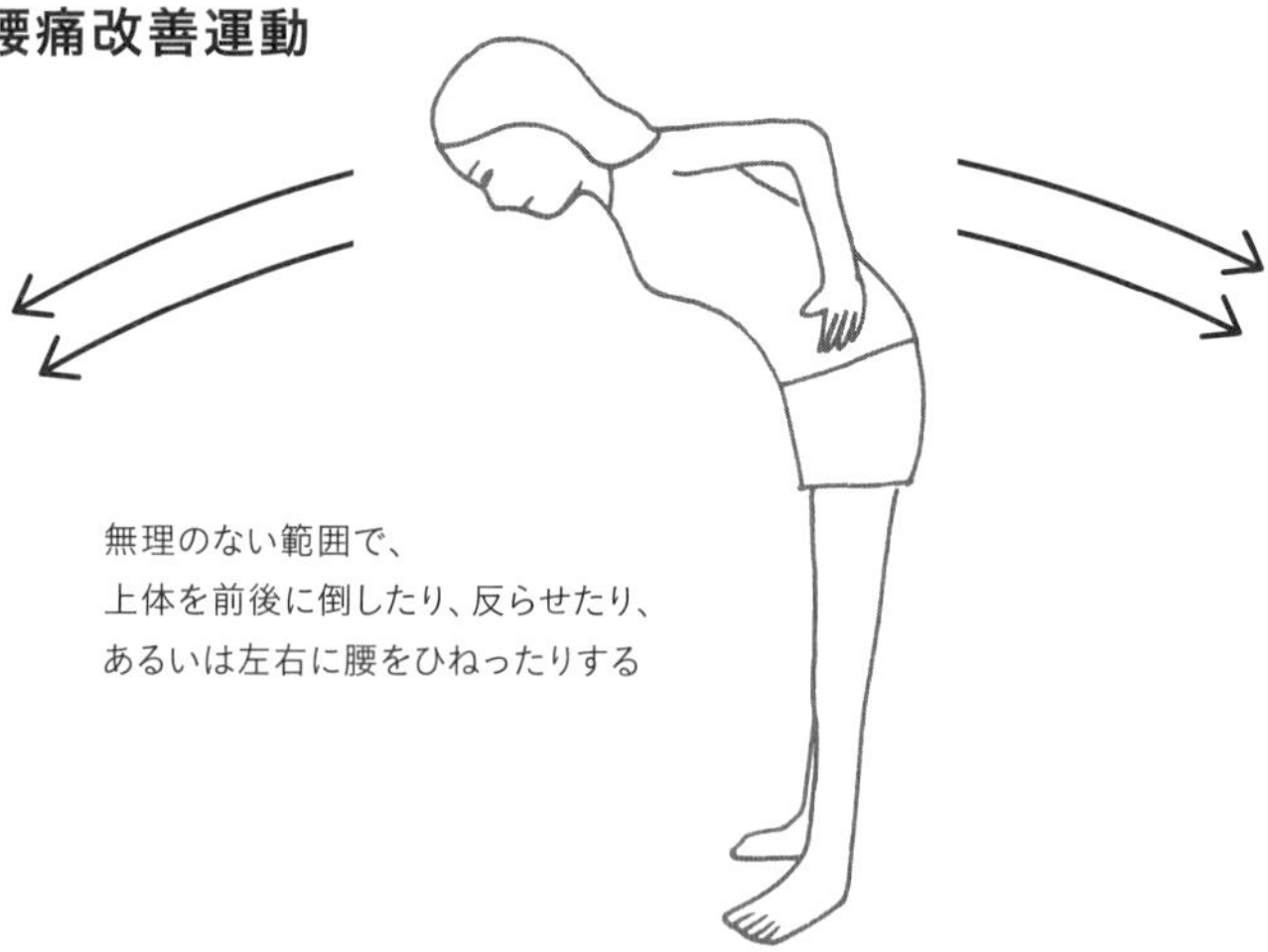

無理のない範囲で、
上体を前後に倒したり、反らせたり、
あるいは左右に腰をひねったりする

腰などで、強烈な痛みがあるときは、症状が治まるまで安静を保ちます。痛みが軽くなってきたら無理のない範囲で、腰痛を改善する体操を行いましょう（上の図参照）。

毎日、少しずつでも続けると、腰周りの筋肉が柔軟になり、血流もよくなって1カ月ほどで治ります。

病気のしくみと治し方⑥

# ひざ痛

## こまめに動く習慣を

ひざ周囲の筋肉や靱帯《じんたい》、腱《けん》の働きが低下し、ひざ関節の柔軟性が失われると、ひざに痛みが生じるようになります。中年以降の女性にひざ痛が多いのは、骨や関節、筋肉が男性より弱いうえ、更年期《こうねんき》で太りやすく、ひざに負担がかかって痛みが起こりやすいのです。

運動不足も引き金になるので、ふだんからよく歩くことが大切です。体を動かさずにいると筋肉が弱くなり、血流障害が生じ、さらに日常の活動がストレスとなります。組織の血流を回復しようとするとき、プロスタグランジン（痛みや炎症の原因物質）が分泌《ぶんぴつ》されて痛みが起こるのです。

血流障害が固定すると、筋肉組織は活力を失ってひざ関節周囲の組織破壊が進み、変形性膝関節症《へんけいせいしつかんせつしょう》が発症します。こうなると、立ったり座ったり姿勢を変えるたびに、ひざの痛みに苦しむようになります。

## ゴロ寝自転車運動

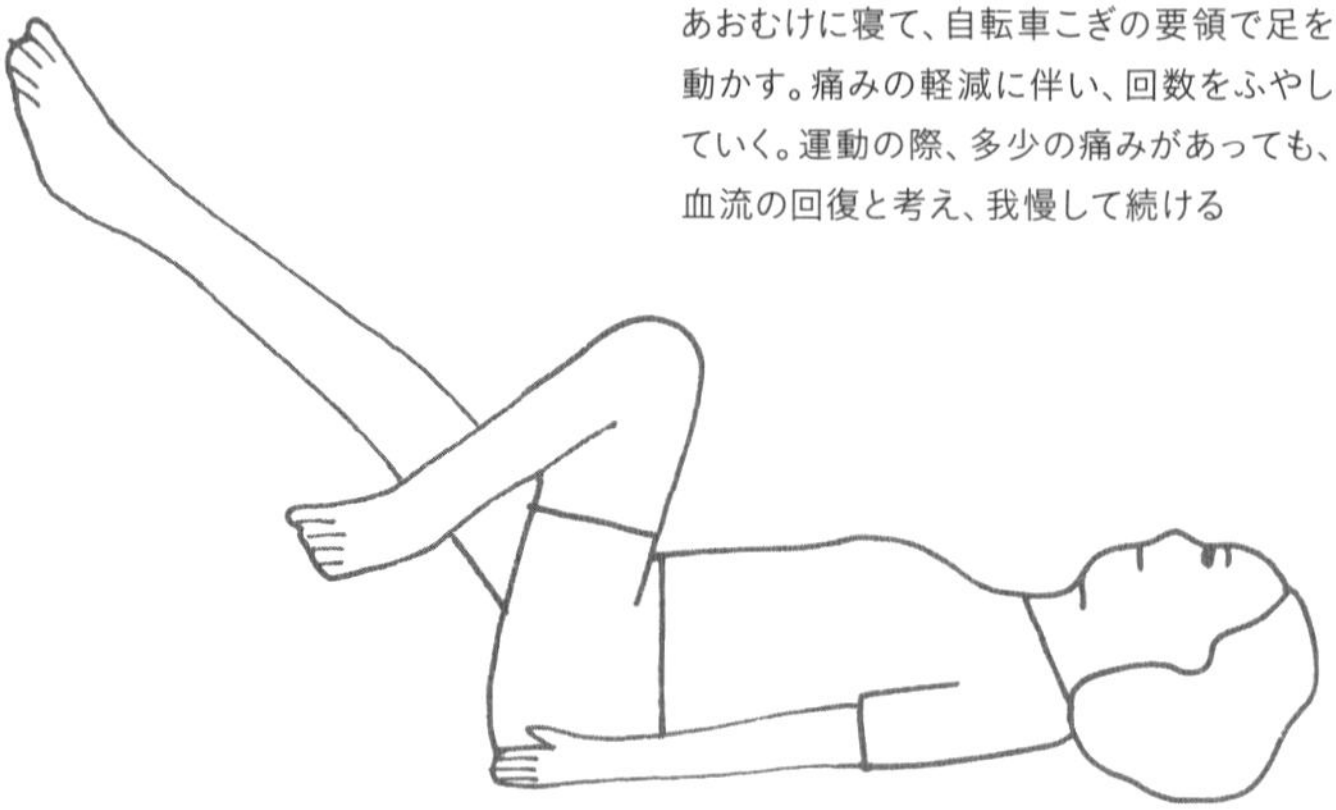

あおむけに寝て、自転車こぎの要領で足を動かす。痛みの軽減に伴い、回数をふやしていく。運動の際、多少の痛みがあっても、血流の回復と考え、我慢して続ける

整形外科に行けば、間違いなく消炎鎮痛剤や湿布薬を処方されます。腰痛の項で述べたように、消炎鎮痛剤や湿布薬は血管を収縮させて血流を止める作用があります。これではひざ関節の破壊が進み、治らなくなってしまいます。サポーターも、関節の動きを悪くするのでお勧めできません。

ひざ関節の変形は老化現象と決めつけず、血流を回復する手当を行って治しましょう。太っている人は、体重を1割ほどへらしましょう。ひざへの負担が軽くなります。そのうえで、ひざ周囲の筋肉を鍛えるストレッチや軽い運動を行って筋力低下を改善しましょう。

ひざが痛いと出不精になり、ますます

運動不足になってしまいます。散歩をするのがつらいほど痛むようならば、右ページの図のような簡単な体操を行うようにしましょう。

足を動かす際、多少の痛みなら、我慢して続けてください。この痛みは血流が回復して起こる治癒反射です。痛みが軽くなったら、少しずつ回数をふやしていきます。

病気のしくみと治し方⑦

## 高血圧

### 活動量が多い人は血圧が高め

心臓から送り出される血液が、血管に加える圧力を血圧といいます。自律神経は血圧の調整にかかわっており、交感神経が緊張すると心臓の拍動が高まり、血液を送り出す量がふえます。同時に血管が収縮して血管壁にかかる抵抗が高まり血圧が上昇し、活動的な体調になります。

これとは反対に副交感神経が優位になると、心臓の拍動はゆっくりになり、血管が拡張して血管壁への抵抗が低くなり血圧が下がります。こうしてゆったりとリラックスした体調が作られます。

血圧は一定の幅の中を絶えず変動しており、健康な人でも昼間の活動時は高め、夜間の休息時は低めになります。

血圧はストレスや感情の変化を受けやすく、腹を立てたときなどは一気に上昇します。もちろんこれは一時的なもので、気持ちが落ち着けば正常な血圧に戻ります。安静にしているときでも血圧が慢性的に高いと、高血圧と診断されます。目安とされるのは安静状態で最大血圧が１４０㎜Hg以上、最小血圧が90㎜Hg以上です。現代医学は一律に血圧の正常値を設けていますが、このこと自体、体の摂理《せつり》を理解していない愚行《ぐこう》といえます。

体が血圧を高くするのには、理由があってのことです。一つは、その人の活動量が多いということです。血圧の高さはその人の活動量を反映しており、活動的で多忙に暮らしている人は、血圧が高めになります。血圧を上げることで、活動するために必要な馬力を得ているのです。反対に活動量の少ない人は、血圧が低めになります。

活動的で血圧が高い人というのは、睡眠時間を多く取る傾向があります。無意識に休息時間を長くして、体をいたわる調整が図られているのです。睡眠時間がしっかり取れていて、夜はゆっくり休める生活であれば、血圧が高めでも問題はありません。反対に血圧が低すぎて朝がつらい人は、活動的に暮らすことで血圧を上昇させることができるので、こちらも問題はないのです。

慢性的に血圧が高くなるもう一つの原因はストレスです。心配事をかかえていたり、働きすぎが重なったりすると交感神経が緊張し血圧が上がります。血圧を上げて発奮しストレスを乗り切ろうとする、体の適応現象です。ストレスが長期に及ぶと、血圧が高い状態で固定してしまい、高血圧症になります。

薬を飲んでも血圧が下がらない人は、血圧が上がる大本の原因（ストレス）を取り除いていないからでしょう。高血圧を治すには、心身にかかるストレスをへらすことが大切です。

こうした体の摂理を無視して、「高血圧」を病気と見なし、高血圧→即治療という流れを作るのは誤った思考です。医師は患者さんに、休息をきちんと取ることや、ストレスを退けるようにアドバイスをすればじゅうぶんです。

体が必要としている血圧を薬で無理に下げると、かえって健康を損ねることにつながります。最近の例ですが、私の知る学生の一人が降圧剤を服用して大変な目にあいました。親知らずを抜くために、大学病院の歯科を受診したところ、「最大血圧が

160㎜Hg以上の人は、治療はできません。血圧を下げてから来てください」といわれ、仕方なく降圧剤を飲み始めました。

それから、間もなく学生はうつ状態になりました。人一倍がんばり屋さんだったのに、すっかり研究意欲を失ってしまったのです。幸い、親知らずを抜き、薬をやめたあとは元の元気を取り戻し、これまで通り熱心に研究に取り組むようになりました。「薬を飲んでいるときは、生きる希望を失ってしまいました」と学生が話すのを聞いて、現代医療の誤ちを目の当たりにしました。血圧が高いからといって、すぐ治療の流れに入るのは危険なのです。

## 降圧利尿剤はやめる

私が血圧の治療薬でとりわけ使用を懸念しているのは、降圧利尿剤です。利尿剤は腎臓《じんぞう》に作用してナトリウムと水分の排泄《はいせつ》を促し、血液量をへらして血管の抵抗性を落として血圧を下げます。

利尿剤は体から水分を抜き取る働きがあり、血圧は下がりますが、脱水を起こして血液の粘性が高まります。体はドロドロになって流れにくくなった血液を流そうとして、交感神経を緊張させ脈拍を高めます。わざわざ交感神経を緊張させて、新たな病気を作り出すことにつながります。

降圧利尿剤はお年寄りの高血圧治療に頻繁に用いられます。高齢者の血圧が高くなるには理由があります。加齢に伴って循環が悪くなるために、血圧を上げないと血液が全身に行き渡らなくなるのです。こうした体の調整機能を無視して、降圧利尿剤で血圧を下げると、脳にじゅうぶんな血液が流れなくなり認知症《にんちしょう》の進行を促します。

腰痛やひざ痛をかかえ、消炎鎮痛剤の内服薬や湿布薬を常用している高齢者は少なくありません。交感神経刺激薬である消炎鎮痛剤は、血圧を上げる作用があります。薬をやめるだけで、その人本来の血圧に戻ります。利尿剤で高血圧の治療をしている人は、「薬をやめる4週間ルール」を参考にして薬から離脱しましょう（詳細は270ページ参照）。

日本高血圧学会では、最大血圧の目標値は、60歳代では140㎜Hg以下、70歳代では150～160㎜Hg以下、80歳代では160～170㎜Hg以下、最小血圧は年代にかかわらず90㎜Hg未満としています。高血圧症と診断されるのは、140～159㎜Hg／90～99㎜Hg（軽度高血圧）です。

高血圧の治療が必要といわれたら、生活を見直し、「セルフ治療」を行って血圧を下げる努力をしましょう。最大血圧が200㎜Hg近くあり、どうしても自力で下げられない場合は、代替医療を行っている医師や治療家に相談するといいでしょう。血圧が高くても、じゅうぶんに睡眠を取り、長寿の人はいるものです。

病気のしくみと治し方⑧

## 糖尿病

### 食べすぎだけが原因ではない

糖尿病は、ブドウ糖を利用するために必要なインスリンが不足したり、働きが悪かったりするために血液中のブドウ糖濃度が高くなる病気です。

食べすぎや肥満が引き金になって発症すると考えられており、診断がつくとすぐに食事量の制限が指導されます。糖尿病治療の専門家は、「大食ゆえに糖尿病になる」という考えに固執しますが、その背景にはアメリカ医学の影響があります。

日本人とアメリカ人では、体格に大きな差があります。肥満を判定する基準であるＢＭＩ（体格指数＝体重〈kg〉を身長〈m〉で２回割って算出）でいうと、日本では

「25」が肥満ですが、アメリカでは「30」です。

身長160㎝の人で比べてみると、日本人では64㎏、アメリカ人ではおよそ77㎏が肥満と判定されます。このように比較的に基準のゆるいアメリカで、大人の3人に1人が肥満です。日本人と肥満のレベルがまるで違うのです。アメリカ人の糖尿病患者は、力士のような巨漢ばかりです。このような人たちには食事制限が必要です。

一方、日本人の患者さんの中で、はちきれそうな肥満者は少数派で、ほとんどはやや小太りという人です。日本人は、アメリカ人のように過度な肥満で糖尿病になっているのではありません。勤勉な民族性であるがゆえに、働きすぎや生真面目な生き方がストレスとなって糖尿病が発症しています。

アメリカ医学を持ち込んで治療法や診断基準を設けても、発症原因が異なるのですから日本人に適用しきれないのです。日本人に必要なのは、患者さんにストレスを自覚していただき、生き方を見直すアドバイスをすることです。

## 解糖系が高血糖を欲している

ストレスが糖尿病を引き起こすしくみは、次のように説明できます。

ストレスで交感神経が緊張すると、神経伝達物質（カテコールアミン、ノルアドレナリン、アドレナリンなど）が分泌されますが、これらはブドウ糖の生成を促す作用があり、ストレスが続けば続くほど血糖が上昇します。もう一つ、ストレスで増加する糖質コルチコイド（ステロイドホルモン）も、ブドウ糖の新生を促し、血糖を上昇させます。

ストレスで血糖が上昇するのは、瞬発力のエネルギーを得るためです。解糖系《かいとうけい》とミトコンドリア系という2つの方法で、体はエネルギーを得ており、解糖系のエネルギーは瞬発力に、ミトコンドリア系のエネルギーは持続力に用いられています。

ストレスを乗り切るためには、解糖系を優位にして瞬発力のエネルギーを得て発奮する必要があります。解糖系のエネルギー源はブドウ糖です。そこで肝臓に貯蔵されているブドウ糖を血液中に引き入れ、血糖を上昇させるのです。

短い期間であれば、この反応は危機を乗り切るための武器になりますが、ストレスが長期化すると健康を損ねることになります。というのも、交感神経が持続的に緊張して高血糖が固定するうえに、低体温・低酸素状態が作られるからです。

こうなるとミトコンドリアの働きが落ち込み、持続力はもちろん、たんぱく合成の低下を招いて、疲労とやつれが現れます。加えて、細胞の代謝機能も低下するため、ブドウ糖を円滑に利用できなくなり、糖尿病の体調が作られていきます。

ミトコンドリアを活性化することで、糖尿病が改善する可能性を示唆《しさ》する研究が、2009年に報告されています。6人の糖尿病の患者さんに週2回のペースで、岩盤《がんばん》浴《よく》で体を温めるように指導したところ、1年後には全員の血糖値とヘモグロビンA1cに顕著な改善が認められました。

この研究で興味深いのは、6人とも研究に参加する前の血中インスリン値は高めで、病気が改善した1年後にはインスリン値が正常化したということです（岡山大学大学院保険学研究科・上者郁夫《じょうじゃいくお》教授）。

以上の研究結果から推測できるのは、日本人の糖尿病はインスリンの低下で起こるのではなく、低体温によるミトコンドリアの機能低下で起こっているということです。体を温め、深呼吸を行うなどして、体内にたっぷり酸素を取り入れる。これまで糖尿病の治療では考えられなかった、こんな養生によって、ミトコンドリアが活性化し、治癒の流れを作ることができるのではないかと私は考えています。

## 無理な食事制限はせずにストレス対策を

日本人の糖尿病では、ストレスが最大の原因ですが、食べすぎがまったく関係ないということではありません。先のアメリカ人の例のように、食べすぎて超肥満になれば、糖尿病は発症します。

極端に肥満している人は自分の体重そのものが、ストレスになって血糖値が高くなります。過体重の人は自分の体重が負荷になって、階段の上り下りや、歩くだけでも、心臓がドキドキしたり、息が荒くなったりします。このような状態でも交感神経が緊張し、アドレナリンや糖質コルチコイドの分泌が盛んになり、血糖値が上昇します。

以上のように見てくると、糖尿病は単に「悪い病気」ということではなく、ストレスに適応しようとする体の反応であることがわかります。治療で優先すべきは、ストレスを自覚し、無理を強《し》いる生き方を見直すことです。

血糖を下げるために、通常はインスリンの分泌を促すスルフォニル尿素剤や、インスリン注射などの薬物療法が行われます。しかし、これらの薬は糖尿病を根本から治すことはできません。

肥満していない人は厳しい食事制限を行うと、空腹によるストレスが上乗せされて交感神経がさらに緊張し、糖尿病は悪化するばかりです。

糖尿病を治癒に導くには薬に頼らず、仕事をセーブして休養をしっかり取り、食事をゆっくり味わって食べましょう。交感神経緊張状態が改善され、血糖値も徐々に下がっていきます。

# 痛風

## 痛みのもとは尿酸の結晶

痛風は、足の親指のつけ根に腫《は》れを伴う激痛が起こる病気です。ある日突然、歩けないほどの痛みが2~3日続きます。10日前後で症状は治まり、しばらく無症状になりますが、半年~1年後に同じような痛みの発作が起こります。発作と発作の間隔は徐々に短くなり、足首やひざまで関節炎が拡大し、しまいには常にどこかの関節に痛みを感じる慢性の関節炎に移行します。

痛風は血液中の尿酸《にょうさん》濃度が上昇して発症します。尿酸はもともと体内に一定量ある物質で、血液に溶けて循環し、不要な分は尿で排出されます。尿酸の産生量と排泄量のバランスが崩れ、血液中に溶けきれない尿酸が多くなると、これが結晶化して関節内に沈着していきます。結晶がふえてくると、顆粒球はこれを異物と見なして処理しますが、その際、活性酸素《かっせいさんそ》が放出されて関節破壊が生じ、強い痛みとなるのです。

痛風は、9対1で男性に多い病気です。女性ホルモンには尿酸の排泄を促す働きがあるため、女性は血中の尿酸濃度が上昇せず痛風になりにくいのです。

尿酸は、プリン体という物質が分解されて生じる、いわば老廃物です。細胞の中にある核は、核酸《かくさん》という物質から成り、これがプリン体のもとになっています。血中の尿酸濃度が高くなる原因は、２つあり、①プリン体を含んだ食品の摂《と》りすぎ、②腎機能の低下による尿酸の排泄量の減少が挙げられています。

## 働き盛りを襲うストレス病

痛風治療ではプリン体を含む食品を控えるとともに、高脂肪、高たんぱく食品の制限、低カロリーの食事療法が指導されます。痛みに対しては消炎鎮痛剤や顆粒球の働きを抑える薬剤が用いられます。

毎晩、ビールをたくさん飲み、焼き肉など高たんぱくな食事ばかりを摂っていれば、確かに痛風の引き金になります。しかし、患者さんとお話ししてみると、こうした暴飲暴食タイプの人はいわれるほど多くなく、普通の食事を摂っているのに発症している人の割合が高いように思われます。

痛風が40～50代の働き盛りの男性に多いという点を併せて考えると、この病気もストレスで発症しているといえます。活動量が多いこの世代は、交感神経が優位なので顆粒球がもともと多めです。ここに働きすぎのストレスが加わると、さらに顆粒球が多くなり、活性酸素もふえて関節の組織破壊が進行します。

組織が破壊されると、体は壊れた細胞を新たな細胞と置き換えて修復します。置き換えが頻繁になれば細胞の核がたくさん壊されます。すると、核を構成しているプリン体もふえ、このプリン体が分解されることで尿酸が大量にできてしまうのです。

先に述べたように、不要な尿酸は血液に乗って腎臓に運ばれ、尿へ排泄されます。ところが、ストレスで交感神経が緊張すると、副交感神経の働きが抑えられて排泄能が低下する影響で、尿酸の排泄が滞《とどこお》り、血中の尿酸値が上昇します。

痛風の痛みが起こる場所は、主として足の親指ですが、そのほかに足の甲や、くるぶし、手首、指などがあります。いずれも体温が低く、代謝が低下しやすい箇所です。低体温になると尿酸が溶けにくくなって（「不溶化《ふようか》」といいます。次項参照）、結晶になります。尿酸の結晶は針のようにとげとげしており、これが神経を刺激して激痛をもたらすのです。

痛風治療で大切なことは、それまでの生活を振り返ってストレス要因を遠ざけることです。仕事のしすぎや、職場の人間関係に悩みがある人は、それが関節を破壊する原因と自覚しましょう。

ストレスが強くかかると、そのつらさから逃れようとして、人は暴飲暴食に走ります。ストレスを取り除かないまま食事制限を行えば、つらさを発散する逃げ場がなくなり、さらにストレスが高まって交感神経が緊張し、組織破壊に拍車がかかります。心身の疲労が解消されると、食事量は自然にへるので、まずストレス対策を講じてください。

痛み止めは血流障害を助長し、組織破壊を進行させます。急性期の激痛が治まったら、薬はやめましょう。「セルフ治療」（第6章参照）を行うと血流もよくなり、体温も上がって尿酸の結晶化が起こりにくくなり、再発を防ぐことができます。

病気のしくみと治し方⑩

## 脂肪肝・胆石症・胆管炎・胆のう炎

### ストレスが肝臓の〝先祖返り〟を促す

脂肪肝《しぼうかん》というのは、文字通り肝臓の中に中性脂肪《ちゅうせいしぼう》がたまりすぎた状態をいいます。

肝臓の働きの一つは、糖質、脂質、たんぱく質など栄養素の代謝があります。食事に含まれる脂質は、腸で吸収されたあと肝臓に送られて中性脂肪に合成され、一部は肝細胞（肝臓を構成する細胞）の中にためておきます。

肝細胞中の中性脂肪が５％を超えると、脂肪肝と診断されます。これを放置しておくと肝機能が低下する影響で、なんとなく疲れやすい、おなかが重苦しい、ときに吐き気がするなどの症状が現れます。

脂肪肝はアルコールや脂肪、糖分の摂りすぎや肥満が原因で起こるとされ、治療は食事療法と運動療法が中心です。

しかし最近は、肥満が見られない非アルコール性脂肪肝の患者さんがふえています。このことから脂肪肝の原因は、食べすぎだけではなく、ストレスが大きくかかわっていると考えることができます。

ストレスはエネルギー生成系の働きに影響を与えて、脂肪肝を招きます。そのメカニズムを説明しましょう。

肝臓は腸から進化した器官です。腸に膨らみができて肝臓となり、ここに脂肪を蓄えるようになったのです。肝細胞に多く存在するミトコンドリアは、細胞内に蓄えられた脂肪をエネルギー源に使っていました。

肝臓を脂肪の貯蔵庫にしていたのは、甲殻類《こうかくるい》や爬虫類《はちゅうるい》などの変温動物です。変温動物は、外界の温度変化に適応するため体温を上げたり、下げたりしています。体熱を保つ皮下脂肪がいらないので、脂肪は肝臓にためておけばよかったのです。その後の進化で恒温動物が登場すると、温度変化に対応するために脂肪を肝臓から皮下と内臓に移し、皮下脂肪と内臓脂肪にして保温に使うようになりました。

体の組織はストレスを受けると、進化する以前の形に戻る〝先祖返り〟現象を起こします。脂肪肝も、ストレスがかかると次のようなしくみで先祖返りを起こします。働きすぎや心の悩みなどのストレスが長期に及ぶと、体はストレスに負けまいとして心身を発奮させます。発奮モードを維持するためには、ミトコンドリアの持久力のエネルギーが大量に必要になります。

エネルギーの変換効率がいちばん高いのは脂肪です。そこで、体は皮下の脂肪を溶かして血液に乗せ、肝臓に移してため込むという先祖返りを起こします。肝臓内にいるミトコンドリアは、次々に運ばれてくる脂肪を使って大量のエネルギーを作りストレスに対抗します。

ストレスが長期化すればするほど、肝臓への脂肪の蓄積も止まらず、脂肪肝に移行します。また、皮下の脂肪はどんどん溶かされ、血液中に混ざっていくので高脂血《こうしけつ》症《しょう》（脂質異常症《ししついじょうしょう》）も発症するというわけです。

## 脂肪肝はストレスへの適応現象

脂肪肝が30~50代の働き盛りの人に多いのは、働きすぎのストレスがあるからです。

連日の残業に持ちこたえるためには、ミトコンドリアが作る持久力のエネルギーを使います。長時間労働が続くと、食事から得た糖だけでは足りなくなり、肝臓に脂肪を戻して貯蔵し、これをエネルギー源として使うようになります。

肥満も脂肪肝を招く要因になります。少し歩いただけで息が切れるほどの肥満になると、自分の体重を支えようとして交感神経が緊張し、エネルギーが必要になるからです。明らかに肥満している場合は、現在の体重の1割をへらして様子を見るといいでしょう。

一方、やせようとして過激なダイエットを試みた場合も、脂肪肝になります。食事量を極端にへらすと糖質が摂取できなくなるので、皮下脂肪を肝臓に戻してため込み、ミトコンドリアのエネルギー源にするのです。

脂肪肝といえば〝お酒の飲みすぎ〟というイメージがありますが、適度に飲んでいるぶんには脂肪肝にはなりません。毎日、二日酔いになるほどの飲酒量になると、交感神経緊張状態になり、大量のエネルギーが必要になってアルコール性脂肪肝が発症します。

お酒を大量に飲まないと気が晴れないというのも、ストレスがあるからです。働きすぎや心の悩みから逃れることで、酒量をへらせるようになります。ご自身の生活を振り返り、ストレス要因を取り除くことが大切です。

消炎鎮痛剤やステロイド剤などの薬も、交感神経を緊張させるので、長期に使えば脂肪肝を誘発します。薬の常用はやめなくてはいけません。

脂肪肝はストレスを乗りきるために生じる適応現象です。健診などで脂肪肝を指摘されたら、「肝臓が先祖返りするほど、自分は無理を重ねているんだ」と自覚し、心身をいたわる方法を考えましょう。高脂血症への対処法も同じです。

脂肪肝そのものは命取りになる病気ではありませんが、脂肪肝になる無理な生き方は、いずれ種々の病気をもたらすことになります。脂肪肝とわかったら、早めに生活を見直して病気を予防しましょう。

## 低体温が胆石を作る

肝臓に脂肪を貯蔵し（脂肪肝）、ミトコンドリアが脂肪を利用しやすい環境ができると、しばらくはエネルギーが潤沢《じゅんたく》に作られストレスに打ち勝つことができます。しかし、ストレスが長期化して血流障害が慢性化すると低体温になり、ミトコンドリアの働きはダウンします。そうなると、エネルギー不足で疲れやすくなるとともに、ミトコンドリアによるたんぱく質の合成が低下することから、やつれも生じます。

また、低体温になると、次のようなしくみで胆石症《たんせきしょう》が発症しやすくなります。

体内では食物から得た栄養素を材料にして、たんぱく質や脂質など細胞の構成成分を合成すると同時に、不要なものは処理し、糖や脂肪酸を酸化してエネルギーを作り出しています。こうした代謝の過程で生じる物質を「代謝産物」といいます。

代謝産物は体温の助けを借りて溶解する性質があります。そのため、低体温になると代謝産物が不溶化（物質が溶けにくくなること）して、体内に蓄積されるようになります。コレステロールは肝臓で合成され、不要になったぶんは胆汁《たんじゅう》として排泄されます。コレステロールが溶けずに結晶化すると結石になり、これが胆管にできると胆管結石《たんかんけっせき》に、胆のうにできると胆のう結石になります。

低体温になると、体のあちこちで結石が生じるようになります。細胞内では不要になったカルシウムの大部分は尿から排泄されますが、このカルシウムが不溶化して結晶化すると、尿路結石《にょうろけっせき》や腎結石《じんけっせき》が発症します。結石ができやすい人は、体を徹底して温め、体温を上げることで再発を防ぐことができます。

　低体温になっているということは、交感神経の緊張も続いているのです。体内では顆粒球が増加します。ふえすぎた顆粒球が放出する大量の活性酸素によって、結石がとどまっている部分に炎症が生じます。炎症が進むと激痛を伴う胆管炎や胆のう炎など慢性炎症に移行します。

　これらの炎症は抗生物質の効果が及びにくく、最悪の場合、手術で胆のうを摘出するといった事態になります。抗生物質が効かないのは、交感神経の緊張が続き顆粒球が暴れているからです。最悪の事態にならないよう、ストレスから逃れ、交感神経の緊張を抑えて心身をいたわることが大切です。

# 胃炎・胃潰瘍・十二指腸潰瘍

## 胃を直撃するストレス

内科で訴えが多いのは、胃炎や胃潰瘍《いかいよう》など胃の不調です。両者は症状の重い・軽いの違いはありますが、発症のしくみに違いはありません。病気の引き金となるのはどちらもストレスです。

心配事をかかえていたり、嫌なことがあったりすると、胃が重くなったり、しくしくと痛くなったりします。このとき、体内では交感神経の緊張によって顆粒球がふえ、大量の活性酸素が放出され、胃粘膜を破壊して炎症を起こしています。

ストレスが一過性であれば胃炎ですみますが、ストレスが長期に及ぶと潰瘍に移行します。顆粒球はふえすぎると1カ所に集まる性質があります。顆粒球から放出された活性酸素は胃粘膜をピンポイントで破壊し、潰瘍を形成します。十二指腸潰瘍《じゅうにしちょうかいよう》も、これと同様のしくみで発症します。

胃潰瘍の原因はこれまで胃酸説、ヘリコバクターピロリ菌説など、さまざまな解釈があります。胃酸説は、胃酸が胃壁を溶かして穴を開けるというものです。確かに胃酸が出ると胃痛が起こりますが、それは次のように説明することができます。

ストレスが長引き交感神経が緊張すると、体は自律神経のバランスを取り戻すために、副交感神経を優位にします。このとき、胃酸の分泌と胃の蠕動運動《ぜんどううんどう》（腸が内容物を肛門のほうに送る運動）を活発にするプロスタグランジンが分泌される影響で、内臓痛が起こるのです。

胃酸が出たときに痛みが出るせいで、胃酸は胃痛の元凶のようにとらえられています。しかし、そもそも胃酸の分泌が高まるのは副交感神経が優位になり、くつろいで食事をおいしく味わっているときです。

胃酸が分泌されているということは、胃が健康だということです。胃痛の原因はストレスなのに、胃酸を悪玉視して$H_2$ブロッカーなどの制酸剤で分泌を抑えるのは的外れな治療といえます。

## ピロリ菌は悪玉ではない

一方のピロリ菌説も、私は誤りだと考えています。

ヘリコバクターピロリ菌は胃潰瘍の原因とされ、抗生剤で除菌する治療が主流になろうとしています。菌がいなくなると胃潰瘍は見事に消えてしまいますが、これはピロリ菌が悪玉だったからではありません。

この菌は50歳過ぎの人の胃にたいていい棲《す》んでいる常在菌です。ピロリ菌は酸に弱く、通常の状態では菌数はふえません。ところが、制酸剤で胃酸を止めてしまうと、胃は菌にとって快適な環境となり増殖して暴れます。ここにストレスでふえた顆粒球がやってきて、ピロリ菌と反応して胃が荒れてしまうのです。

抗生剤で除菌すると、顆粒球が反応する相手がいなくなるために胃潰瘍は治ります。しかし、ストレスをかかえたままなら、再発するのは時間の問題です。

胃痛はストレスから逃れようとする胃のサインです。このサインを見逃さず、生活を見直して心身をいたわることで根本的な治癒に向かいます。

# 過敏性腸症候群

## ストレスから逃れるために起こる排泄反射

過敏性腸症候群《かびんせいちょうしょうこうぐん》は、〝症候群〟という名の通り、複数の症状を伴うことが多く、下痢や便秘を交互にくり返すほか、嘔吐《おうと》や放屁《ほうひ》、腹部の張りや不快感などを伴います。消化器科の外来で下痢や便秘を訴える人の4～7割を占め、とても発症頻度の高い病気ですが、検査をしても胃腸に異常は認められません。

男女ともに幅広い年齢層で発症しますが、特にかかりやすいのは思春期の子ども、次に多いのが20代の若者です。受験や就職活動、入社1年目などで受けるストレスが病気の引き金になっているものと思われます。

患者さんを悩ませるのは下痢症状です。症状が強いときは、通勤、通学途中におなかがごろごろし始め、「また下痢をしたらどうしよう」という不安から外出できなくなったり、電車に乗れなくなったりするなど、日常生活に支障をきたす人も少なくありません。

病院での治療は、下痢や便秘の改善を目的に「腸運動調整薬」や「平滑筋弛緩薬《へいかつきんしかんやく》」（平滑筋の痙攣《けいれん》を鎮めて痛みを和らげる薬）、ストレスが強い場合は抗うつ薬、精神安定剤などが処方されます。こうした対症療法《たいしょうりょうほう》は根治治療には結びつきません。病気を治すためには、どうしてストレスが下痢や便秘を引き起こすのかという、そのしくみを知ることが重要です。

この病気が起こるしくみは、副交感神経が司る排泄反射で説明することができます。体には、不快なもの、苦痛をもたらすもの、嫌なものに遭遇《そうぐう》したとき、これを排除しようとして排泄反射が起こります。たとえば、うっかり腐った牛乳を口に含んだら、飲み込まず反射的に吐き出そうとします。排泄反射があるおかげで、危険から身を守ることができるのです。

この反射を司っているのは、自律神経のうちの副交感神経です。心身になんらかのストレスがかかると、ストレス源を体の外に出そうとして副交感神経が優位になり、排泄反射が起こります。ストレスとなるものは、ばい菌やウイルスなど形のあるものだけでなく、形のない感情にかかわるものも含まれています。

人に暴言を吐かれたり、ショッキングな光景を目にしたり、やりたくない仕事を押しつけられたりすると、胃がむかついたり、吐き気がしたり、便意を催したりすることがありませんか。不快な体験、つらさ、苦しさなど、心にたまった毒（ストレス）を捨てるために、こうした反応が起こるのです。

排泄反射が食道や胃、十二指腸など上部消化管で生じると吐き気になり、小腸、大腸など、下部消化管で生じると下痢になります。便秘が起こるのは、ストレスを感じると交感神経が緊張し、いったん腸の活動が抑えられるからです。

この緊張状態に体が耐えられなくなると、今度は腸の内容物を排泄しようとして強い蠕動運動《ぜんどううんどう》が起こり、下痢になります。ストレスの刺激で自律神経が揺れ、これに連動して下痢と便秘をくり返すというわけです。

## 便秘を治すことが先決

過敏性腸症候群の治療では、下痢の治療が優先されがちですが、これは誤った判断です。下痢を止めるためには、副交感神経の働きを抑える副交感神経遮断剤《しゃだんざい》を使うことになります。腹痛があるときは、さらに痛み止め（消炎鎮痛剤）も加えられます。

本書でくり返し述べているように、痛み止めは交感神経刺激作用があり、この2剤を用いることで腸管の動きは抑え込まれてしまいます。そもそも下痢はストレスから逃れるための治癒反応です。薬で下痢を止めてしまうと、体はストレスから逃げる手段を失って病気は治りにくくなるばかりです。

症状が激しい急性期には、これら2剤、または頓服《とんぷく》（症状のひどいときだけ使用する薬）でしのぐのもやむを得ません。しかし、腹痛が治まったあとも、予防的に薬を服用するのは避けましょう。薬を常用すると病気が悪化して、次項で述べる潰瘍性大腸炎に移行する恐れがあるからです。

症状がつらいのは下痢ですが、治療を優先すべきなのは便秘です。生活を見直してストレスを取り除く、睡眠をしっかり取る、入浴で体を温める、散歩やウォーキングで腸の蠕動運動を促すなどの工夫で便秘は解消します。便秘がなくなれば健康状態もよくなり、下痢も治まっていきます。

# 潰瘍性大腸炎・クローン病

## 薬の長期使用で病気が難治化する

潰瘍性大腸炎《かいようせいだいちょうえん》は大腸の粘膜に炎症が起こる病気で、下痢や血便、腹痛、全身倦怠《ぜんしんけんたい》、貧血、体重減少などが現れます。

これらの症状はよくなったり（緩解《かんかい》）、悪くなったり（再燃《さいねん》）をくり返し、生涯にわたる医療管理を必要とすることから、厚生労働省認定の特定疾患《とくていしっかん》となっています。

潰瘍性大腸炎の原因として、免疫反応異常説が有力視されています。腸管の粘膜には、外敵から身を守る機能が備わっていますが、この機能が正常に働かないことで発病していると考えられているのです。

しかし、潰瘍性大腸炎の真の原因は、ストレスによる交感神経緊張状態が招いた顆粒球の組織破壊です。顆粒球は、役割を終えるときに活性酸素を放出して粘膜を傷つけます。ストレスが長期に及び、交感神経の緊張が続くと、顆粒球から放出される活性酸素の量がふえて粘膜を破壊し、びらんや潰瘍が作られます。

## 潰瘍性大腸炎患者の白血球の状態

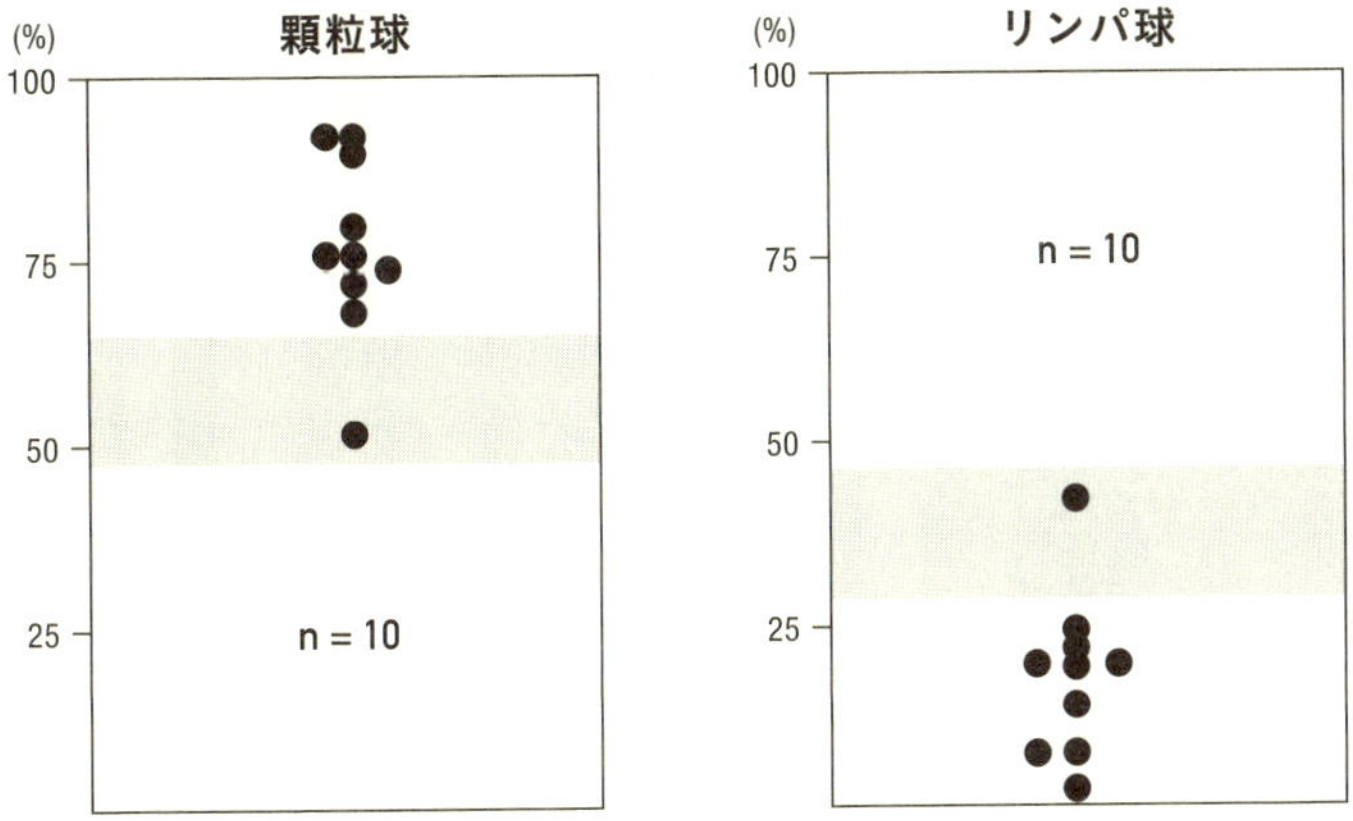


実際、患者さんの血液を調べてみると、正常範囲を大幅に超えた顆粒球が認められます（上の表参照）。

こうして組織が破壊されると、体に備わっている自己治癒力が働いて組織の修復を始めます。ことに若い人は修復力が旺盛《おうせい》です。交感神経に傾いている自律神経の針を副交感神経側へ引き戻し、血管を拡張して血流を促し、粘膜の再生を図ります。

血管を拡張する際には、発熱や痛みをもたらすプロスタグランジンの産生が高まるため、腸の粘膜で炎症が生じたり、腹痛が起こったりします。また腸の蠕動《ぜんどう》運動《うんどう》が高まって、下痢を起こしたり、膿《うみ》（顆粒球の死骸《しがい》）の排出が盛んになったりして粘血便《ねんけつべん》（血液や粘液が付着したり混入したりした便）も出てきます。

潰瘍性大腸炎で生じる一連の症状は、すべて組織を修復するプロセスで生じる治癒反応といえます。

現代医学は、炎症（治癒反応）や、これらの症状を悪いものと見なし、下痢や腹痛を抑える目的で消炎鎮痛剤（アミノサリチル酸：商品名「ペンタサ」「サラゾピリン」）や炎症を抑えるためにステロイド剤を年単位で用います。

いずれの薬剤も交感神経を緊張させて、治癒に必要なプロスタグランジンの産生を抑制します。顆粒球の増加によって生じている病気に、さらに顆粒球をふやす治療を行えば、病気は悪化の一途をたどります。潰瘍性大腸炎を難病にしているのは、現代医学そのものといえましょう。

この病気と同じ経過をたどって難治化しているのがクローン病です。こちらも若年層に多く見られる病気で、患者数は増加の一途です。

クローン病は、小腸を中心とする消化管の粘膜で炎症が起こり、潰瘍ができたり、消化管の内腔《ないくう》（管状器官の内部）が狭くなったり、腸壁に穴が開いたりする病気です。発熱や腹痛、下痢、血便、体重減少などの症状を伴います。

小腸はリンパ球が縄張りとする臓器で、顆粒球は侵入することができません。その

## 潰瘍性大腸炎とクローン病の特徴

| | 潰瘍性大腸炎 | クローン病 |
|---|---|---|
| 発症原因 | ストレス | 感受性の高い人のストレス |
| 末梢白血球パターン | 顆粒球増加 | 顆粒球増加 |
| 患者数 | 10万人以上 | 1万人以上 |
| 病態 | 顆粒球による<br>大腸粘膜の破壊 | 小腸マクロファージ<br>による肉芽腫性炎症 |
| 悪化要因 | ストレス、ペンタサ、<br>サラゾピリン、ステロイド | ストレス、ペンタサ、<br>ステロイド |
| 治癒反応 | 粘膜の腫れ、痛みが<br>治るためのステップ | 下痢、痛みのときが<br>治癒反応 |

ため、小腸に棲《す》みついているマクロファージが炎症を起こします。治療は免疫抑制剤のほかに、潰瘍性大腸炎と同様にアミノサリチル酸、ステロイド剤が用いられます。

### 薬をやめて治す

潰瘍性大腸炎、クローン病ともに、根治を目指すには薬をやめる必要があります。炎症の勢いが強く、患部の狭窄《きょうさく》（狭くなること）が進んでいる急性期は、一定期間薬を使用するのもやむを得ません。食事が摂《と》れるようになったら、なるべく早い段階で服用をやめましょう。

薬をやめると、それまで抑えていた症状が一気に噴出します。初めの数日間は

## 潰瘍性大腸炎・クローン病の起こるしくみ

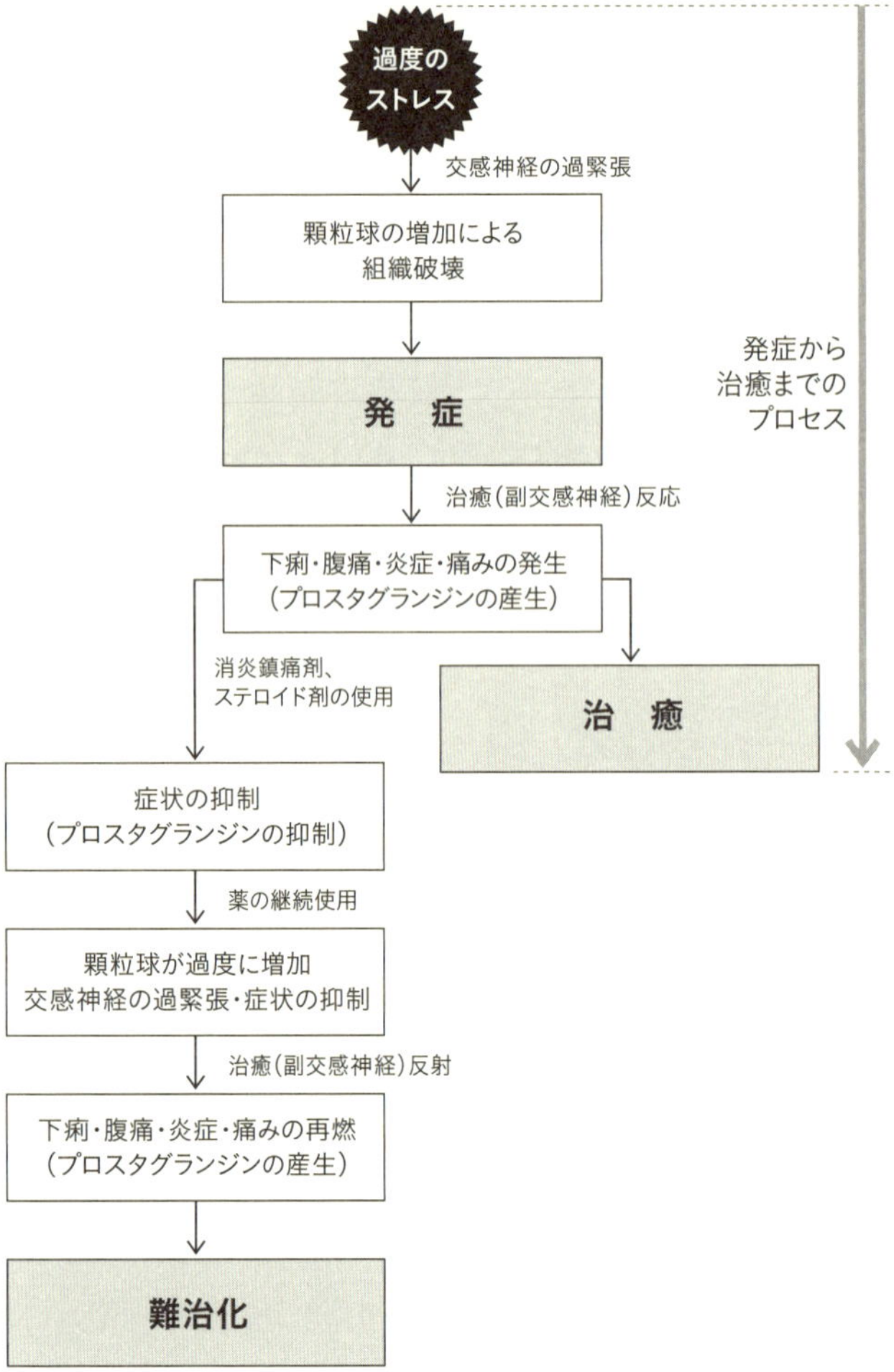
過度のストレス
交感神経の過緊張
顆粒球の増加による組織破壊
発　症
治癒（副交感神経）反応
下痢・腹痛・炎症・痛みの発生（プロスタグランジンの産生）
消炎鎮痛剤、ステロイド剤の使用
治　癒
発症から治癒までのプロセス
症状の抑制（プロスタグランジンの抑制）
薬の継続使用
顆粒球が過度に増加 交感神経の過緊張・症状の抑制
治癒（副交感神経）反射
下痢・腹痛・炎症・痛みの再燃（プロスタグランジンの産生）
難治化

激しい下痢や腹痛が起こりますが、これを過ぎると1週間ほどで炎症は治まります。脱水が起こらないよう、水分をじゅうぶんに補給しましょう。

ステロイド剤を使用している場合は、医師の管理下で時間をかけて薬をへらすようにします。薬の使用期間に応じて、半年から1年くらいの間に、何度かリバウンドをくり返します。これも治癒反応ですから心配はいりません。

いずれの病気も、過労や精神的なストレスが引き金になっています。若い人では受験や就職活動、人事異動などのストレスで発症することが多いようです。「ストレスで病気になった」という自覚をしっかり持ち、気持ちを楽にし、体をいたわりながら生活を変えましょう。

ラジオ体操などの軽い運動を行って、血流をよくすることも大切です。食事は副交感神経を刺激する手っ取り早い手段です。バランスのいい食事をよくかんで食べましょう。

医療機関で、「この病気は一生治りません」などといわれても、気にしないことです。生活面での工夫や、第6章で紹介している「セルフ治療」を行えば免疫力が高まり、治癒に向かいます。希望を持ちましょう。

# 関節リウマチ

## ストレスで関節破壊が起こる

「関節リウマチ」(以下、リウマチ)は、体のあちこちの関節がこわばって動かせなくなったり、痛んだりする病気です。

初期には起床時に手や足の指にこわばりが現れ、倦怠感や発熱、下痢などの全身症状を伴う患者さんが少なくありません。これは、まさしくカゼの症状であり、リウマチもウイルスとリンパ球の反応によって始まる病気といえます。

リウマチの発症原因として、パルボウイルスの感染が挙げられていますが、私はカゼのウイルスなども関与している可能性が高いと考えています。パルボウイルスはカゼのウイルスと同様、ありふれたウイルスで、だれもが50~60歳までには感染し、免疫が作られます。したがって、リウマチの発症原因をパルボウイルスだけに絞るのは無理があり、ほかにも発症要因があると考えるのが自然です。

リウマチの患者さんの血液を調べてみると、血液中には正常範囲を大幅に超える顆粒球増多と、リンパ球の減少が認められます。関節液中の白血球にいたっては、その98％が顆粒球です。

この事実から、リウマチはリンパ球の急性炎症で始まり、交感神経の緊張で増加した顆粒球の慢性炎症に移行した病気と理解することができます。すなわち、関節内で顆粒球が活性酸素を放出し、周囲の組織を破壊しているのです。

リウマチが女性に圧倒的に多いのは、免疫の男女差が原因と考えられます。白血球の総数に占める平均的なリンパ球比率は男性が31％、女性が38％です。リンパ球が多いと免疫力も強く、病気にかかりにくい体質である反面、ストレスに対する感受性が強いという弱点があります。過剰なストレスの刺激を受けると、一転して交感神経緊張状態に陥り、顆粒球の炎症が起こるというわけです。

## 誤った治療が治癒を阻む

体には異常をきたした組織を修復するための、さまざまなしくみがあります。活性酸素で傷ついた自己細胞を処理するのは、リンパ球の仲間であるＮＫＴ細胞（胸腺外分化Ｔ細胞）です。ＮＫＴ細胞は、ウイルスなど外来の敵を攻撃するリンパ球よりも進化が古く、異常自己細胞を専門に処理します。

外来の敵を相手にするのが新しい免疫系だとすれば、こちらは古い免疫系ということができます。ＮＫＴ細胞が異常自己細胞を処理する際、関節には炎症が生じ、発熱や腫《は》れ、痛みなど不快な症状を伴います。このとき、新しい免疫系のリンパ球は数がへることから、リウマチは進化の新しい免疫系が抑制された「免疫抑制の病気」ということができます。

ところが、現代医学はリウマチを免疫抑制ではなく、免疫が過剰反応して生じる病気と誤解しています。すなわち、リンパ球が外敵ではなく、誤って自分の細胞を破壊して生じる「自己免疫疾患」と解釈しています。そのため、リンパ球の反応を抑える目的でステロイド剤や免疫抑制剤、消炎鎮痛剤を使用します。

これらの薬は交感神経刺激薬ですから、使用を続けると血流障害に拍車がかかるとともに、顆粒球がさらにふえて関節の破壊が進みます。リウマチが難治化するのは、こうした誤った治療に原因があります。

## 無理なくステロイド剤から離脱するには

リウマチを治すためには、免疫抑制剤やステロイド剤、消炎鎮痛剤をやめることです。ステロイド剤の作用は特に強く、長期に使用すると激しい体の冷えや不安、不眠など、さまざまな体調不良を招きます。

急性期に短期間炎症を抑える目的で使用するのはいいですが、維持療法として使用するのは避けましょう。消炎鎮痛剤も、同様に長期の使用は避けなくてはいけません。薬をやめると、関節に激しい発赤《はっせき》、発熱や痛みが生じて体もだるくなります。これらは血流が回復することで生じる治癒反応と理解し、安静にしていましょう。

消炎鎮痛剤のみを使用している場合、薬をやめると2〜3日炎症が続いて治癒に至ります。その後、ときおり症状は出ますが、深刻な事態にならず落ち着いていきます。

一方、ステロイド剤を使用していた場合は、薬をやめるときに激しいリバウンドを伴います。第5章の「薬をやめる4週間ルール」（詳細は270ページ参照）を参考に、ステロイド剤から離脱していくといいでしょう。ステロイド剤の使用が長期にわたっていた方は、さらにゆっくり、慎重に、減薬する必要があります。

離脱後は、発赤と痛みの炎症発作をくり返しますが、これは誤った治療で傷んだ組織を修復するステップです。一人で乗り切るのが難しいときは、漢方薬や針治療など代替医療を行う医師のサポートを受けながら、離脱していくといいでしょう。

薬をやめることと並行して、生活を見直すことも大切です。関節の修復を促すために、血行を改善するように努めてください。

体調のいい日はラジオ体操や散歩などで体を動かしましょう。ぬるめのお湯にのんびりつかるのも血行促進になります。痛みが強いときは「ショウガ湿布」や「サトイモパスタ」などの手当を試みてください（348ページ参照）。

病気のしくみと治し方⑮

## パーキンソン病

### 黒質の変性を招く血流障害

パーキンソン病は、脳の中脳《ちゅうのう》と呼ばれる部位にある黒質《こくしつ》の神経細胞が衰弱し、数がへる（変性）ことによって、体が自由に動かせなくなる病気です。4大症状といわれるものに、「振戦《しんせん》」と呼ばれる震え、筋肉が硬くなってこわばる「筋拘縮《きんこうしゅく》」、動作が緩慢になり、俊敏に動けなくなる「寡動《かどう》・無動《むどう》」、バランスが取れずに転倒しやすくなる「姿勢反射障害」があります。

このほかによく見られる症状に、便秘などの自律神経症状、うつなどの精神症状があり、これらの症状を総合して「パーキンソニズム」といいます。症状は徐々に悪化し、進行するにつれて歩行などの動作も困難になり、最終的にはほとんど動けないという状態になります。

パーキンソン病は、黒質の変性によって、運動の制御にかかわるドーパミン（中枢神経系に存在する神経伝達物質）の産生量がへることで発症すると考えられています。患者さんの脳内では、ドーパミンが著しく減少していることは確認されていますが、黒質が変性する原因は明らかになっていません。

標準的な治療では、抗パーキンソン病薬（Ｌ‐ドーパ製剤）を用いて、不足しているドーパミンを補充する薬物療法になります。しかし、ドーパミンを補充しても病気の進行を抑制することができません。治癒が困難であることから、パーキンソン病は厚生労働省の難治性疾患に認定されています。

なぜ、黒質の変性が起こるのか？　この疑問を解明するヒントになるのが、発症前の患者さんの生活ぶりです。

パーキンソン病の患者さんとお話しして感じるのは、みなさん生真面目ながんばり屋さんであるということです。このタイプの人は、何事も完璧にこなそうとして、知らず知らずのうちに自分に我慢を強《し》いています。

もともと真面目な人が働きすぎや心の悩みなどをかかえると、さらにストレス負荷《ふか》が強くなります。その結果、慢性的な交感神経緊張状態となり、全身の血流が悪くなります。脳は豊富な血液を必要とする器官です。黒質にじゅうぶんな血液が届かなくなって、細胞の死滅につながるものと思われます。

患者さんの職業をうかがってみると、男性は学校の先生や警察官が多いという印象があります。こうした仕事に就《つ》いておられる方は、「間違った生き方は許されない」と、ご自身を厳しく律する傾向が強いようです。そんな張りつめた生き方が、交感神経を持続的に緊張させてしまうのではないでしょうか。

女性も真面目一筋で生きてこられた方ばかりです。統計をとったわけではありませんが、家庭では〝亭主関白〟の夫にかしずき、緊張を絶えず強いられている女性、介護など家族の世話で疲労困憊《ひろうこんぱい》している方が目立ちます。

パーキンソン病は50～60歳代で発症する人が多いのですが、最近は若い男性が発症するケースが見られるようになりました。背景には職場のストレスがあります。上司の機嫌に振り回され、ひたすら耐えているという人が発症の流れに入っています。

パーキンソン病にかかると、「難病ですから治りません」と宣告され、患者さんやそのご家族は希望を失いがちです。しかし、あきらめることはありません。脳の神経細胞には、余力が備わっています。ストレスから逃れ、体を温める養生を行って血流をふやしていくと、残っている正常な細胞を活性化させることができます。正常に働く細胞が死滅した細胞の役割を補完できるようになれば、その人のレベルに応じた症状の改善が期待できます。

体操や散歩をして体を動かしたり、湯たんぽなどで体を温めたりすることを意識しましょう。第6章の「セルフ治療」を参考にして、血流を回復する手当を試みてください。一人でできない場合には、家族やヘルパーさんに協力してもらいましょう。

患者さんは体のケアだけでなく、心の持ち方を変えていくことも大切です。「こうであらねばならない」という規範をご自身や周囲に課していませんか？　自分にも、家族にも、完璧を求めないことが肝心です。病気の進行を止め、回復に向かうためにも、心を柔軟にしましょう。体の血流を整えて体温を上げると、自然に心も柔らかくなります。

## 薬に頼りすぎない

この病気に対処するには、治療薬の弊害《へいがい》を理解しておくことも大切です。

先述したようにパーキンソン病では、ドーパミンを補充したり、ドーパミンを効率よく使えたりするように薬物療法が行われています。治療薬にはいくつか種類がありますが、中心となるのは脳内でドーパミンに変化するＬ－ドーパ製剤です。

パーキンソン病の症状はドーパミンの不足に伴って生じているので、自前のドーパミンが自然にふえるぶんには問題はありません。ところが、薬で補うとなると弊害もあるのです。

Ｌ－ドーパ製剤を服用すると、体内のドーパミンが一瞬にして上昇します。病気の初期段階では、薬の効果で運動機能は目に見えて回復します。しかし、薬を服用し続けると交感神経の緊張が続き、さらに血流が悪くなって、神経細胞へのダメージが加速して病気を悪化させてしまうのです。Ｌ－ドーパ製剤に限らず、パーキンソン病の治療薬は、程度の差こそあれ交感神経の緊張を促します。

こうした薬がもたらす弊害を理解し、薬に頼りすぎない工夫が大切です。飲み始めて数カ月から半年程度の短期であれば減薬は可能です。「薬をやめる４週間ルール」（２７０ページ参照）を参考にしながら、徐々に薬をへらしていきましょう。薬の使用年数が長い場合、減薬は医師の管理下で慎重に進めることが大切です。

消炎鎮痛剤や睡眠薬、抗不安薬などを、パーキンソン病治療薬と併用している場合には、最終的には薬をすべてやめましょう。交感神経の緊張がさらに強くなり、病気の克服が難しくなります。

病気のしくみと治し方⑯

## アレルギー疾患（アトピー性皮膚炎・気管支ぜんそく・花粉症）

### 副交感神経優位の体調が生む病気

病気の7～8割はストレスによる交感神経の緊張で発症しますが、残りの2～3割は副交感神経が優位になりすぎるために発症します。アトピー性皮膚炎をはじめ、気《き》管支《かんし》ぜんそく、花粉症などのアレルギーに関する病気が、これに当たります。

アレルギーは花粉、食物中のたんぱく質、動物のフンや毛、ハウスダストなどの異物を、リンパ球が抗原《こうげん》（病原体）と認識して、これを排泄しようとする反応です。副交感神経が過度に優位になると、リンパ球の数がふえるため、多少の刺激にも過敏になり、アレルギー疾患が発症します。

子どもは15歳くらいまでリンパ球が多い副交感神経優位の体調なので、幼児期から学童期を中心にアレルギーに関する病気にかかりやすくなります。しかし、成長するにつれ、自律神経のバランスが整い、リンパ球の数がへると、アトピーもぜんそくも自然に治っていくものでした。

ところが、近年は思春期を過ぎても過敏にアレルギー反応を起こし続け、なおかつ重症化する例がふえています。こうした現象が起こる背景には、子どもたちがいつまでも副交感神経優位のリラックス体調から抜け切らないという点が挙げられます。

幼いころから周囲に食べ物が満ちあふれ、家ではテレビやゲーム漬けで運動不足というリラックス過剰の生活を続けると、副交感神経優位の体調が固定し、リンパ球過剰体質から抜け出せなくなります。その結果、アレルギー反応が過剰に現れやすくなります。

大人になってからアトピーを発症し、なかなか治らないという人も、原因は同じです。飽食と運動不足によって、大人も総じて副交感神経優位の体調になっています。

生活環境の悪化も、アレルギー疾患の発症を促す要因になっています。排気ガスや化学汚染物質、環境ホルモンなどの有害物質に絶えずさらされる生活環境では、アレルギーが発症しやすくなります。

## かゆみは治癒反応

ここで、もっとも相談が多いアトピー性皮膚炎のかゆみについて、触れておきましょう。

患者さんの悩みの種であるかゆみは、次のようなしくみで生じます。

体内に抗原（アレルギーを引き起こす物質）が侵入すると、リンパ球はこれを無毒化するための抗体《こうたい》を作り、抗原を排除します。この抗体抗原反応が起こる際に産生される、プロスタグランジン、ロイコトリエン、ヒスタミンなどの物質が、かゆみや発熱、炎症、発疹《はっしん》などの不快症状をもたらします。

アトピー性皮膚炎では、顔や手足の関節の内側に炎症が起こりやすくなります。原因は、この部分が外気にさらされて冷えて、血流障害を起こしているからです。血流が悪い箇所は排泄機能が低下しています。体は炎症を起こし、血流をふやして抗原を排出しようとするのです。

つらい症状は、体の毒出し反応であり、このステップをへて体は治癒に向かいます。ステロイド剤は血流を抑制する作用が強く、治癒反応を止めて、アトピー性皮膚炎を治りにくくします。つらくて我慢できないというときだけ、短期間使うのはやむを得ませんが、薬に頼り切るのは避けなくてはなりません（第5章「かゆみ」257ページ参照）。

アトピー性皮膚炎に限らず、ぜんそく、花粉症などのアレルギーに関する病気を根治するには、くり返し炎症が起こらないように、リンパ球過剰体質を改善する必要があります。交感神経を適度に刺激し、副交感神経側に傾いた自律神経のバランスを改善するには、軽い運動が適しています。

子どもも大人も、汗ばむくらいの運動を習慣づけましょう。子どもは、皮膚や呼吸器を鍛錬するうえでも、外遊びをしっかりする必要があります。菓子類や甘い飲み物は副交感神経を優位にするので、避けてください。同じ理由から食事量も腹八分目にすることが大切です。

ステロイド剤を長期に使用していて病気が難治化している場合は、薬をやめたうえで生活改善を行いましょう。

薬を常用している場合、リバウンドも相応に激しくなります。患者さんだけでは乗り切れないことが多いので、代替医療を行っている医師や治療家に相談するといいでしょう。

時間はかかっても、必ず根治しますので安心してください。

# 過敏症（化学物質過敏症・線維筋痛症）

## 超過敏症が起こるメカニズム

新築の家に住み始めたとたん、建材に含まれる有機溶剤などの化学物質に反応する「シックハウス症候群」や、家電などから放出される電磁波に反応して体調不良を起こす「電磁波過敏症」など、近年、超過敏症で悩む人がふえています。

化学物質過敏症では、刺激となる物質は個人差が大きく、家庭用殺虫剤や防虫剤、防臭・消臭剤、芳香剤、タバコの煙、印刷物、筆記用具類などさまざまです。

症状の現れ方も人によって異なります。たとえば、目のかすみや視力低下、目がちかちかする、鼻づまり、鼻血が出る、食べ物の味がしない、食欲低下、のどが詰まる、頭痛、貧血、下痢、便秘、腹痛、膀胱炎《ぼうこうえん》、腎臓障害、呼吸困難、不整脈《ふせいみゃく》（脈が不規則な状態）、湿疹《しっしん》、じんましん、のぼせ、生理不順、手足の震え、うつや躁《そう》状態、記憶力や思考力の低下など、広範囲に及びます。

過敏反応が生じる原因は不明とされ、治療法も見つかっていません。患者さんは体調不良を訴えてあちこちの病院を回りますが、原因もわからず、回復のめどもたたないため、「一生、治らないかもしれない」と希望を失いがちです。

現代医学ではなぞとされる超過敏症のメカニズムは、自律神経の働きから解明できると私は考えています。

外界の刺激を感知する神経細胞は、ほかの神経細胞と情報伝達を行う際にさまざまな物質を用いています。副交感神経の末端から分泌されるアセチルコリンも、そうした物質の一つです。副交感神経が優位になると、神経伝達物質の分泌がよくなるので情報伝達がスムーズになります。しかし、副交感神経が過度に優位になった場合、それがいきすぎて知覚過敏に陥《おちい》ってしまいます。

また副交感神経の働きが亢進《こうしん》すると、リンパ球の数もふえ、働きも過剰になります。こうなると、有形無形（化学物質や精神面へのストレス）の刺激に反応しやすくなり、不安や恐れなどの感情も強くなります。不安や恐れが強くなると、ますます知覚が過敏になり、化学物質や電磁波などの刺激に過敏に反応するというような悪い循環に入ってしまうのです。

一方の交感神経が過緊張を起こした場合、これとは逆のことが生じます。すなわち、細胞の分泌能が低下して知覚神経が鈍麻《どんま》するために、感覚は鈍くなって痛みなどを感

## 超過敏症が起こるメカニズム

| | 化学物質過敏症 | 線維筋痛症 |
|---|---|---|
| 原因 | リンパ球過剰 | 職場などでのストレス |
| 最初の引き金 | 有機溶剤、消毒液、低周波、そのほか | 暴言、消炎鎮痛剤、そのほか |
| 症状 | 過敏反応、アレルギー反応 | 関節、筋の痛み、皮膚の知覚過敏 |
| 悪化の要因 | 不安 | 不安、消炎鎮痛剤 |
| 食事の偏り | 甘いものなど | 甘いものなど |

じにくくなります。

これは、我が身を守るために備わっているしくみです。たとえば、山里でクマに襲われた人が傷を負いながらも全力疾《しっ》走《そう》し、無我夢中で逃げのびたというニュースを耳にすることがあるでしょう。命に危険が及ぶような状況では、交感神経が極限まで緊張して知覚麻痺《ちかくまひ》の体調を作ります。

恐怖に負けず、痛みも感じないほど興奮することで、危機を乗り越えようとするのです。

### 線維筋痛症も過敏症

最近、患者さんが増加している「線維《せんい》筋痛症《きんつうしょう》」も、知覚過敏によって生じる病気です。

線維筋痛症は、全身のあらゆるところが痛む病気で、皮膚に微風が当たっただけでも激痛が走るなど、過敏反応が起こります。この病気も、過剰な副交感神経の働きによって発症しているのです（前ページの表参照）。

線維筋痛症の方にお話をうかがってみると、職場や家庭内でのストレスをかかえていることが、実に多いという印象があります。副交感神経が過度に優位になり過敏になっている心にストレスがかかり、発病の流れに入っていくものと考えられます。

以上でおわかりいただけたように、リラックスの体調を作る副交感神経も、過剰に働くと体のバランスが崩れ、病気を招くことになります。

## 超過敏症への対処法

超過敏反応から脱却するには、副交感神経の過度な働きを抑え、交感神経を適度に刺激して、自律神経のバランスを整えることが大切です。そのためには、次のような点に注意しましょう。

## ①ストレスを遠ざける

働きすぎや心の悩み、薬の常用などのストレスがかかると不安やおびえが増して、知覚過敏が助長され、刺激に対する反応がさらに強くなります。ストレスから逃れ、心を平静に保つことで過敏反応に歯止めをかけることができます。

超過敏症に対する社会の認知度は低く、患者さんは周囲の無理解に悩みます。加えて、病院では、「原因不明です」「治る見込みがありません」などといわれ、不安はさらに募《つの》ります。

今述べたように原因は明らかなのですから、気持ちを落ち着け、希望をもって養生してください。第6章の「セルフ治療」は、ストレスに負けない心身を作るのにも役立ちます。できるところから始めましょう。

「わけもなく不安を感じる」というときは、副交感神経が過度に優位になっています。そんなときには、梅干しを1個、口に含むといいでしょう。梅干しの塩分は、交感神経を適度に刺激して、心の過敏さを鎮めてくれます。

梅干しに含まれるクエン酸には、クエン酸回路（酸素呼吸を行う生物全般に見られる酸素を使用する代謝に関するもっとも重要な生化学回路）の循環をスムーズにしてミトコンドリアのエネルギー生成を活性化する作用もあります。1日1～2個食べるようにすると、ミトコンドリアの働きを応援することができるでしょう。

**②体を温める**

自律神経のバランスを整える近道は、体を温めることです。副交感神経が過度に優位になると、血管が開きすぎてしまう影響で、血流が停滞し、低体温になります。

体が冷えると不安やおびえが強くなったり、うつ症状になったりします。体をよく温めると、心の安定が戻ります。

**③散歩や体操などで体を動かす**

少し汗ばむ程度に体を動かすことで、交感神経を適度に刺激することができます。ご自身にあった方法で、体をこまめに動かすことが大切です。

**④食事を摂りすぎない**

食事を摂ると副交感神経が刺激されます。食事を摂りすぎると、副交感神経への刺激が強くなり、結果的に過敏反応を招くことになります。食事量を控えることで、刺激に対する反応を弱めることができます。

### ⑤砂糖や菓子類は食べない

砂糖や菓子など、甘いものは副交感神経をダイレクトに刺激します。あめやケーキ、まんじゅう、アイスクリームなどの菓子類は、繊維成分をほとんど含まないので消化吸収が早く、血糖がすばやく上昇します。このとき同時に体温も高くなり、副交感神経優位のリラックスした体調が作られます。疲れたとき、イライラしたときに、むしょうに甘いものが欲しくなる理由もここにあります。

ただ、甘いものを摂ることには弊害《へいがい》もあります。血糖が急上昇すると、これを処理するためにインスリンの分泌が促進されて、血糖を下げようとする反応も強くなります。その結果、1時間半もすると、今度は低血糖と低体温に陥って、不安感や怒り、焦燥感、脱力感などが生じ、知覚過敏の流れに入ってしまいます。この流れを断ち切るには、甘いものを控えることが不可欠です。

甘党の人にとって、砂糖・菓子断ちはつらいでしょう。慣れるまでは食物繊維の豊富なバナナで甘味を摂りましょう。消化吸収に時間がかかり、血糖の急上昇とその後の急降下を防ぎ、感情の揺れを抑えることができます。

何を食べるかで、心の状態も変わります。このことを理解すると、砂糖に頼らず心を安定させる方法を考えられるようになるでしょう。

# 第4章

# 免疫を高めてガンを根本から治す

安保徹　岡本裕

# 1　生き方を変えればガンは自分で治せる

安保　徹

## ガンは低体温・低酸素・高血糖で発症する

長い間、発ガンのプロセスの引き金になっているのは、紫外線や放射線、ウイルス、タバコや排気ガス、食品添加物などに含まれる発ガン物質であると考えられてきました。実際、こうした外的な発ガン因子の刺激によっても、ガンは発症します。

ただし、ガン全体からみれば、それは1割以下であり、ごく少数の特殊なケースで

## 発ガンのプロセス

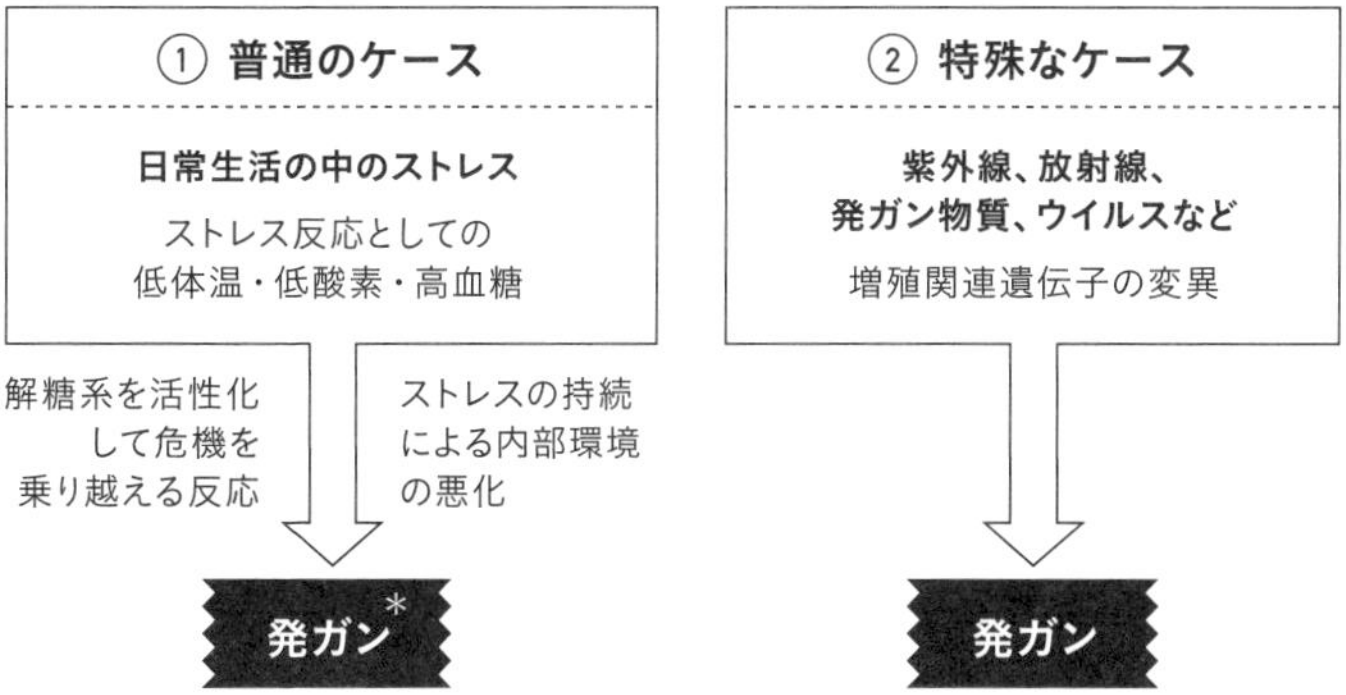


**ガンのほとんどは ① のプロセスで生じる。② は特殊なケースと考えていい。**

*解糖系生命体への復帰、適応現象

あると私は考えています。現在、日本では年間に65万人が、ガンを発症しています。

これだけ膨大な数の患者さんが発ガン物質で発症しているというのは、説明がつかないと思うのです。

それでは、ガンが発症する真の原因は何でしょうか？

免疫学《めんえきがく》の研究を続け、たどりついた結論は「ストレス」です。つまり、さまざまな病気と同様に、ガンも働きすぎや、心の悩みをかかえた無理な生き方によって発症する病気なのです（上の図参照）。

ストレスが長期に及ぶと、自律神経《じりつしんけい》（意志とは無関係に体の機能を調整する神経。体の緊張を高める交感神経《こうかんしんけい》と弛緩《しかん》を促す副交感神経《ふくこうかんしんけい》がある）やエネルギー生成系のバランスが崩れることで発ガンを促します。ガン発症のメカニズムを説明する前に、もう一度、エネルギー生成系の特徴をおさらいしておきましょう。

人間の体は、解糖系《かいとうけい》とミトコンドリア系という2つのエネルギー生成系を用いて活動エネルギーを作っています。解糖系は、細胞質で糖を材料に酸素を使わず瞬発力のエネルギーを作っています。一方、ミトコンドリア系は、細胞内のミトコンドリアという器官で、酸素を使って呼吸することでエネルギーを作ります。こちらのエネルギーは生命活動を持続的に支えるために用いられています。

私たちは行動に応じて解糖系（瞬発力）とミトコンドリア系（持久力）のエネルギーを使い分けており、身の危険にさらされるような状況では、瞬発力を発揮するために解糖系のエネルギーを使います。たとえば路上でいきなり犬に吠《ほ》えられたら、とっさに身を翻《ひるがえ》して犬から逃れようとするでしょう。

このようなアクションを起こすとき、人は無意識に息を止めています。息を止めることで、血流を抑え、解糖系が働きやすい低体温・低酸素の体調を瞬時に作っているのです。強いストレスがかかると、交感神経が緊張して「低体温・低酸素・高血糖」（詳細は124ページ参照）になります。これも解糖系を優位にして瞬発力を得ようとする体の計《はか》らいなのです。

しかし、これはあくまで緊急避難の態勢であり、ストレスが過ぎ去れば、体は元の体調に戻ることができます。問題はストレスが長期に及んだ場合です。低体温・低酸素・高血糖が持続すると、体が冷え、全身の代謝《たいしゃ》（体内での利用と排出）が低下して健康を損ねたり、糖尿病が発症したりします。加えて、もう一方のエネルギー生成系であるミトコンドリア系の働きが低下することで、発ガンを促進してしまうのです。

ミトコンドリア系が好むのは、体温が36・5℃以上に保たれ、酸素が豊富にある環境です。低体温・低酸素が持続すれば、解糖系は優位になる一方でミトコンドリアの働きが悪くなってしまいます。そうなると生命活動を持続するエネルギーを供給できなくなり、細胞が正常に活動できなくなります。

白血球《はっけっきゅう》（体内に入った細菌や異物を殺す働きをする血液中の細胞成分の一つ）も例外ではありません。ミトコンドリア系の機能が低下して、エネルギー不足に陥《おちい》れば、当然、免疫力《めんえきりょく》（病原菌などに対抗して病気を防ぐ力）も下がります。

さらに、もう一つ困ったことが起こります。ミトコンドリア系は細胞分裂を抑制する遺伝子を持っており、細胞が必要以上に分裂しないように抑える働きもしています。ミトコンドリア系の機能が低下すると、この細胞分裂抑制遺伝子の機能が停止するた

# ガンの成り立ち

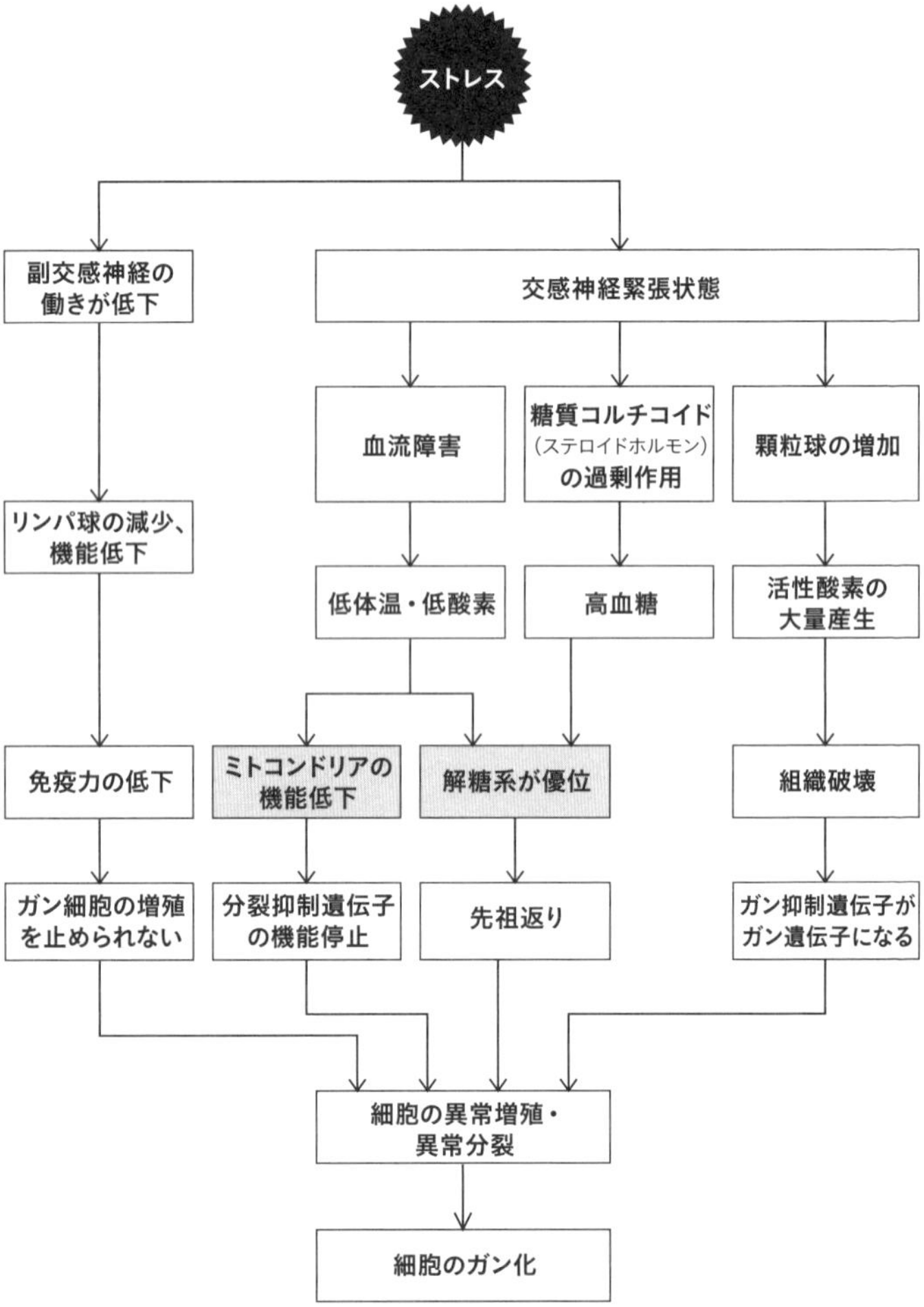

ストレス
副交感神経の働きが低下
交感神経緊張状態
血流障害
糖質コルチコイド（ステロイドホルモン）の過剰作用
顆粒球の増加
リンパ球の減少、機能低下
低体温・低酸素
高血糖
活性酸素の大量産生
免疫力の低下
ミトコンドリアの機能低下
解糖系が優位
組織破壊
ガン細胞の増殖を止められない
分裂抑制遺伝子の機能停止
先祖返り
ガン抑制遺伝子がガン遺伝子になる
細胞の異常増殖・異常分裂
細胞のガン化

## 健常人とガン患者における体温、血糖値の比較

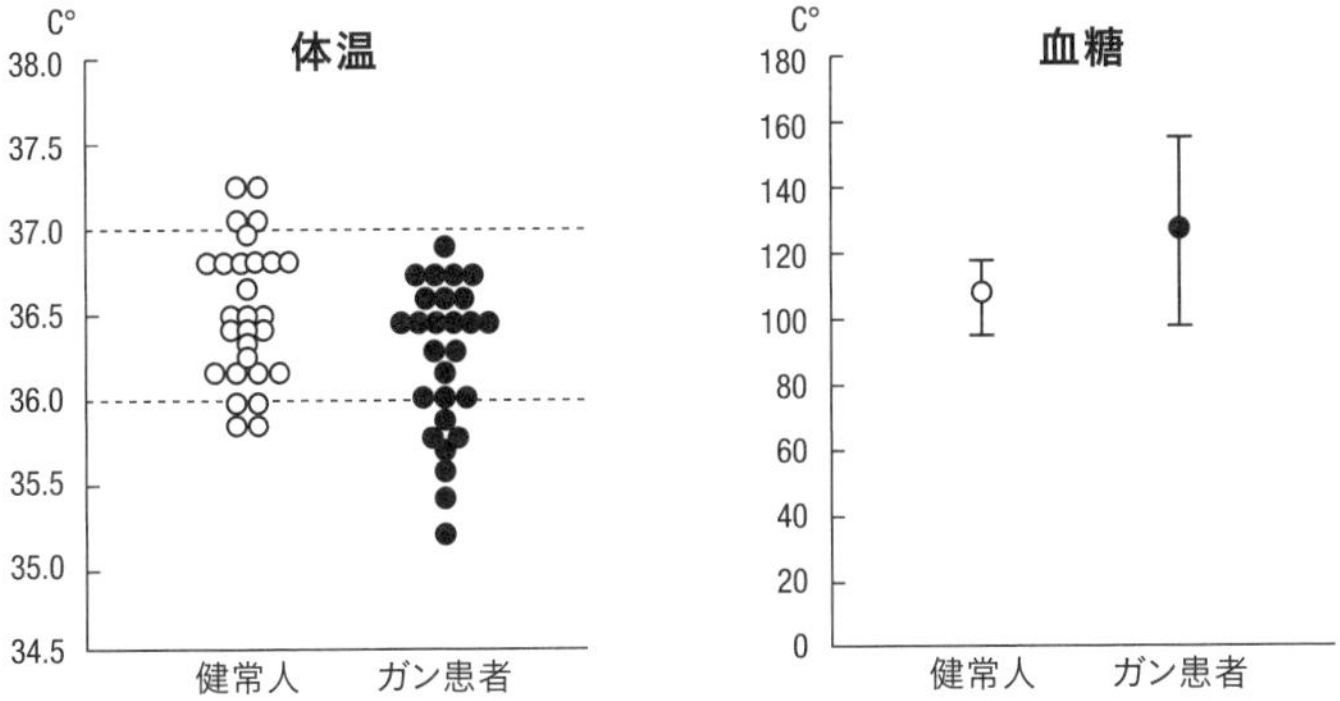


出典：Mayumi Watanabe et al ／ HEALTH (2010,2:781-788) “Internal environment in cancer patients and proposal that carcinogenes is adaputive responsu of glycolysis to overcome adverse internal condhtions”

め、細胞の分裂を抑えられなくなるのです。

低体温・低酸素・高血糖のうえにエネルギーの供給も途絶える……。こんな過《か》酷《こく》な状況下にさらされ、細胞は必死に生き延びようとします。そこで、細胞分裂抑制遺伝子が機能しないことを逆手にとって、解糖系のエネルギーを利用しながら無限に増殖するガン細胞へと変貌していくのです。

進行ガンの患者さん13名を調べた研究でも、多くの方が低体温で、血液中に含まれる酸素が少なく、血糖値も高めだったという報告があります（上のグラフ参照）。

## ガンは細胞の先祖返り

以上に述べた発ガンのメカニズムは、細胞の先祖返りと見なすことができます。生命体は危機的な状況に見舞われると原初の形態に戻って安定を得て、サバイバルを図ろうとします。これが「先祖返り」現象です。

ストレス反応で低体温・低酸素になった体内環境は、まさに20億年前の地球環境の再現です。この過酷な環境で命を絶やさないために、正常細胞は無酸素でも増殖できる20億年前の解糖系生命体に先祖返りすることで、生き残りを図ろうとしているのです。

ガン細胞が増殖しても、自律神経のバランスが正常であれば、NK細胞やT細胞、NKT細胞などのリンパ球（白血球の一種）が、ガン細胞を攻撃して増殖を食い止めます。しかし、交感神経が緊張した状態では、副交感神経の働きが抑えられ、リンパ球の数が減少してしまいます。低体温ではリンパ球の働きも低下して攻撃力が弱まり、ガン細胞の増殖にストップをかけることができません。

働きすぎや心の悩みなどをかかえた無理な生き方が、体を極限まで破綻《はたん》させ、発ガンをもたらします。実際、ガンの患者さんとお話ししてみると、家庭や職場で人間関係がうまくいっていなかった、残業が続いて疲れ切っていた、借金の心配で夜も眠れなかった、失業で悩んでいたなど、みなさん発病前の数年間、ストレスをかかえていました。

## ミトコンドリア系の活性化でガンは自然退縮する

ガンの増殖に歯止めをかけ、ガンを自然退縮《しぜんたいしゅく》させるためには、血流障害を解消して低体温・低酸素から脱却してミトコンドリア系の機能を回復させることが大切です。ミトコンドリア系が元気になれば、細胞分裂抑制遺伝子が働くようになり、ガンの増殖にストップをかけることができます。細胞の生命活動に必要なエネルギーも潤沢《じゅんたく》に供給されるようになり、免疫力を含め体のさまざまな機能も回復します。

血流障害を解消するには、これまでの生活を見直し、ストレスから逃れることです。がんばり屋さんだった人は、働きすぎをやめて体をゆっくりと休めてください。人間関係で悩みがちな人は、「このストレスでガンになった」と気づくことで、悩みすぎなくなるでしょう。体をしっかり温めるケアを行うことも大切です。

# ガンが治るメカニズム

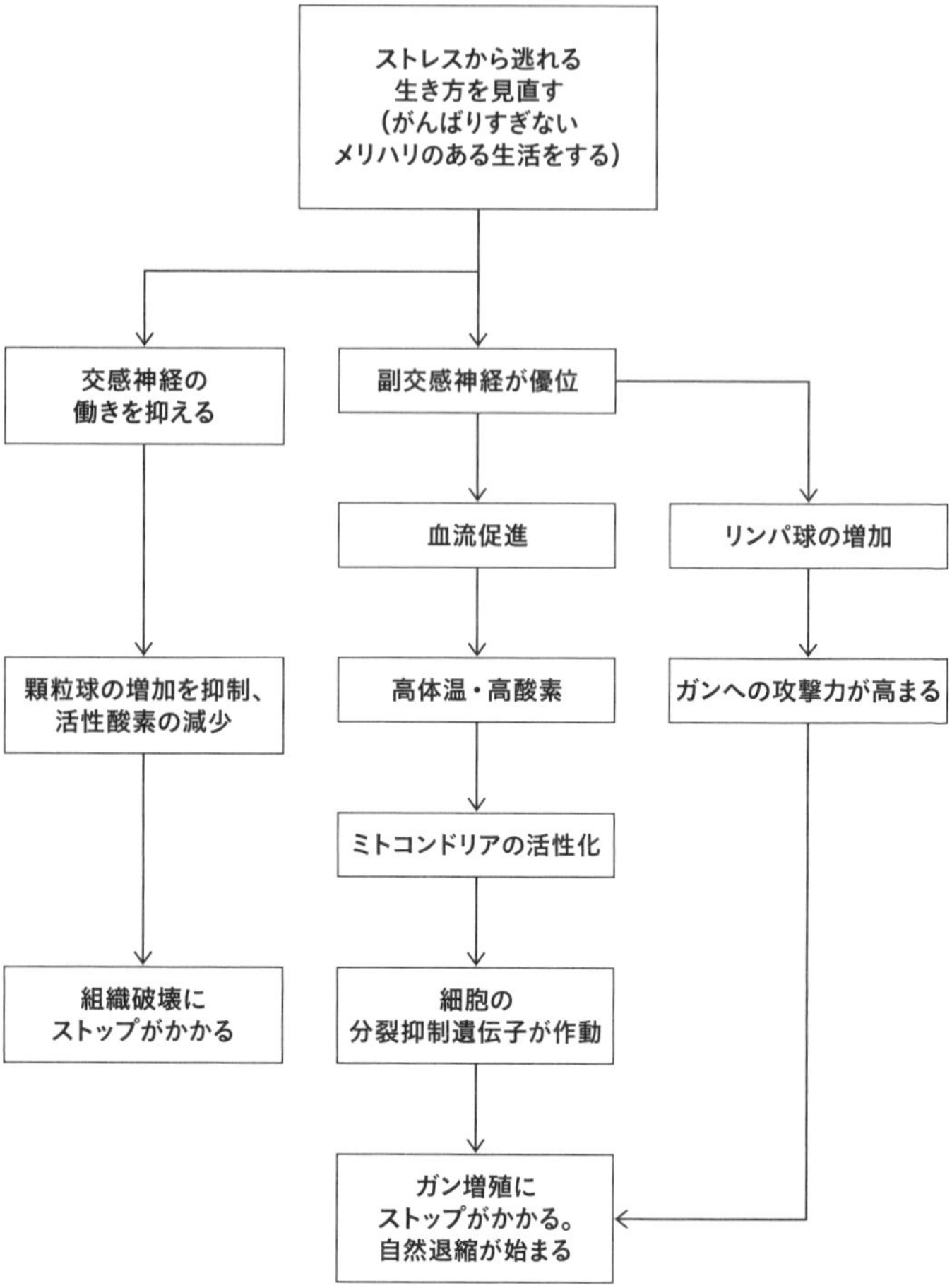
ストレスから逃れる
生き方を見直す
(がんばりすぎない
メリハリのある生活をする)
交感神経の
働きを抑える
副交感神経が優位
血流促進
リンパ球の増加
顆粒球の増加を抑制、
活性酸素の減少
高体温・高酸素
ガンへの攻撃力が高まる
ミトコンドリアの活性化
組織破壊に
ストップがかかる
細胞の
分裂抑制遺伝子が作動
ガン増殖に
ストップがかかる。
自然退縮が始まる

こうして心身をいたわるようになると、交感神経の緊張が解消し、副交感神経が優位になります。そうなればリンパ球の数もふえ、働きもよくなって免疫力が高まるとともに、血流を回復することでミトコンドリアも正常に働くようになります。

## ガンを治す４カ条

ガンの発症メカニズムがわかると、ストレスから逃れることがいかに重要なことなのかが、おわかりいただけるでしょう。ガンの３大治療を点検してみると、抗ガン剤、放射線療法は、交感神経を過度に緊張させ血流障害・低体温・免疫低下を招くので私はお勧めしていません。

手術は、ガンが大きくなり患部を圧迫して痛みの原因になっている場合、皮膚を破り体の外に出て自壊し始めた場合、食道の通りを悪くするような場合などには、必要だと思います。

ただ、その場合も、切除範囲は最小限にとどめるよう医師に伝えましょう。臓器の全摘出《ぜんてきしゅつ》やリンパ節の郭清《かくせい》（リンパ節を摘出し、その内部にガンが存在するかを調べる手術）など大がかりな手術は、体力を奪い、体の機能を低下させるので避けなくてはいけません。

手術を選択する際には、主治医の説明に納得がいかなかったり、疑問が多かったりするようなら、主治医以外の医師からセカンドオピニオンを取りましょう。セカンドオピニオンとは、診療や治療方針について、主治医以外の医師の意見を聞くことを指します。

セカンドオピニオンを求める際は、主治医から紹介された医師は避けるほうが賢明です。主治医が紹介する医師は、治療方針がたいてい同じです。セカンドオピニオンについては、本章の239ページを参考にしてください。

患者さんからよく相談されるのは、「3大療法を受けるべきかどうか、迷っている。決断できなくてつらい」ということです。迷いから抜け出せない人は、どんな選択をしても、「これでよかったのか？」「もっといい方法があったのかもしれない」「やっぱりやめたほうがよかった」など、いつまでも迷い続ける傾向があります。

迷い続けていれば心身にストレスがかかり、ガンを増殖させることにもつながって、元も子もありません。ガンに限ったことではありませんが、病気を治すためには「迷いを捨てる」「医師に依存せず自立する」「人のせいにしない」など、ご自身の気持ちをしっかりさせることが大切です。

治療の選択で迷っているときは、いちばん受けたいと思う治療を選択すればいいのです。たとえば、抗ガン剤治療を受けてみて、「やっぱり合わない」と感じたら、そこでやめたらどうでしょうか。頭の中で「どうしよう、どうしよう……」と悩んでいるより、体の感覚に従ったほうが、納得のいく決断を早く下すことができます。治療を中断する際のコツなどは、第1章の対談を参考にしてください。

最後に、ガンの相談を受けたときに、いつもアドバイスしている「ガンを治す4カ条」を紹介しておきます。参考にしてください。

**ガンを治す4カ条**

**①生き方を見直し、ストレスから逃れる**

**②ガンへの恐怖を取り除く**

**③体を消耗《しょうもう》させる治療は受けない**

**④副交感神経を優位にする養生、代替療法《だいたいりょうほう》（通常の西洋医療の代わりに用いられる療法）などを行う（詳細は第6章参照）**

## 2 「ガンの治し方」は治った人が知っている

岡本 裕

### ガン患者は進行ガンの生還者から学べ

ガンにかかったとき、だれもが知りたいのは、「どのようにガンと向き合えばいいのか?」「どうすればガンが治るのか?」といったことではないでしょうか。

この問いにもっとも的確に答えられるのは、ガンを治した方たちです。そこで、e-クリニックでは、「ガンを治すには、治した人から学べ」という考えに基づき、ガンを克服した患者さんにさまざまな聞き取り調査を行っています。

アンケートの対象は、ステージⅢ以上(再発、転移、他臓器への進展が見られ、ガンが進行している状態)を体験したガンの患者さんたちです。ステージⅢ以上になると、通常では完治が難しいとされています。いうなれば死の宣告を受けた状況から生還し、その後、5年以上健やかに暮らしている人たちがアンケートの対象者です。

**ガンが治った人、治らなかった人の決定的な違い**

＊ガンサバイバー 101 人の回答（e-クリニックまとめ）

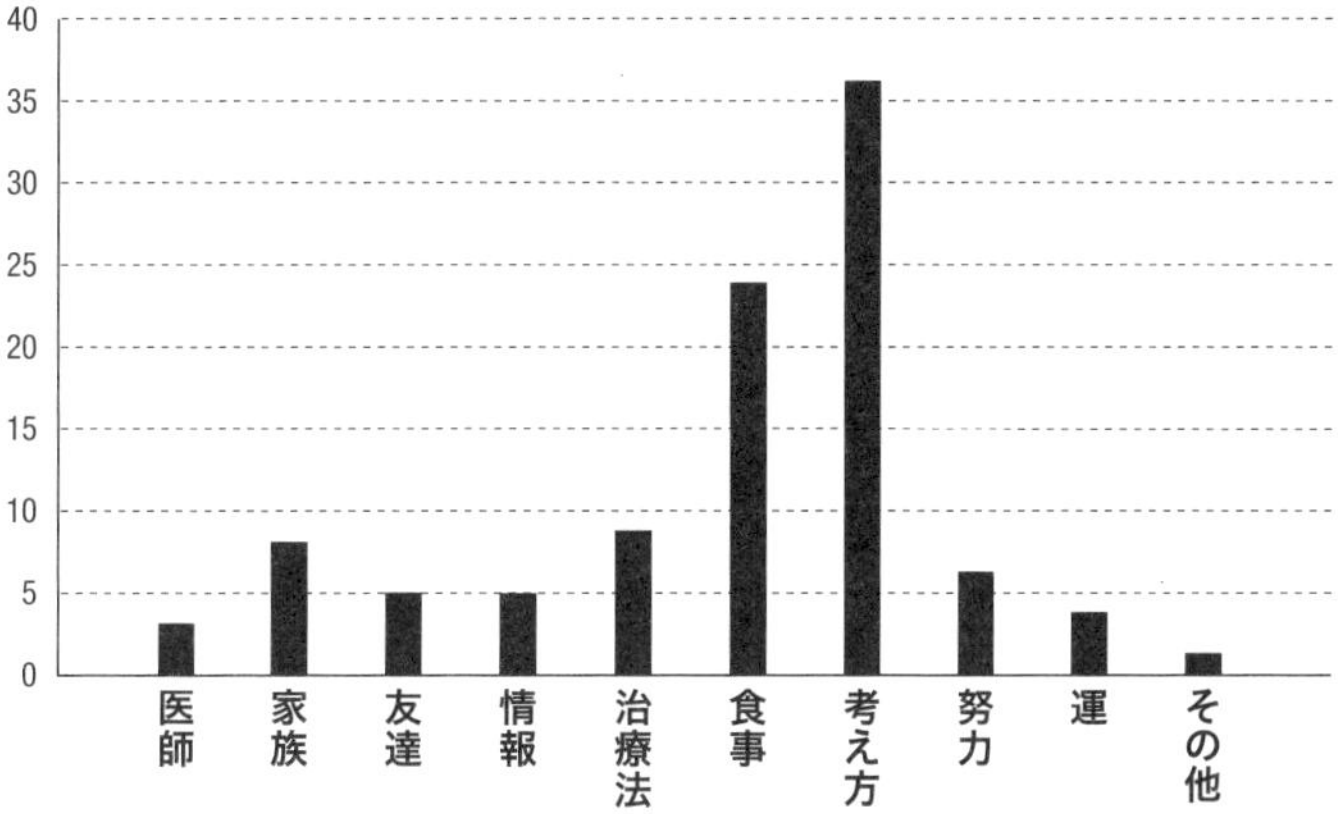


「ガンが治ったあなたと、ガンが治らない方との違いがあるとすれば、なんだと思いますか？　両者の決定的な違いを一つだけ選ぶとすれば、なんでしょうか？」という問いに答えていただきました（上のグラフ参照）。

結果は、101名のうち、36名が「考え方」と答え、その次に「食事法」（24名）と答えています。

ステージⅢからの生還と聞くと、「いい医師に当たったのかな？」「運がよかったに違いない」「よほど効果的な治療だったのだろう」と想像されがちです。ところが意外にも、「治療法」と答えた方は9名、「医師」（病院）は3名。なんと、「運」を選んだ4名より少ないという結果になりました。

それでは、ガン克服を果たした「考え方」とは、具体的にどのようなものなのでしょうか。

「考え方」と回答した方たちは、みなさん、「ガンになってから、今までの生き方を変えた」と答えています。「生き方を変えた」といっても、この方たちが特別なことをしたわけではありません。

「ガンになった体を治すにはどうすればいいのか？」を考えた結果、次のようにライフスタイルを変えたというのです。

たとえば、食事を玄米菜食《げんまいさいしょく》を中心に変える、軽い運動を習慣づける、仕事優先をやめて休養を取る、じゅうぶんに睡眠を取るなど、生活を切り替えたことで、ガンの克服につながったといいます。

## ガン克服のカギを握る自己治癒力

生き方を切り替えることが、なぜガンの治癒《ちゆ》に結びつくのでしょうか？　それには、ガンという病気の本質を理解することが大切です。

たとえば胃ガンにかかったら、「胃の病気にかかった」と思う人が圧倒的でしょう。胃ガンが胃だけの病気であれば、胃を切り取ってしまえばガンは治るはずです。しかし、現実には胃を切り取っても、再発したり、しばらくしてほかの臓器にガンが転移したりすることは少なくありません。

胃を切り取っても、ガンは治らない。この事実は、ガンは一部の臓器の病気ではなく、全身の病気であることを教えてくれます。

ガンに限らず、現代医学はどのような病気も「一部の臓器に生じたエラー」ととらえています。このような誤解が生じるのは、臓器別治療に終始する現代医学のあり方に原因があります。

現代医学はどんどん細分化し、昨今は遺伝子レベルまで解明が進んでいます。この流れにあっては、人間を臓器別に診《み》て、肝臓、胃、腸などの悪い部分を特定したら、その悪い部分を取り除けば病気は治るという考え方が主流になります。ゆえに医師はもちろん、患者さんも、ガンを体の一部に生じた悪い現象ととらえ、この現象（ガン）を取り除くことに必死になるのです。

「3大療法（手術、抗ガン剤、放射線治療）は、ガンを排除する手段」——患者さんは、そう期待して治療を受けます。確かに3大療法には即効性があり、これによってガンが消えることはあります。ガンが消失すれば、医師も、患者さんも、「これで完治した！」と考えます。

しかし、ガンを生み出した大本の原因が改善されない限り、ガンはいずれ息を吹き返してきます。それも、再発、転移という、もっとやっかいな姿で現れるのです。復活したガンをさらに3大療法で撃退しようとすれば、患者さんの体には大きなダメージとなり、ついには体力を失って力尽きてしまいます。

臓器を狙い撃ちする治療はモグラたたきにすぎず、ガンの治癒には結びつきません。ガンを根本から治すには、患者さん自身の全身の栄養状態を改善し、気力や体力を回復させることが不可欠です。これによって、ガンを駆逐《くちく》する自己治癒力《じこちゆりょく》（免疫力）が増強し、ガン克服に至ります。

## 「セルフ治療」の3本柱

「自己治癒力がガン克服のカギ」といわれても、ガンをかかえている状況では、不安や心配ばかりが募《つの》って、心はいっぱいいっぱいです。「前向きに物事を考えるなんて、とうてい無理」と思う人もいるでしょう。そうした気持ちになるのは、もっともです。

まずは、自分にできることから始めてみましょう。
ｅ－クリニックが患者さんにお勧めしているのは、自分でガンを治すための「セルフ治療」です。

冒頭でお話ししたように、ガンを治すには、治った人から学ぶのがいちばんの近道です。ｅ－クリニックでは、進行ガンから生還した方たちが実践された養生法を教わっています。「ガンの治癒に役立った」という事項について、その一つひとつに検証を重ね、取捨選択を行ったうえでまとめたものがセルフ治療なのです。

詳しい内容は第6章で説明します。ここでは、セルフ治療の概略について触れておきます。セルフ治療は、次のように3本柱からなっています。

**①メンタル**

ガンを治すうえで、もっとも大切なことは、ご本人が「治る」と思うこと。それも、医師任せにするのではなく、「自分で治す」という自立心をもつことが不可欠です。「メンタル」では、ガンと向き合うときの考え方や心の持ち方、ストレスの対処法などを身につけていきます。

## セルフ治癒の概念図

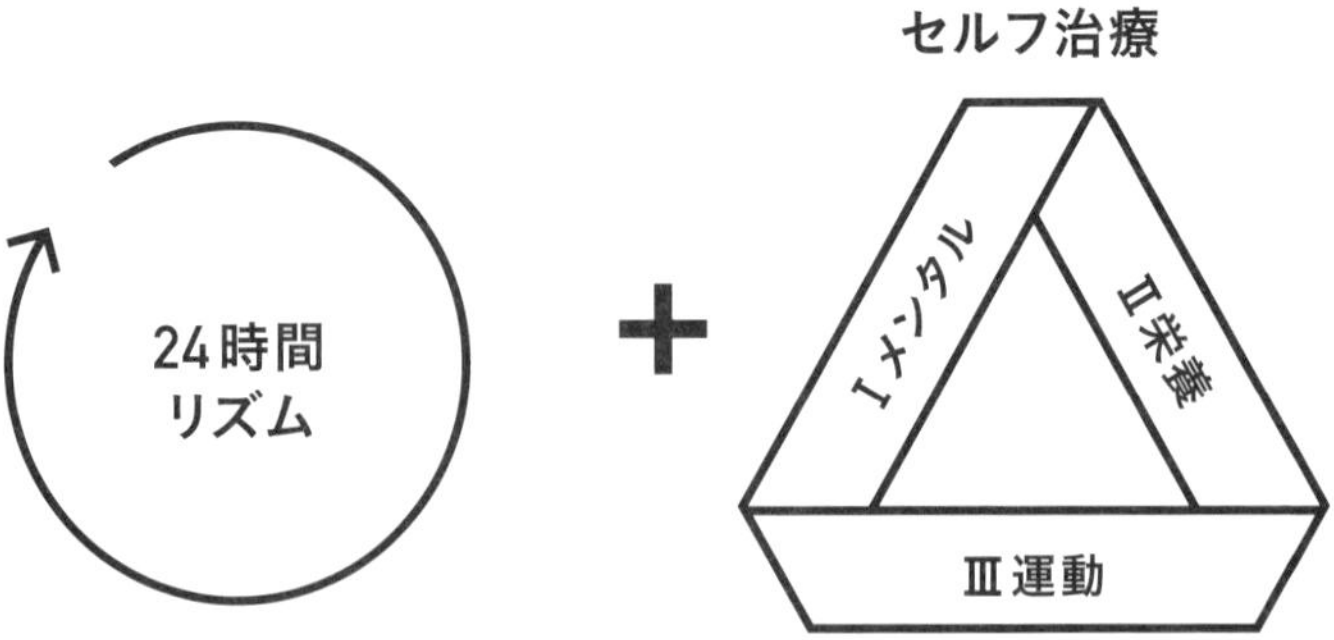


セルフ治療はまず生活リズムの改善から

### ②食事

ガン発症の大きな原因の一つは、食生活の乱れです。ガンとわかったら、体力・気力・免疫力を増進させる栄養をしっかり摂《と》ることが大切です。「食事」では、体にプラスになる食べ物、マイナスになる食べ物を把握《はあく》し、ガンを克服する食生活に変えていきます。

### ③自律神経のバランスと血行（運動）

じゅうぶんに栄養を摂っても、血液の流れが滞《とどこお》っていては細胞に行き渡りません。免疫力を発揮するためにも、血行の改善は不可欠です。「自律神経のバランスと血行」では、自律神経のバランスを整え、血行を促すマッサージや、種々の手当てのやり方を覚えて血行を改善します。

セルフ治療を実践し、ライフスタイルを改めていくことによって、全身の栄養状態が改善し、自己治癒力も強化されます。

## 24時間のリズムを大切にする

セルフ治療で最初にお勧めするのは、「24時間の生活リズムを整える」ことです。昼間は体を活発に動かし、夜はしっかり休む。一日のうちで、オンとオフをはっきりさせ、生活にメリハリをつけることで自律神経の乱れが改善し、ガンを治す土台ができます。あまりに単純なことで拍子抜けするかもしれませんが、この単純なことができていないために、悪循環に陥《おちい》っているガンの患者さんが実に多いのです。

昼間、体をほとんど動かさず、食べてはごろごろするといった運動不足が続くと、慢性的な便秘になり、寝つきが悪くなって寝不足になります。寝不足が続くと、疲労感がたまり、うつ傾向に陥ります。うつになると、さらに運動不足がひどくなり、体の代謝機能《たいしゃきのう》も落ち込み、自己治癒力が低下して、〝ガンが治りにくい、負のスパイラル〟から抜け出せなくなります。

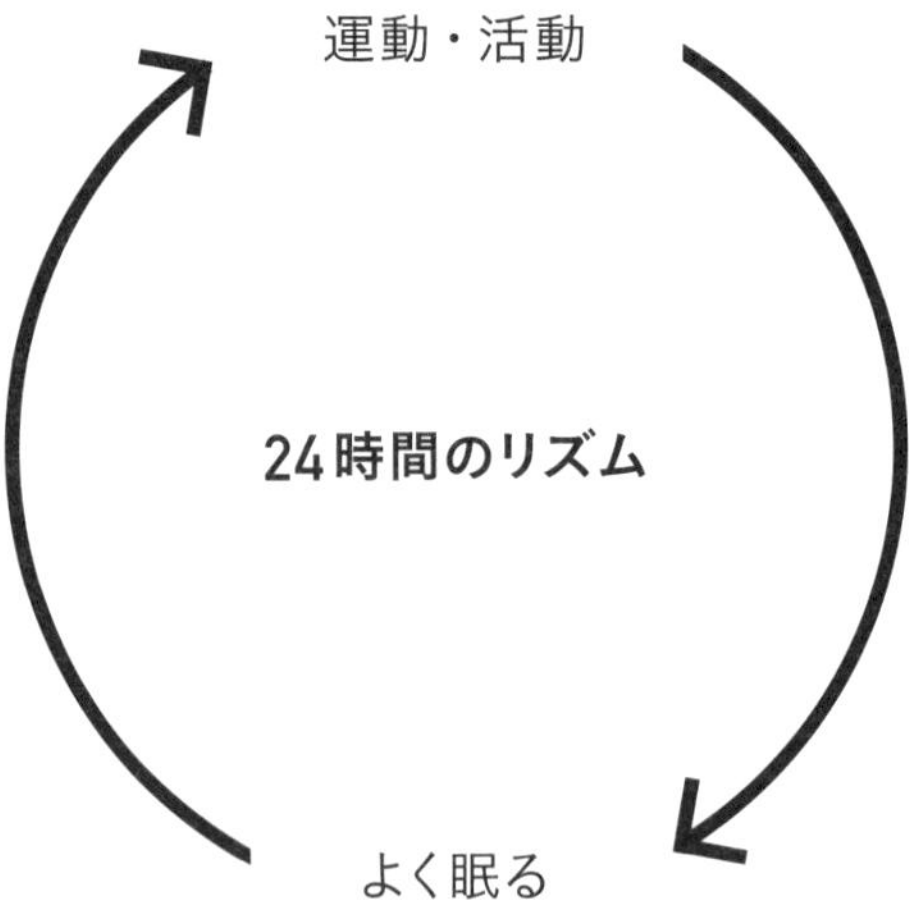


自己治癒力が低下する負のスパイラル

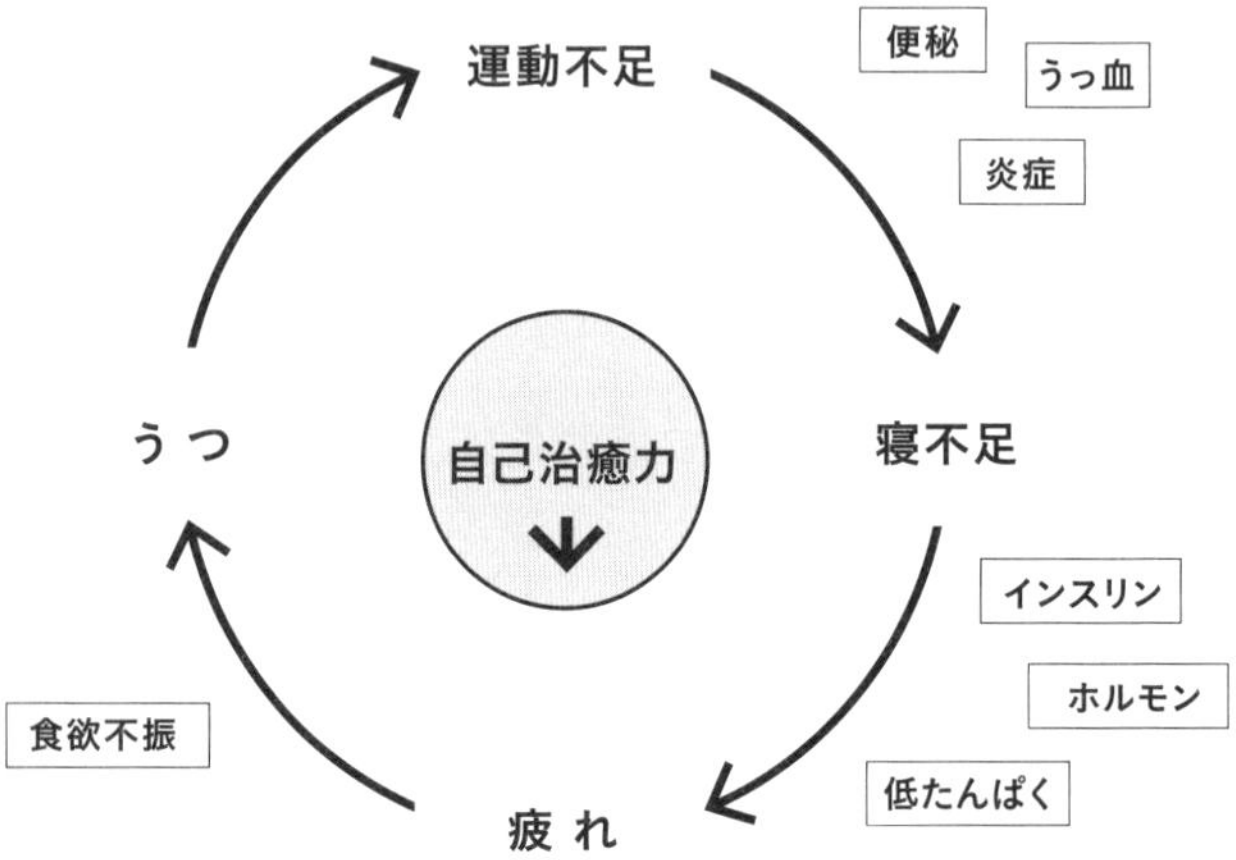

実はこのスパイラルには、グルコース（砂糖）やホルモン、インスリン、炎症、運動不足など、ガンの増殖を促進する、いわばガンが大好きなものが揃っています。すなわち、運動不足で〝食っちゃ寝〟を続けると、カロリーの摂りすぎで血中にグルコースがだぶつき、インスリンなどのホルモンが増加します。また、運動不足になると血流が悪くなり、組織の修復が進まず体内の炎症が治まりません。血流が悪ければ酸素が不足し、ガンが大好きな体内環境ができてしまうのです。

昼間、体をしっかり動かしたり、腹式呼吸などを行ったりすると、血流がよくなり冷えが解消し、体内に酸素をじゅうぶんに取り入れることができます。血流がよく酸素がたっぷりある冷えのない体は、ガンがもっとも嫌う環境です。24時間のリズムを整えることは、ガン治療に直結するというわけです。

## ガンが治る人と治らない人の違い

ガンとわかった当初、「なんで自分だけ不幸なんだ」「どうして、こんな理不尽な目に遭《あ》うのだろう？」など、恨みつらみでいっぱいになってしまう人は少なくありません。こうした否定的な思いを引きずっていると、なかなかセルフ治療にも取り組むことができません。こうした傾向は、どちらかというと男性に強く見られます。

また、男性は権威を重視しがちで、「現代医学の最先端治療で治せないのに、玄米菜食でガンが治るわけはないだろう」と考え、セルフ治療に身が入りません。このような人は、権威のある医師から、「余命はあと半年です」などと宣告されると、途端にあきらめモードに入ってしまいます。権威の呪縛《じゅばく》にはまって死を待つだけになり、宣告通りの期間で亡くなってしまう方もいます。

女性の場合には、ガンを宣告された当初は落ち込みますが、「かかってしまったものはしょうがない。体にいいことをやってみよう」と切り替えが早い。すぐセルフ治療をスタートするので、体調がよくなっていく人が多いのです。

患者さんを見ていると、「ガンが治る人」の特徴は、心の持ち方や考え方を柔軟に変えられる人です。考え方が変われば行動も変わり、ガンになったライフスタイルを見直すことができるからです。反対に、「ガンが治らない人」というのは、自分をチェンジできない人といえます。

e－クリニックでは、セルフ治療の効果を見るために、セルフ治療をした人と、しなかった人の体調の変化を調べました。左ページの円グラフが示す通り、その違いは歴然としています。

## セルフ治癒をした場合としない場合の効果の違い

### 大腸ガン

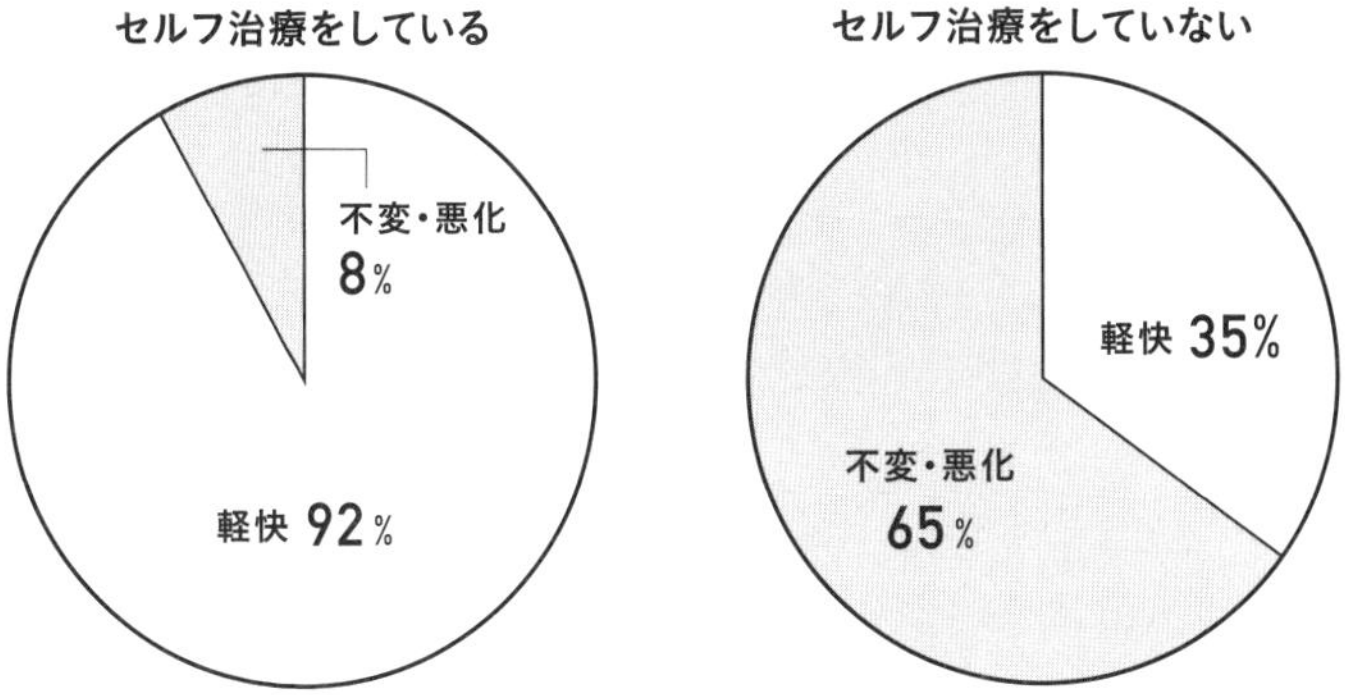


### 乳ガン

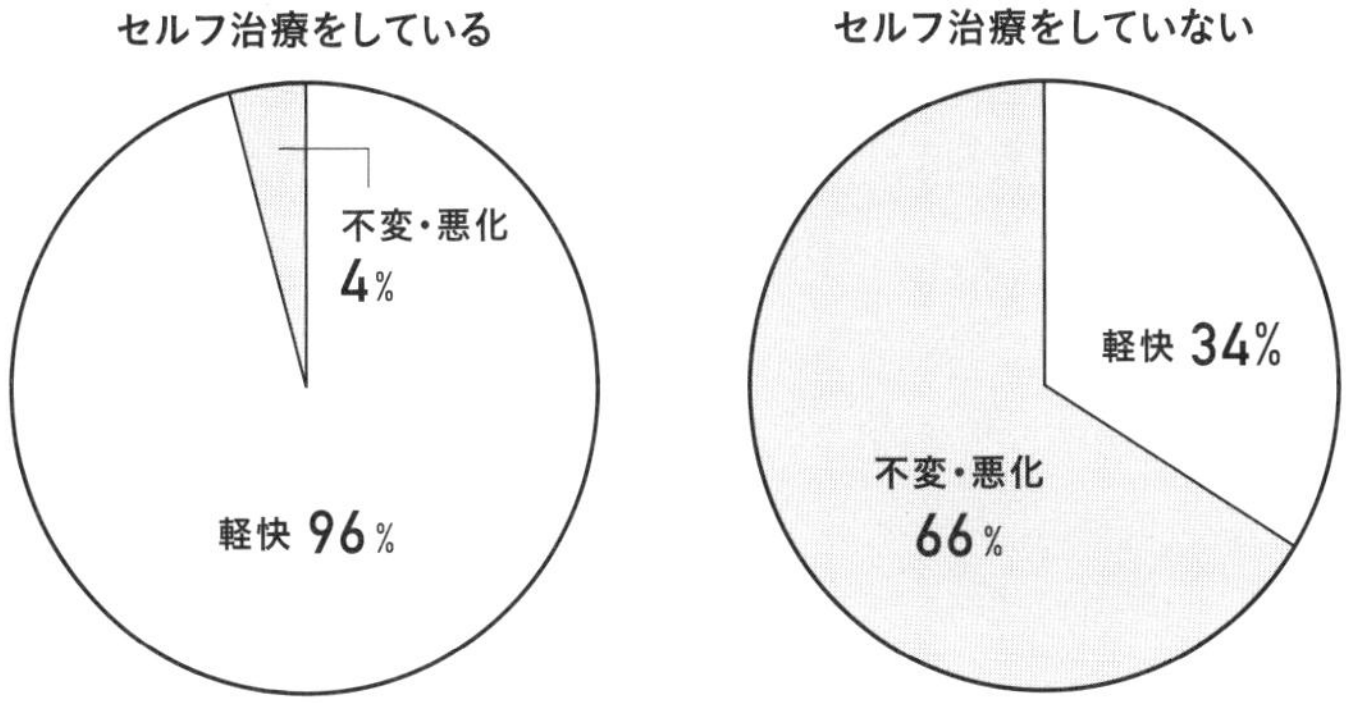

ガンという病気には、「これをすれば治る」という特効の治療法はありません。3大療法を受けたとしても、それだけで完治に至るのは難しく、自己治癒力を高めるセルフ治療は必須《ひっす》と断言できます。ステージⅢ期、Ⅳ期の人は、セルフ治療を行わずにいると、死亡率がかなり上昇します。

これは、患者さんを脅すために申し上げているのではありません。セルフ治療を実践することで、医師から見放されたケースであっても、治癒率は高めることができることを知っていただきたいのです。

こうなると、「3大療法は、なんのために受けるのか？」と思う人もいることでしょう。

3大療法には、「時間稼ぎ」という意味があります。私はよく坂道を例に、次のように患者さんに説明しています。

ガン患者であるあなたは、険しい坂道に立っています。がけ下に落ちかかる（つまり死の）寸前まで来ているとき、3大療法は、坂道のより上の位置へと患者を引っ張り上げる手段です。これによって、多少の時間稼ぎができます。

ただ、これは文字通りの時間稼ぎです。何も手を施さなければ、またもや同じ過《あやま》ちのくり返しになります。過去の生活のさまざまな要因が積み重なって、ガンは発症

## ガンを坂道にたとえると

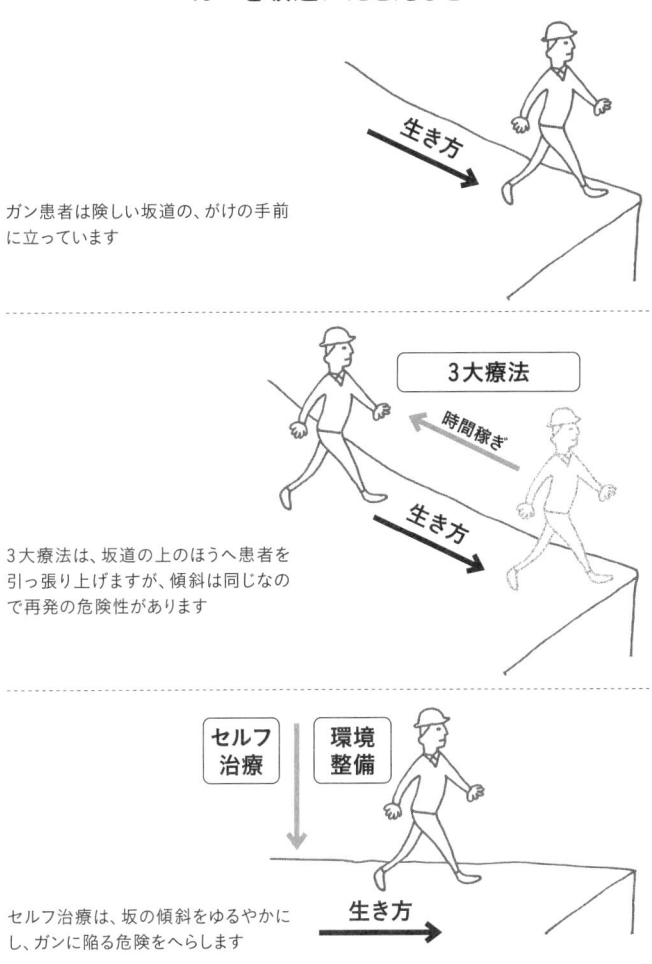

ガン患者は険しい坂道の、がけの手前に立っています

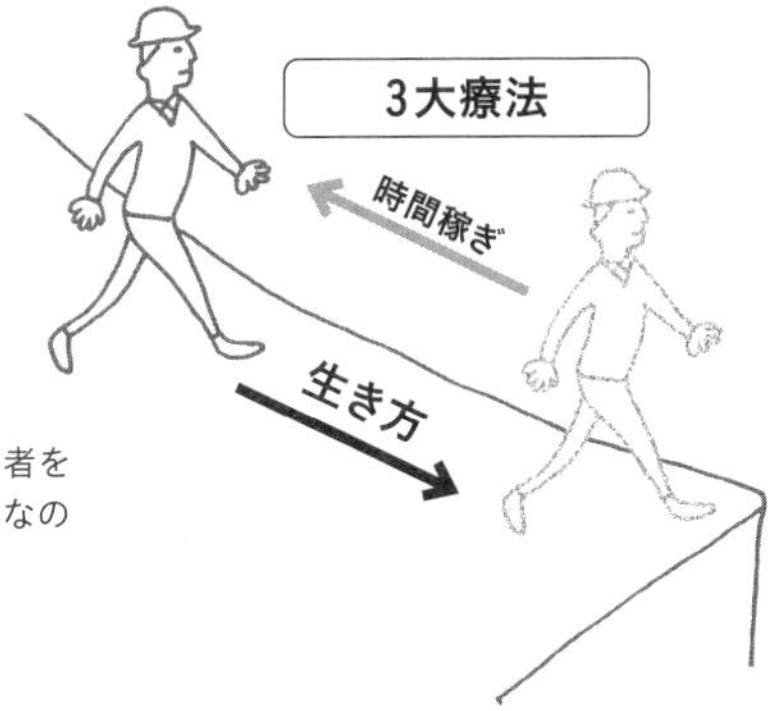


3大療法は、坂道の上のほうへ患者を引っ張り上げますが、傾斜は同じなので再発の危険性があります

セルフ治療は、坂の傾斜をゆるやかにし、ガンに陥る危険をへらします

治療の優先順位

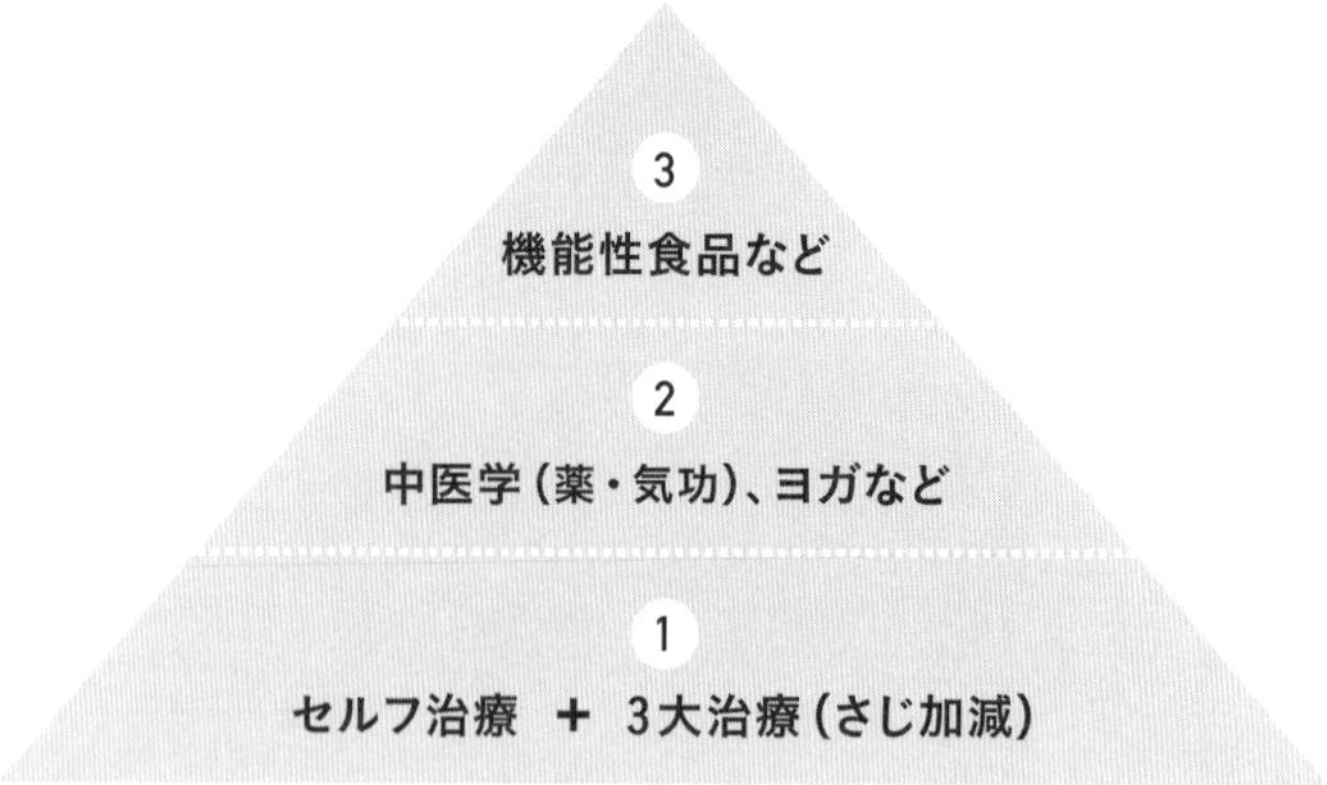


セルフ治療がガン退治のベースとなる

します。たとえば、働きすぎやストレスをかかえたつらい生活、偏った食事などを修正しなければ、同じ坂道をズルズルと下がり、再発する危険性があります。

だからこそ、これまでの生活を見直し、セルフ治療を実践して、ガンにつながりそうな生活の諸要素を排除していくことが大切なのです。自助努力をすれば、坂の角度はゆるやかになります。坂道がゆるやかになれば、これまでのように急な坂を転がり落ちていく危険が少なくなります。

医師が行う手術、抗ガン剤、放射線の３大療法は、あくまでもセルフ治療を実践する時間を作り出すために行うものと考えましょう。３大療法の受け方については、次項で説明します。

セルフ治療をガン治療の土台とすれば、ガンを治すための次の選択肢として挙げられるのは、中医薬《ちゅういやく》（中国の伝統医学の薬）や気功《きこう》（一種の生命エネルギーである気を鍛錬する健康法）、ヨガなどです。これらは副作用がほとんどなく、うまく活用すれば大きな効果が期待できます。

そして、3番目の選択肢には、健康食品や機能性食品などがあります。率直にいうと、健康食品や機能性食品などは、たまにはいいものがあるという程度です。非常に高価であったり、副作用があったりするなどマイナス面が目立つものが少なくないので、eークリニックでは、積極的にお勧めしていません。

## 納得できる治療をするためのコツ

3大療法で時間稼ぎをするには、医師の技量がかかっています。ガンの勢いと患者さんの体力のバランスを絶えず見ながら、患者さんの力が優勢になるように導くことが医師の役割です。

抗ガン剤がどうしても必要なケースには、期間を短く、抗ガン剤の量をへらすなどのさじ加減をすれば、最低限の副作用で最大の効果を得ることができます。

ただ、治療を行う医師の技量によって、患者さんが得られる恩恵に差が出ることも事実です。患者さんの体力が明らかに弱っているのに、まったくさじ加減をせず、抗ガン剤をめいっぱい投与する医師や、栄養確保をきちんと行わない医師もいます。

患者さんの免疫力は、リンパ球数をチェックすることで推し量《おはか》ることができます。

しかし、こうした基本的なチェックを行わずに治療を始める医師は少なくありません。リンパ球数が1000個／㎣を大きく下回っている場合、抗ガン剤を使用すれば、患者さんにはかえってダメージとなります。マニュアルで治療を行っている医師は、個々の患者さんの状態に配慮できないことがあります。

また、患者さんが精神的に落ち込んでいるのに、なんらメンタルケアを施そうとしない医師、患者さんの痛みや吐き気などに鈍感な医師もいます。こうした医師に治療を受けていると、ガンを克服することが困難になります。

「医師を信用してはいけない」というつもりはありませんが、「先生にすべてお任せします」などと過度に医師に頼ったり、「主治医のいうことがいちばん」などと、一人の医師に忠誠を誓ったりすると、いい結果が得られないことが多いのです。

一人の医師にできることは限られています。主治医だけに自分の命を預けるのは無謀というほかありません。

また、医師は自分の専門分野はわかっても、ほかはあまり知らないというのが普通なのです。

## セカンドオピニオンの勧め

ガン治療については、「医師を上手に活用すればいい」というのが私の考えです。

実際、ガンを克服した人たち、つまりガンサバイバーの多くが、「ガン治療そのものについては、一人の医師に頼らなくてよかった」といいます。こうしたサバイバーの生の声を、私たちは真摯《しんし》に受けとめる必要があると思います。

自分が納得できる治療を受けるためには、セカンドオピニオンを取ることが大切です。

ことに、主治医から提案された治療方針が、体に大きな負担を与える治療法だった場合や、次のような判断を迫られた場合は、主治医以外の医師の意見をもらうように必ず心がけましょう。

①このステージで、手術を受けたほうがいいのか？
②体力が落ちているが、抗ガン剤治療を受けるべきか？
③手術より放射線治療のほうが、体へのダメージが少ないのではないか？
④３大療法をやめて、中医学による治療とセルフ治療だけに専念したほうがいいのだろうか？

治療方針を決める重大な局面では、主治医一人に頼るより、第2、場合によっては第３の意見を求める必要もあります。

３大療法を受ける、あるいは断念する。どちらを選択するにしても、第2、第３の意見が判断材料になります。セカンドオピニオンを求める場合、次の点を参考にしてください。

①主治医とはまったく違う系列の医師の意見を聞く

医師の多くは、狭いタテ社会に生きています。同じ大学の出身者の場合、双方に面識がなくても治療方針が似ています。研修した病院が同じであったりすれば、顔見知りの可能性もあり、同窓であることに配慮して意見をいう可能性もあるのです。

こうした点を考えると、単に病院を変えるだけでは、セカンドオピニオンを取る意味がありません。最近は医師の経歴をインターネットで調べることも可能になりました。意見を求める際には、病院で掲載している「医師のプロフィール欄」などを参考にして、主治医とは系列が異なる大学の出身者を探しましょう。

首都圏や大都市では、複数の医科大学が存在していることが多いので、別の系列の医師を探すのは、さほど難しくありません。しかし、地域によって、医科大学が一つしかない場合もあります。こうなると、勤務医から開業医まで同じ大学の出身者で占められていることもあります。

こうした地域の公立系の病院では、有益なセカンドオピニオンを得られる可能性が低くなります。この場合の解決策は、隣接する都道府県で医師を探し、セカンドオピニオンを求めることです。

### ②主治医と異なる「科」の医師の意見を聞く

ガン治療に携わるのは、主として外科、内科、放射線科の3科の医師です。主治医が外科なら、内科や放射線科の医師にも意見を聞いてみましょう。医師は自分の専門の立場から、治療の選択肢を提案するので、ほかの治療法があったとしても、それが専門外の場合、第1選択肢として勧めないことが往々にしてあるからです。

たとえば、主治医が外科の医師で、手術を勧められたとします。ほかに有効な治療手段があったとしても、外科医は患者さんに手術を第1選択肢として勧めがちです。異なった立場から、異なった意見を得ることが大切です。

### ③3大療法以外の治療法に詳しい医師の意見を聞く

中程度以上に進行したガンの場合には、現代医学だけの治療のみで成果を上げることが難しいケースが少なくありません。このようなケースでは、手術・抗ガン剤・放射線治療の3大療法以外にも詳しい医師の意見を聞くことをお勧めします。

eークリニックに相談に見えた患者さんの経過を追跡すると、これらのケースでは中医学を併用したほうが、いい治療成績を示しています。

セカンドオピニオンを求める際に必要な書類やデータは、現在の主治医に依頼しましょう。その際、「診療情報提供書を書いてください」といえば、セカンドオピニオンを求める意思表示になります。画像診断のデータも、併せて借りてください。

万が一、主治医があなたの要請を拒んだ場合は、その主治医のもとでの治療は中止したほうがいいでしょう。セカンドオピニオンを求めたとき、主治医がどのように対応するかは、治療を続けていいかどうかの貴重な判断材料になります。

医師に拒絶されたからといって、落ち込む必要はまったくありません。よりよい治療に変えるチャンスに恵まれたということですから、喜んでいいのです。

## ガンサバイバーを参考にする

ガンの治療では、治療方針をなかなか決められずに迷い、悩む人は少なくありません。私が患者さんにお勧めしているのは、患者会に参加することです。患者会でガンサバイバーと交流することで、今後の治療方針を決定するための貴重な意見を得ることができます。

ガンの治療では、3大療法を含めて単独で効果が得られる特効治療は存在しません。しかし、特効治療を求めてさまよう人は少なくないのです。こうした患者さんは、依存心が強くなり、ご自身の自己治癒力（免疫力）も、信じられなくなっています。この状態では、いい結果は望めません。

ガンを治すのは、患者さんに内在している自己治癒力です。ガンサバイバーの体験談には、この大事な事実に気づかせてくれるものがあります。ご自身の耳でじかに聞くことで、患者さんは感銘を受け、元気をもらい、気持ちが楽になり、なにより「自分一人ではない」と孤独感から抜け出すこともできます。

余命宣告を受け落ち込んでいた人が、ガンサバイバーから「私も宣告されましたけど、今、こうして生きていますよ！」といわれた瞬間から、めきめき元気を取り戻す場面にしばしば遭遇《そうぐう》します。

人間は孤独になると、弱気になって悪いことばかり考えるようになります。互いに励まし合える仲間を持つことが、大きな心の支えになります。実際にガンを治した方の体験談を聞くことで、さまざまな気づきが得られ、ガンとどのように向き合えばいいのか冷静に考えられるようになります。

こうして心が変化する過程で、ガンを招くもとになった、それまでの生き方や考え方を改め、ライフスタイルを見直すことの大切さを実感できるようになるでしょう。同時に、主治医に盲目的に依存するのではなく、「自分で治そう」という自立できるようになります。

自立した患者さんは考え方も柔軟になり、一つの治療法に固執《こしつ》しなくなります。玄米菜食や民間療法、代替療法など、自分でできることを続けながら、必要とあれば3

大療法も上手に取り入れるようになります。

最終的に治療法を選択するのは患者さん自身です。さまざまな情報を集めることで、納得のいく決断を下すことができるでしょう。

第5章

# 薬と手を切る「4週間ルール」

安保徹　岡本裕

# 1 薬の弊害を理解する　安保　徹

## 薬が治癒の足を引っ張っている

持病をかかえて通院している人で、「薬を服用していない」という人はまずいないでしょう。

高血圧には降圧剤、糖尿病には血糖降下剤、腰痛には痛み止め、アトピー性皮膚炎にはステロイド軟膏《なんこう》……。対症療法《たいしょうりょうほう》（そのときどきの症状に応じた治療法）が中心の今日、病気の診断がついたあとは、投薬を受けることが、患者さんにとっても当たり前になっています。

医療には、患者さんの苦痛を取るという役割もあります。痛みや熱で苦しんでいる患者さんを診《み》れば、「楽にしてあげたい」と医師が思うのはもっともです。症状が激しく現れている急性期であれば、薬を用いて痛みや熱、かゆみ、腫《は》れなどの苦痛を和らげるのはいいと思います。体を楽にすることで体力を温存し、回復に向かうエネルギーを蓄えることができ、患者さんにもプラスになります。

私が危惧《きぐ》しているのは、急性期を過ぎて症状が落ち着いたあとも、薬の投与を続ける維持療法を行うことです。現代薬のほとんどは交感神経《こうかんしんけい》（血管や内臓を支配し、全身の活動力を高める働きをする神経）を緊張させる作用があります。薬を連用すれば血流障害、低体温、顆粒球《かりゅうきゅう》（体内に入った細菌や異物を殺す働きをする血液中の細胞成分である白血球の一種）の増加が起こるのは必至だからです。

そもそも、ストレスによる交感神経の緊張で病気になっている人が、薬を使えば交感神経の緊張はさらに強まり、治るものも治せません。薬の中にはミトコンドリアの機能を低下させるものもあり、新たな不調を呼び寄せることにもなります。薬に頼り切る対症療法こそ、免疫力《めんえきりょく》（病原体などに抵抗して病気を防ぐ力）を低下させる元凶なのです。

薬を使い続けることの弊害《へいがい》はもう一つあります。

痛みや熱などの不快な症状は、体が病気から脱却するときに生じる治癒反応《ちゆはんのう》です。現代医学・現代医療は、この点を理解しておらず、症状を悪者扱いして、徹底的に薬で抑え込んでしまいます。これで治癒反応が止まり、体は治るきっかけを失ってしまうのです。患者さんも症状が治癒反応だとは思っていませんから、「つらい症状を取ってほしい」「病気が悪くなったら困る」という理由から薬に依存します。

我慢できないほど症状がつらいとき、症状の2～3割を軽くするつもりで薬を使うのは仕方ありません。しかし、病気を治癒に導くためには、不快な症状も甘んじて受け入れる必要があるのです。

・薬をやめたいが、病気が悪化しそうでやめられない
・症状がつらいから、薬を飲み続けたい
・医師に「一生飲み続けなければダメ」といわれたから、やめられない

こうした理由から、薬をやめることに抵抗や不安を感じる人は多いと思います。症

状が持つ意味や症状への対処の仕方、薬が体に及ぼす影響がわかると、薬をやめることへの迷いもなくなります。

以下で、症状が起こるしくみを説明しましょう。

## 不快な症状が起こるしくみ

病気の多くは、ストレスによる交感神経の緊張で生じます。交感神経が緊張すると、血管が収縮する影響で血流が悪くなるとともに、顆粒球が放出する活性酸素《かっせいさんそ》（ふえすぎるとガンをはじめとする生活習慣病などを引き起こす有害分子）がふえるため、体内のあちこちで組織破壊が起こります。内臓の働きも低下して、さまざまな病気が発症します。

また血流障害から低体温になり、エネルギーを作り出すミトコンドリア系の働きも悪くなります。

エネルギー生成が滞《とどこお》れば細胞は活力を失って全身の代謝《たいしゃ》（細胞の入れ替え）が低下し、さらに体調が悪化するという悪循環に陥《おちい》ります。

# 治癒反応が起こるしくみ

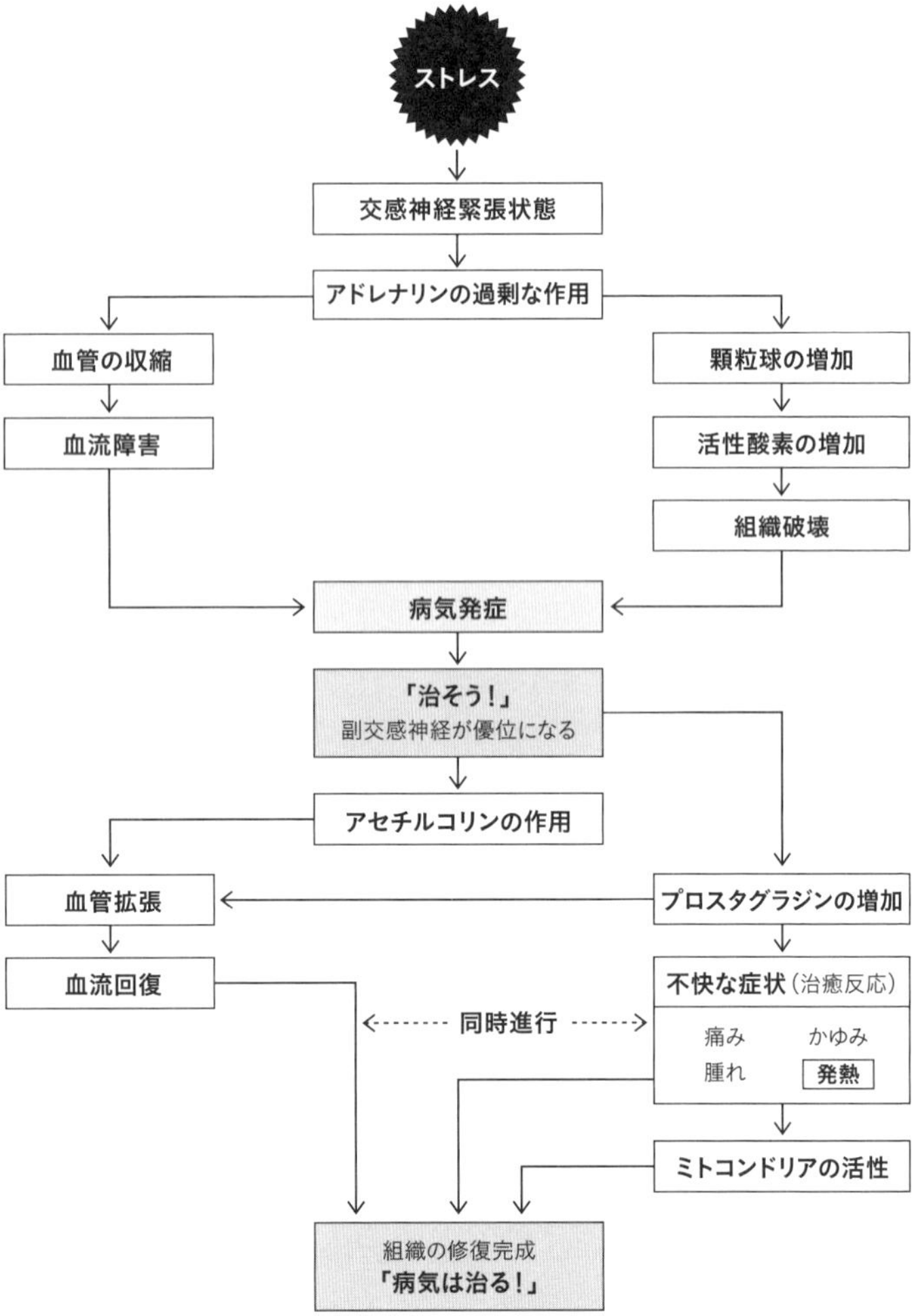
ストレス
交感神経緊張状態
アドレナリンの過剰な作用
血管の収縮
血流障害
顆粒球の増加
活性酸素の増加
組織破壊
病気発症
「治そう！」
副交感神経が優位になる
アセチルコリンの作用
血管拡張
血流回復
プロスタグラジンの増加
不快な症状（治癒反応）
痛み
かゆみ
腫れ
発熱
同時進行
ミトコンドリアの活性
組織の修復完成
「病気は治る！」

交感神経が緊張する↓血流障害・低体温・代謝機能の低下・顆粒球増多↓組織破壊↓内臓機能の異常↓病気

健康を取り戻すためには、壊れた組織を修復し内臓の働きを正常化しなくてはなりません。そこで体は副交感神経《ふくこうかんしんけい》を優位にして血管を開き、血流をふやして組織の修復を行います。ここで組織破壊が生じたプロセスの逆をたどることになります。

**副交感神経を優位にする↓血流回復・体温上昇・代謝機能の亢進《こうしん》↓組織修復↓内臓機能の正常化↓健康回復**

この修復作業の際に分泌《ぶんぴつ》されるプロスタグランジンというホルモンが、痛みや発熱、腫《は》れなどの不快な症状をもたらします。

**痛み・腫れ——血流をふやして壊れた組織を修復**

プロスタグランジンには、

①血管を開く
②発熱させる
③痛みを起こす

という3つの働きがあります。副交感神経が優位になってプロスタグランジンが分泌されると、体内の破壊された箇所に血液が押し寄せて修復が始まります。その際、同時に痛みや発熱、患部が赤く腫れ上がるなど不快な症状も起こるため、つらい思いをするというわけです。

痛みや腫れはつらいですが、「病気が悪化しているのではない」ということを理解しましょう。

頭痛や腰痛、関節リウマチ、潰瘍性大腸炎《かいようせいだいちょうえん》（主に大腸粘膜に潰瘍やびらんができる非特異性炎症疾患《ひとくいせいえんしょうしっかん》で、特定疾患《とくていしっかん》に指定されている）、線維筋痛症《せんいきんつうしょう》（全身に激しい痛みが生じる病気）など、痛みを伴う病気は数多くあります。病気の種類は違っても、痛みへの対処は同じです。すなわち、体を温めて血流を促せばいいのです。

急性期を過ぎて、症状が落ち着いてきたら、「体を温めること」を心がけてください。起きているときには湯たんぽやカイロで患部を温め、体が動かせるならラジオ体操など軽い運動を行って、血流をよくしましょう。お風呂にじっくりつかって温めるのも有効です。

血流がよくなって組織の修復が終われば、痛みもなくなります。痛みが激しいときに体を温めると、さらに痛みが増します。症状の程度に応じて、温め方も加減してください。

我慢できない痛みがあるときは、先述したように症状を2〜3割緩和する程度に消炎鎮痛剤を使うことが肝心です。

完全に痛みを消し去るまで薬を使うと、治癒反応が止まり病気は治らなくなります。消炎鎮痛剤の害については、のちほど詳しく説明します。

## 発熱——リンパ球とミトコンドリア系を活性化し治癒力を増強

熱が出るとほとんどの人は、異常事態が起こったと感じ、あわてます。しかし、発熱は体の防御力を高めるために、体がしくんだ反応ですから、むやみに心配することはありません。

もっともわかりやすい例に、カゼの発熱があります。体内に侵入してきたウイルスを撃退するのは、リンパ球の役目です。リンパ球がもっとも活性化するのは、38〜

39℃の体温です。

脳には体温を調節するシステムがあり、ウイルスが侵入してくると、システムが作動して体温を高めに設定します。熱が上昇するとき、悪寒《おかん》がして体がガタガタと震えますが、これは体を震わせることでいち早く熱を上げようとする反応です。

発熱することでリンパ球には有利な環境が整い、熱に弱いウイルスにとっては不利になります。こうして優位に立ったリンパ球は攻撃力を増し、3〜4日ほどでウイルスを撃退し、闘いにメドがついたあたりで平熱に下がるのです。

解熱剤で熱を下げてしまうとリンパ球の戦闘能力は低下し、ウイルスの排除が進まなくなります。そのため、カゼの治りが悪くなったり、カゼがぶり返したりします。熱が出たら、水分をじゅうぶんに摂《と》って体を温めて休養を取ることが、カゼを早く治すコツです。

発熱はリンパ球を活性化するだけでなく、体の代謝機能を高めて組織の修復を促す役割もあります。代謝反応をつかさどっている酵素《こうそ》は、体温が37℃くらいで安定して働きます。発熱することで酵素の働きもよくなり、代謝反応も盛んになります。37℃はミトコンドリア系が活性化する体温でもあります。

ミトコンドリア系の働きが高まれば、代謝に必要なエネルギーが潤沢《じゅんたく》に供給されるようになります。体内の物質の入れ替えが活発に行われ、修復もスムーズに進みます。

発熱を伴う病気は、カゼだけではありません。病気になっている人は例外なく血流が悪く、低体温になっているため、代謝が落ち、ミトコンドリアの働きも低下して、体内の修復が進みません。体はこの状況から脱却するために、熱を出して代謝を上げ、体を修復しようとします。

熱が高くなると体がだるくて動けなくなり、患者さんは「病気がどんどん悪化するのではないか？」と思いがちです。寝込むのは体を省エネモードにして、余剰のエネルギーを修復に向けるための体の反応です。だるさにも、病気を治す積極的な意味があるので安心してください。

## かゆみ――体内の毒出し反応を促進

かゆみには、痛みとは異なるつらさがあります。アトピー性皮膚炎のように、強いかゆみを伴う病気では、かゆくてイライラする、集中力がなくなる、眠れないなど生活にも支障をきたします。

体は自分が受けつけないものを、排泄《はいせつ》器官である皮膚から捨てようとします。かゆみは、体内の毒素や抗原《こうげん》（アレルギーを引き起こす物質）を排泄する際に起こる反応です。

たとえば、抗原がダニだったとします。ダニのフンなどを吸い込むと、リンパ球はこれを抗原と認識し、抗体《こうたい》を作って無毒化しようとします。この抗体抗原反応が生じる際に、炎症を起こすヒスタミンやロイコトリエンなど物質が放出されて、皮膚に腫れやかゆみが生じるのです。

かゆみを解消するには、体の排泄反応を応援してあげることが大切です。体操や散歩などで体を動かしたり、入浴で体を温めたりすれば血流がよくなって毒出しが進み、かゆみも治まっていきます。子どもがアトピーのかゆみでつらがっているときは、外遊びに誘って体を動かすようにしましょう。

アトピー性皮膚炎では、ステロイド剤でかゆみを抑えますが、長期に薬を使用するとさまざまな弊害をもたらします。これについては次項で説明しましょう。

## 特に使用を避けたい消炎鎮痛剤とステロイド剤

病院にかかれば、間違いなく対症療法の流れに組み込まれ、患者さんが、「ここが悪い、あそこが悪い」と訴えれば訴えるほど、医師は薬を追加していきます。高齢者では、10種類もの薬を処方されるというケースは珍しくありません。

対症療法を助長させている一因は、「薬を飲んでいればなんとかなる」という患者さんの意識の持ち方にもあります。みなさんに知っていただきたいのは、薬を飲めばなんとかなるどころか、薬をやめなければ病気は治らず、さらなる不調が上乗せされるという事実です。

病院で処方される薬の中でも、私が特に危惧しているのは、次に述べる消炎鎮痛剤とステロイド剤です。いずれも交感神経を緊張させる作用が強く、体にさまざまな弊害をもたらす薬です。

## 消炎鎮痛剤――交感神経の緊張を高め、新たな病気を作る

病気やけがで、自覚症状がある人の割合（人口1000人に対する）を有訴率《ゆうそりつ》といいます。2007年の「国民生活基礎調査」によれば、女性の有訴率の1位は肩こり、2位は腰痛、3位は手足の関節の痛みです。

一方、男性では1位が腰痛、2位が肩こりになっています。2004年の調査と順

## 男女別「有訴率」

注：有訴者には入院者は含まないが、分母となる世帯人数には入院者を含む。

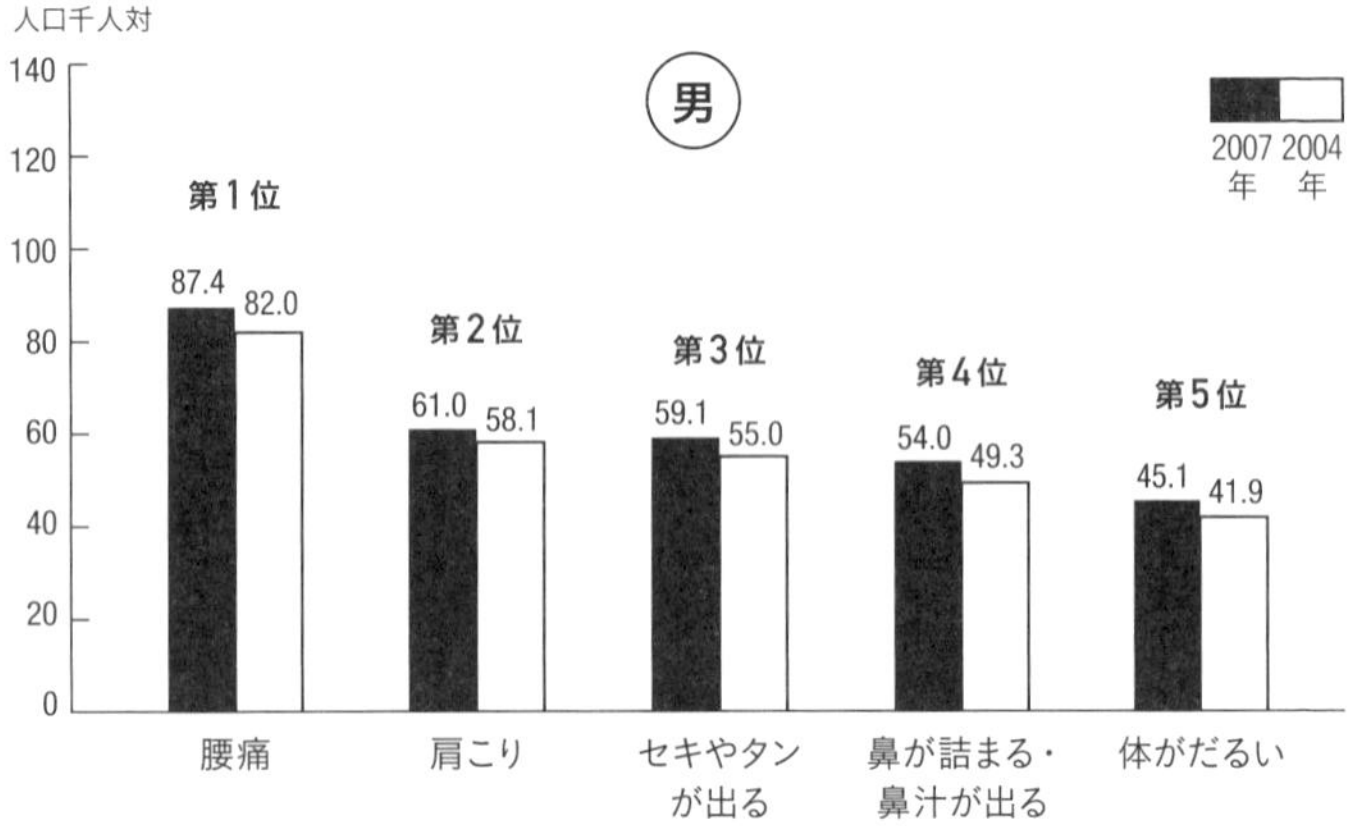


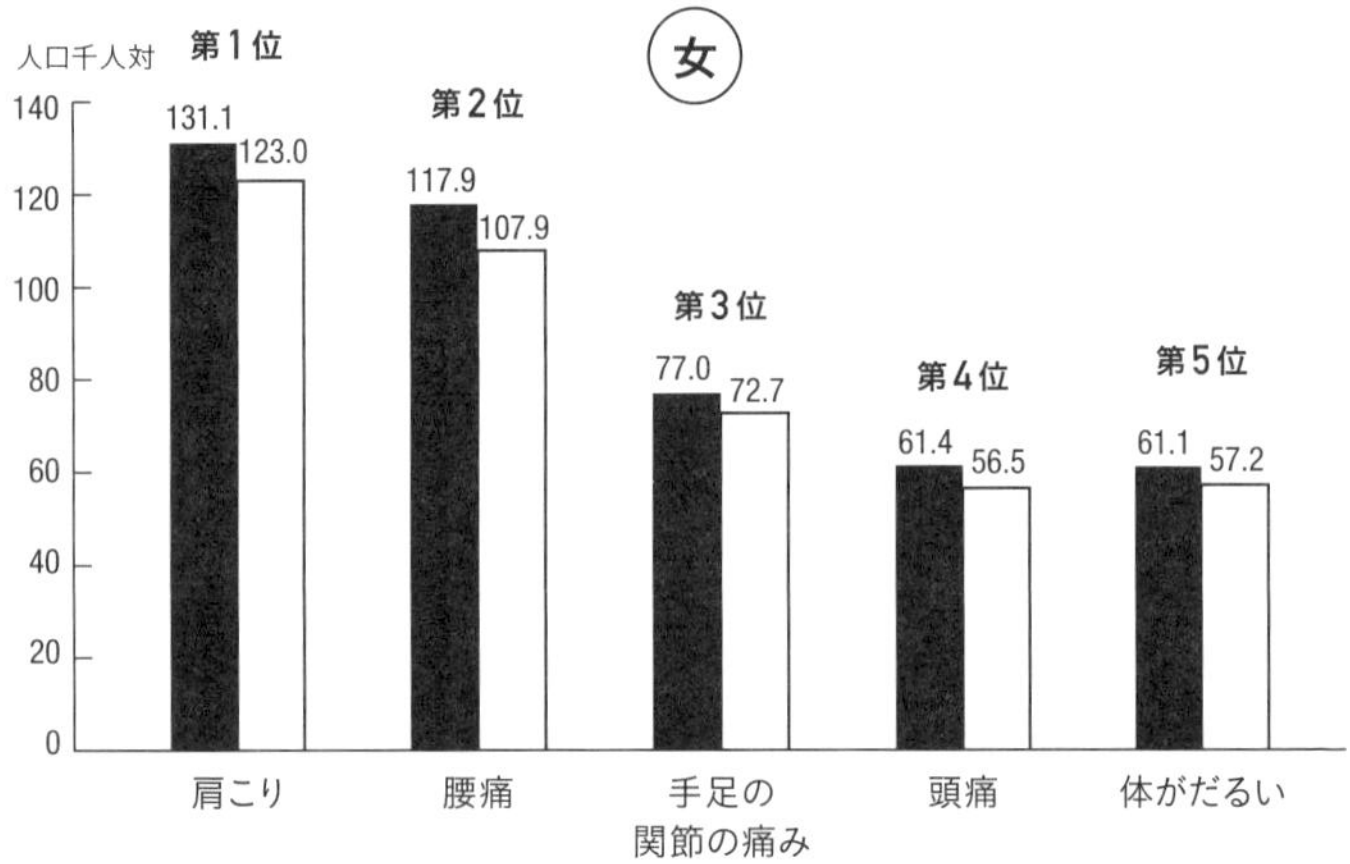


＊厚生労働省「国民生活基礎調査」による

位が変わっていないことからも、体の痛みをかかえている人が、実に多いという実態を示しています（右ページのグラフ参照）。

こうした現状は外来診療にも反映されて、痛みに関する訴えは上位に入ります。頭痛や肩こり、腰痛、ひざ痛などで処方されるのが、消炎鎮痛剤の内服薬や湿布剤です。

消炎鎮痛剤にはアセトアミノフェン、非ステロイド系消炎鎮痛剤、モルヒネなどがありますが、以下では、医療現場でもっともよく使われている非ステロイド系消炎鎮痛剤（ＮＳＡＩＤｓ）の作用について説明しましょう。

消炎鎮痛剤は一般に、「消炎剤」「解熱剤」「痛み止め」とも呼ばれ、痛みの緩和や、カゼをひいたときの熱冷ましとしても使われています。

消炎鎮痛剤に含まれるアスピリン、インドメタシン、ケトプロフェンなどの成分は、交感神経を緊張させてプロスタグランジンの産生を抑えます。プロスタグランジンの働きを抑える作用で、痛みは和らぎ、発熱している場合は熱が下がります。

熱が下がったり、痛みがなくなったりすれば体は楽になりますが、症状を抑えることで弊害が生じるのです。プロスタグランジンには、アドレナリンの作用を抑え交感神経の働きを抑制する作用があるため、産生を抑え込んでしまうとアドレナリンの作用が高まり交感神経の緊張にブレーキがかからなくなります。

## 消炎鎮痛薬による血中カテコールアミン値の上昇

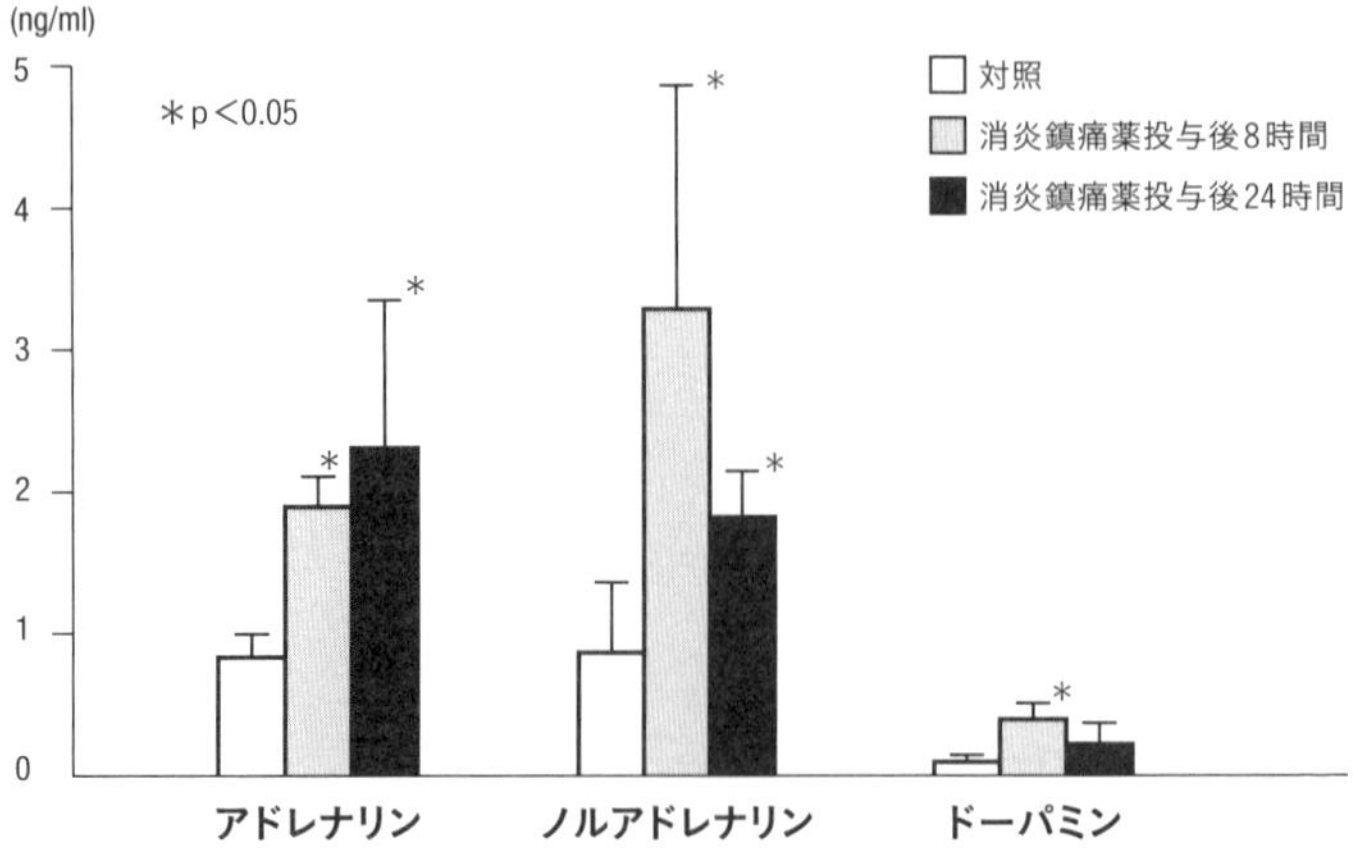


＊マウスによる検査

たまに服用する程度なら問題はありませんが、慢性的な腰痛やひざ痛で消炎鎮痛剤を常用するようになると、交感神経の緊張状態が持続してアドレナリンの作用が強まり血流障害や低体温、顆粒球増多が進行し、組織破壊や代謝の低下が起こります。同時に副交感神経の働きが抑えられ、リンパ球が減少するために免疫力も低下します。

消炎鎮痛剤は、血小板《けっしょうばん》凝集《ぎょうしゅう》抑制《よくせい》作《さ》用《よう》があるため、血栓《けっせん》（血管内にできる血液の塊）の形成を予防する目的で、心筋《しんきん》梗塞《こうそく》（心臓の筋肉に栄養を送る血管が詰まって起こる心臓病）や脳梗塞《のうこうそく》（脳の血管が詰まって起こる脳卒中《のうそっちゅう》）、の既往《きおう》がある人にも処方されます。いわゆる「血液さらさら」状態を維持しようというわけです。具体的には「小児用バファリン」「バイアスピリン」などが処方されます。

交感神経の緊張によって心筋梗塞や狭心症《きょうしんしょう》（心臓の血管が狭くなって起こる病気）を起こした人に、交感神経刺激作用のある薬を処方するのです。対症療法がいかに破綻《はたん》しているか、おわかりいただけるでしょう。

消炎鎮痛剤を日常的に使っている人は、慢性的な交感神経緊張状態に陥り、新たな病気に見舞われます。腰痛で湿布薬を貼《は》り続けた結果、不眠や便秘、高血圧に悩まされることは珍しくありません。このほかにも、高血糖、胃もたれや胸やけ、手足の冷え、重い頭痛や生理痛、便秘、尿の出が悪くなるなどの不調が起こります。

こうなると、不眠症→睡眠剤、便秘→便秘薬、高血圧→降圧剤など、新たな薬を飲むことになり、追加された薬でさらに体調を崩すという悪循環に入ってしまうのです（次ページの図参照）。

消炎鎮痛剤はドラッグストアでも買えるので、安易に使われがちです。頭痛、生理痛、腰痛などがある人は痛みへの対処法を参考にして、薬から離脱しましょう。関節リウマチ、潰瘍性大腸炎の人も離脱は可能です。第3章を参考にしてください。

## 消炎鎮痛剤が新たな病気をもたらす

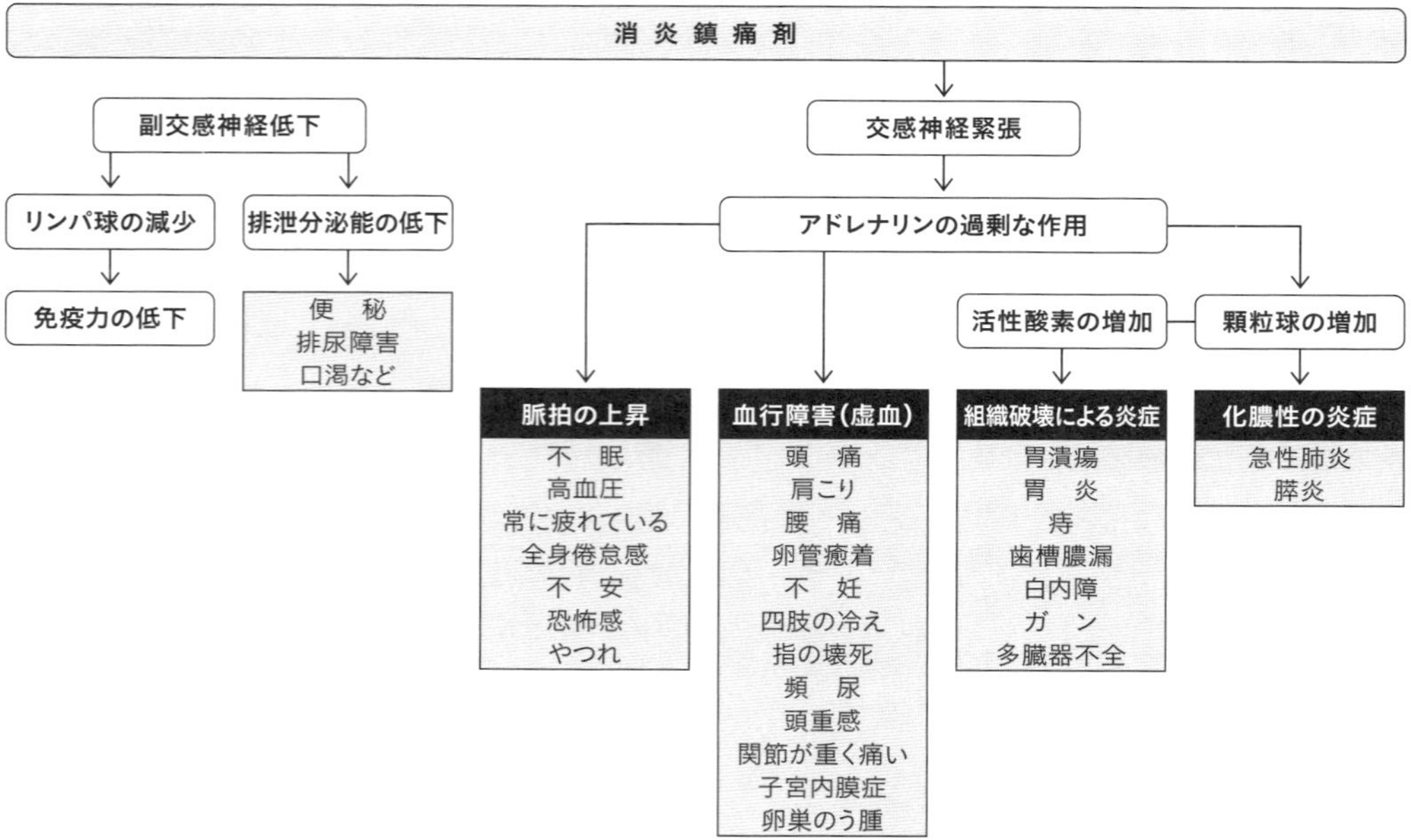
消 炎 鎮 痛 剤
副交感神経低下
リンパ球の減少
免疫力の低下
排泄分泌能の低下
便　秘
排尿障害
口渇など
交感神経緊張
アドレナリンの過剰な作用
脈拍の上昇
不　眠
高血圧
常に疲れている
全身倦怠感
不　安
恐怖感
やつれ
血行障害(虚血)
頭　痛
肩こり
腰　痛
卵管癒着
不　妊
四肢の冷え
指の壊死
頻　尿
頭重感
関節が重く痛い
子宮内膜症
卵巣のう腫
活性酸素の増加
組織破壊による炎症
胃潰瘍
胃　炎
痔
歯槽膿漏
白内障
ガ　ン
多臓器不全
顆粒球の増加
化膿性の炎症
急性肺炎
膵炎

## ステロイド剤——ミトコンドリアの働きを抑えて生命力が低下

ステロイド剤は、強力な抗炎症作用があることから、潰瘍性大腸炎や膠原病《こうげんびょう》（全身の関節などの結合組織に炎症を起こす症状）、アトピー性皮膚炎など炎症を伴うさまざまな病気に多用されています。

前述したように、発熱や痛み、腫れなどの炎症は、組織を修復するための治癒反応です。この反応を封じ込めてしまうと、組織の修復ができず、病気が治りません。

炎症を起こしているのは、白血球の一つであるマクロファージと血管の内面を覆《おお》っている血管内皮細胞《けっかんないひさいぼう》、細胞の結合組織を構成する線維芽細胞《せんいがさいぼう》などです。マクロファージ中のミトコンドリアには、ステロイド剤の刺激を受け止めるレセプターがあります。

ステロイド剤を使用すると、マクロファージ内のミトコンドリアの働きが低下し、エネルギーの生成が止まります。その結果、マクロファージの炎症を起こす力がダウンして、一時的に炎症が治まるのです。

このようにステロイド剤は、体を防御する白血球の働きを抑え込むことで、炎症を止めます。これでは病気の治癒は遠のくばかりです。

ステロイド剤を長期に使用すれば、ミトコンドリアのエネルギー生成を止め続けることになり、生命力そのものが弱ってしまいます。これは寿命を短縮することにもつながります。加えて、ステロイド剤には強い交感神経刺激作用があるので、使い続けるうちに、血流障害や低体温が固定して、消炎鎮痛剤と同様に新たな病気を作ることになります（左ページの図参照）。

ステロイド剤の内服、外用、吸入剤などを使用する場合には、1カ月程度の短期限定にしてください。10年、20年と使用している人は、いきなりステロイド剤をやめるとリバウンドが強烈で危険です。ステロイド剤の離脱に詳しい医師に相談して、徐々に減薬していきましょう。

膠原病《こうげんびょう》の場合、完全な離脱は無理かもしれません。薬をへらすだけでもプラスになりますから、無理のない範囲で試みてください。

説明したこの2剤以外にも、降圧剤や利尿剤《りにょうざい》（尿の出を促す薬）、コレステロール降下剤など、使い続ければ健康を害する薬は多数あります。これについては、第3章で述べていますので参考にしてください。

## ステロイド剤の長期使用が新たな病気を生む

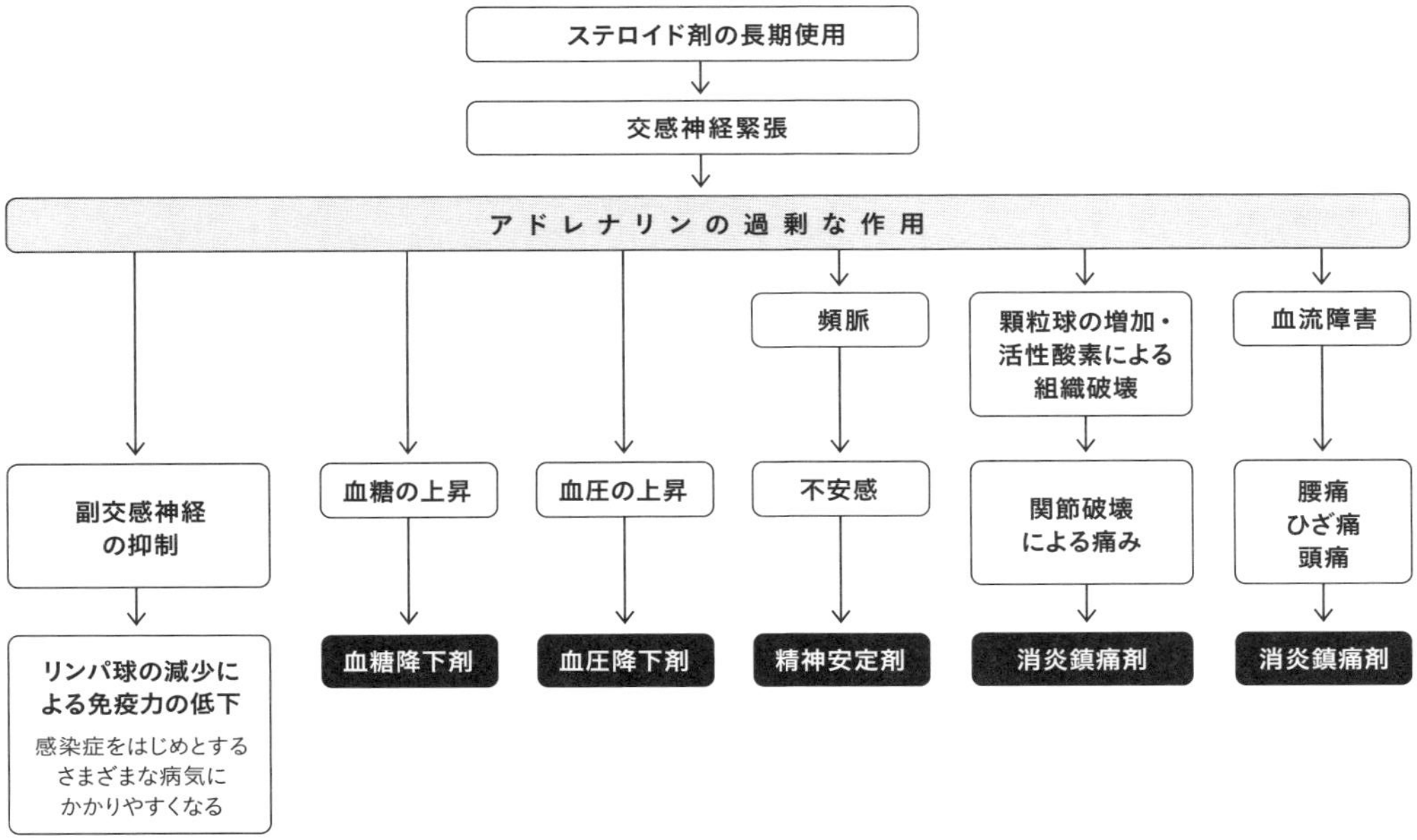

## 2　もう薬に頼らない　岡本　裕

### 「ドラッグバスター」と呼ばれて

患者さんの顔を見れば、「薬をやめてみませんか?」という私に、いつしか「ドラッグバスター」(「薬退治人」)という異名がつきました。このニックネームは、アメリカのSFコメディ映画『ゴーストバスターズ』をもじったもの。悪さをする幽霊退治さながら、薬の害を説いて歩く私に仲間が勝手につけたのです。

私が「ドラッグバスター」になったのは、ささいなきっかけでした。友人の一人が健診で高血圧を指摘され、降圧剤を服用するようになりました。「高血圧は動脈硬化《どうみゃくこうか》を引き起こし、最悪の場合、心筋梗塞を起こす」などと医師に脅かされ、彼もあわてて薬を飲み始めました。

そんな友人とひさしぶりに会ったとき、彼はふとこうもらしたのです。

「薬を飲むようになってから、なんか体調が悪いんだよね……」

よくよく聞いてみると、朝の目覚めが悪くなり、日中も頭がぼうっとして集中力がなくなったといいます。当時は私も降圧剤の害を今ほど深刻にとらえていなかったので、ごく常識的なアドバイスとしてこういったのです。

「降圧剤なんか飲むより、生活の仕方を変えたほうがいいと思う。あと、ストレスで血圧が上がるから、仕事で無理をしないほうがいい。飲み会もほどほどにして、それで様子を見てみたら？」

すると、彼は私のアドバイス通り、仕事でがんばりすぎるのをやめ、お酒のつきあいもそこそこにとどめ、睡眠時間をふやし、外食を極力へらすなどの改善を行いました。半年後、再度、相談してきたとき、彼の血圧は正常値になっていました。朝もすっきり目覚め、仕事もてきぱきこなせるようになったといいます。

これで、めでたしめでたしのはずですが、友人はまだ悩みをかかえていました。主治医は「降圧剤を飲み続けなさい」というばかりで、薬を打ち切らないというのです。

「親の代から懇意《こんい》にしているから、関係を悪くしたくないんだよ」

といっていたので、

「それなら、薬を捨てたら⁉」

と、私はアドバイスしました。

「なーんだ。そっか。じゃあ、そうするよ」

と、やっと一件落着しました。

## 薬をやめる4週間ルール

薬をやめた彼はめきめき元気になり、自分と同じように薬で悩んでいる知人を、次々私に紹介してきました。

「薬を飲むと具合が悪くなります。病気を治すためには仕方ないのでしょうか？」

「薬をやめたいのですが、主治医が処方をやめてくれません」

「痛みがつらくて、薬を手放せず困っています」

こうした相談がふえ、薬で健康を害しているケースを数多く目にするようになってからというもの、私は人助けのつもりで、薬の害悪を患者さんや老人ホームのお年寄りにも説いて回るようになりました。

うれしいのは、薬をやめた人が確実に元気になっていくことです。第2章でお話ししたように、病気の9割は自助努力で治せる「命にかかわらない病気」です。それにもかかわらず、病気が治らないのは薬に頼り、薬の害を受け続けるせいです。

薬は、「百害あって一利無し」ではありますが、厳密にいいますと〝一利〟くらいは認めていいと思います。たとえばこんなときです。

①病気のなり始めで症状が激しいときは、なだめ薬（役）として短期間服用するのはいいでしょう

②痛みがあまりに激しく耐えがたいときは、我慢せずに使ってもいいのです。慢性痛をかかえている人は、痛みが治まったらセルフ治療（第6章参照）を行うことで、痛みの再発を防ぐことができます

③ガンの治療を行う場合、抗ガン剤は免疫力の低下を招くので、基本的には避けるべきです。しかし、ガンの勢いが非常に強く、体が負けそうになっているときには、患者さんの体をよく診て、さじ加減をすることを条件に、体力の回復を待つ目的で「時間稼ぎ」に抗ガン剤を使うのはアリです

薬をやめる場合は、セルフ治療でご自身のケアを進めたうえで、次の「薬をやめる4週間ルール」を実践していただくと無理がありません。

薬をやめる４週間ルール

【第１週め】

まず薬の量を半分にして、様子を見ます。第１週めがもっとも注意の必要なときです。この「半減」をクリアすることができれば、おおむね離脱は成功といえます。

【第２週め】

第１週めで、何も不具合が起こらないようなら、さらに半分の量にへらします。つまり、元の量の４分の１です。

【第３～第４週め】

ここまでで不具合がなければ、第３週めはさらに半分の量（元の量の８分の１）にへらします。これで問題がなければ、第４週めでさらに半分の量（元の量の16分の１）へと順次へらしていきます。

【第５週め以降】

不具合が何もなければ、薬をやめます。

いちばん重要で注意が必要な時期は、第１週めです。多くは第１週めで半減し、そのまま第２週めに移行できますが、薬の種類やその人の服用期間、症状の度合いによっては、半減の段階に、2〜3週間かかる場合もあります。

ほとんどの場合は、「薬をやめる4週間ルール」で、無理なく薬の離脱ができます。ご自分の体調を見ながら、あせらず、ぼちぼち進めてください。

消炎鎮痛剤や脂質異常症《ししついじょうしょう》治療薬（高脂血症《こうしけっしょう》治療薬）、胃腸薬、降圧剤、痛風治療薬、便秘薬、睡眠薬、糖尿病治療薬（Ⅱ型）も、この方法で離脱でき、離脱症状もほとんど起こりません。

薬をやめる大切さを知っていただくために、これまでに寄せられた患者さんからの薬に関する医療相談を紹介していきましょう（登場する方々の名前はすべて仮名）。

## 患者さんからの薬に関する相談①

### 頭痛薬――常用はガンの引き金に　男性・54歳

外来の患者さんが訴える症状の上位3位に入るのが「頭痛」です。患者さんのほとんどは、くも膜下出血（脳を保護する膜の一つであるくも膜の下にある血管が傷んで切れる病気）のような命にかかわる頭痛ではなく、肩や首のこり、目の使いすぎなどによって生じる慢性頭痛です。あまりにありふれた不調なので、だれもが安易に痛み止め（消炎鎮痛剤）を服用します。

目が開けらないほどの痛みや吐き気を催すような痛みが起こった場合には、薬を使うのもやむを得ません。しかし、頭痛即、痛み止めという使い方は避けるべきです。

ガン患者さんの既往歴《きおうれき》をたずねると、慢性頭痛で痛み止めを常用している人は少なくありません。そのうちの何人かは、頭痛薬の常用からガンになったのではないかと思われる方がいるのです。

痛み止めは、交感神経を刺激する作用があり、服用を続けることで血流障害や低体温、免疫力の低下を招き、ガンを呼び込む体調を作ります。

胃ガンの相談で見えた阿部さんも、断定はできませんが、痛み止めがガンの原因になっていると思った一人です。役所勤めをしている阿部さんは、20代のころから頭痛持ちで、かれこれ30年痛み止めを常用していました。薬は常に携帯し、症状がひどいときには、毎日、数時間おきに服用することもあるそうです。

初期の胃ガンが発見された阿部さんは、病院で手術を受けました。術後の体調管理や生活面でのアドバイスを求めて、私のもとに相談に見えたのです。

ガンに限らず、病気の手当はセルフ治療を行っていただくのが基本ですが、阿部さんがなによりも先に行うべきことは、痛み止めをやめることでした。このまま薬の常用を続けていけば、ガンが再発したり、新たなガンが発症したりする確率が有意に高まるからです。

阿部さんは、私のアドバイスに納得してくださり、薬を中止するためにセルフ治療を始めました。

阿部さんの仕事はデスクワークが中心で、前屈《まえかが》みの姿勢が多くなります。前屈みになると内臓が圧迫され、血流が悪くなります。阿部さんは、背すじを伸ばし、前屈みにならないように意識するようになりました。

そのほか、ツボ刺激や易筋功《いきんこう》（詳細は343ページ参照）も併せて行ったところ、次第に頭痛の頻度がへり、痛みも軽くなって、薬なしでもしのげるようになりました。

頭痛のほかにも、生理痛やひざ痛、腰痛などで、痛み止めを使う人はいるでしょう。常用すればガンを含め、さまざまな病気を引き起こします。内服薬や湿布剤を含め、「痛み止めは毒」と肝に銘じ、可能な限り使用を避けることが大切です。

## 便秘薬――食生活の改善で薬をやめられた　女性・25歳

ＯＬの馬場さんは、頑固な便秘に悩まされ、数年来、便秘薬を服用してきました。ところが、薬は次第に効かなくなり、心配になって相談にみえました。馬場さんが飲んでいた緩下剤《かんげざい》（作用が比較的に弱い緩やかな下剤）は、ラキソベロンとヨーデルＳ、プルゼニドでした。

３種類も飲めば便秘解消を通り越して、下痢になりかねないところです。しかし、これでも「出ない」ということでした。

便秘薬を常用すると薬の刺激に腸が慣れてしまい、反応しなくなってさらに便秘が悪化します。馬場さんも、その域に達していました。

食生活をうかがってみると、便通を整えるうえで必須《ひっす》の食物繊維や発酵食品をほとんど摂《と》っておらず、食事時間が不規則で外食が多いようでした。

馬場さんには、毎日の食事に野菜や果物、ヨーグルトやぬか漬け、乳酸飲料など発酵食品を多めに摂ること、動物性のたんぱく質、脂肪を控えめにするよう、食事の改善内容をアドバイスしました。

効果は2週間ほどで現れ、ほとんど便秘薬を使わずにすむようになりました。便秘が解消すると同時に、イライラしなくなったという馬場さん。「便秘は心模様にも影響していた」と驚いていました。

## 患者さんからの薬に関する相談③

### 胃腸薬――$H_2$ブロッカーで認知症に　男性・78歳

ドラッグストアの売れ筋ランキングで、上位を占めるのは痛み止めと胃腸薬です。胸やけがする、胃が痛いといったとき、みなさん気軽に胃腸薬を飲みます。病院でも、「胃の具合がおかしいんです」と訴えると、消化剤や制酸剤（胃酸を中和する胃腸薬の一種）などが処方されます。

こと胃腸薬に関しては、患者さんもサプリメントを飲むような感覚があり、常用することに抵抗を持たない人が多いようです。しかし、胃腸薬の害もあなどれません。

私が定期的に訪問している老人ホームで、こんな例がありました。

金子さんは数日、胃の調子がすっきりせず開業医を受診しました。急性胃炎と診断され、シメチジン（$H_2$ブロッカー）を処方されたということです。

薬を飲み始めた翌日、金子さんに異変が起こりました。急激に認知《にんち》能力が低下し、せん妄《もう》（意識が混濁《こんだく》したり、幻聴《げんちょう》、幻覚《げんかく》が起こったりする状態）が現れるようになったのです。もともと温厚だった金子さんが奇声を発するようになり、ホームの職員は認知症を発症したのかと危惧《きぐ》しました。

たまたま私の訪問日と金子さんが変調を起こした日が重なったため、金子さんを診《み》させていただきました。ホームの職員から話を聞くうちに、私は一連の精神症状はシメチジンが原因ではないかと考え、金子さんに服用をやめていただきました。すると、翌日にはせん妄は消え、奇声を発しなくなりました。

シメチジンは胃だけでなく、脳神経にも作用します。腎臓《じんぞう》機能が低下していたり、肝臓の解毒能力が低下していたりするお年寄りが服用すると、稀《まれ》ではありますが、金子さんのように精神症状を呈したり、けいれんを起こしたりすることがあるのです。

胃の具合が悪いからといって、安易に胃腸薬を飲むのは危険であることを知っておいてください。

患者さんからの薬に関する相談④

## 血圧降下剤1――無理に血圧を下げて体調不良に　男性・63歳

建築業にたずさわっている段田さんは、50代後半のときに受けた市民健診で血圧が高いと指摘され、健診医に降圧剤を服用するように勧められました。心配になった段田さんは、近所の開業医を受診して、降圧剤を服用し始めました。

段田さんは、間もなく異変を感じるようになりました。なぜか一日中、頭がぼうっとして考えがまとまらず、図面を見る集中力がなくなりました。元気も今一つ出ず、建築現場に行っても、力仕事ができません。

開業医に体調の悪さを相談したところ、医師は、「降圧剤の飲み始めは、みんなそうした症状が出るものです。心配せずに飲んでください」とアドバイスされました。

そうはいわれても、釈然としないものがあった段田さんは、医師に内緒《ないしょ》で薬の服用をやめてみました。すると、あっという間に、以前の元気が戻り、仕事にも集中できるようになりました。

体調はよくなったものの、血圧は高いままなのです。段田さんは、「このまま薬をやめていていいのか？」と悩み、eークリニックに相談に来られました。

初診時の血圧は、最大血圧が１６８㎜Hg、最小血圧が98㎜Hg。「国際高血圧学会」が設けた基準では、65歳未満は、最大血圧が１２９㎜Hg以下、最小血圧が84㎜Hg以下。65歳以上は、１３９㎜Hg以下、89㎜Hg以下。至適血圧値は１１９㎜Hg以下、79㎜Hg以下です。この基準値からすれば、段田さんの血圧は明らかに高値でした。

お話を聞いてみると、段田さんの両親、兄弟も血圧が高いことがわかりました。家族も、血圧が高いと指摘されていたようです。両親は特に治療を受けませんでしたが、お父さんは96歳、お母さんは92歳の天寿《てんじゅ》を全うされています。

段田さんは８人兄弟の末っ子で、このうち段田さんを除く５人は、高血圧を指摘されていましたが、だれも治療は受けていません。しかし、みなさん元気に暮らしているということでした。

遺伝的に血圧が高い人は珍しくありません。段田さんは、心臓や腎臓に問題がなく、肥満もしていません。飲みすぎ、食べすぎ、睡眠不足といった生活の乱れもないことから、段田さんにはしばらく様子を見るようにアドバイスしました。

それから10年以上が経過しましたが、段田さんはやる気満々で仕事に励んでおられます。高血圧を指摘された５人の兄弟も、元気に暮らしておられるということです。

段田さんのように血圧が高くても、健康が維持できていれば、薬を飲まなくても問題ありません。遺伝的に高めの血圧が体に設定されている場合、その高さがあるからこそ血流が保たれているのです。

降圧剤を使用して血圧を下げると、体が要求している血流量が得られなくなります。その結果、体温が下がり、体の代謝機能も低下して活力がなくなってしまうのです。脳の血流量もじゅうぶんでなくなるため、考えがまとまらなくなったり、集中力が失せたりしてしまうのです。

この例のように降圧剤を服用して、体調を崩す例は珍しくありません。特に高齢者は、降圧剤を警戒してほしいと思います。

一般に高齢になるにしたがって、血圧が高くなる傾向があります。最大血圧を150~160㎜Hg以下に急激に血圧を下げた場合、元気が出ない、寝起きが悪い、手足が冷える、もの忘れがひどくなったなどの不調を訴える人が多くなります。老人ホームの報告でも、降圧剤を使用しているお年寄りのほうが、服用をやめた人に比べて認知症の進行が早いとされています。

脳外科医として、脳出血を起こした患者さんを多数治療してきた私の経験からいえることは、「高血圧＝脳出血」ではないということです。最大血圧が常に200㎜Hg

を超えるような場合を除けば、血圧が高くても脳出血を起こさない人は少なくないのです。逆に、血圧が低くても脳出血は起こります。

患者さんを診ていると、血圧の値そのものより、血圧を急激に上昇させるようなストレスや過労など生活のあり方が、体に無理を強《し》いて脳出血を招いていると考えたほうが自然です。

血圧が高くなるには、その人なりの理由があります。これを無視して、薬で血圧を下げるのは、体にとっておせっかい以外の何物でもありません。

そうはいっても、外来で「高血圧とは一生つきあっていくしかありません」といわれ、降圧剤を処方されると、患者さんは「そんなものかな」と思い込み、薬を飲み続けることになります。

次はそうした患者さんの一人、江藤さんの例を紹介しましょう。

患者さんからの薬に関する相談⑤

## 血圧降下剤2——自助努力で正常になった血圧　男性・34歳

江藤さんは2年前に脱サラし、介護用品の卸業を営んでいます。人間ドックを受けたところ、高血圧（最大血圧146㎜Hg、最小血圧94㎜Hg）と肥満を指摘されたため、近くの医院を受診しました。初診で降圧剤を処方され、「これで当面、様子を見ましょう」といわれ、江藤さんは軽い気持ちで薬を飲んでいました。

2回めに受診した際、「血圧のコントロールは一生していかなくてはなりません。薬は一生飲み続けるものです」といわれ、江藤さんは、「自分はそんなに重い病気にかかっていたのか」とショックを受けました。

e-クリニックに相談にみえたときの江藤さんは、「この先、自分はどうなってしまうのでしょう?」と不安げでした。江藤さんのように、高血圧症と診断されたことで、「重病にかかった」と思い込んでしまう人は珍しくありません。

人間ドックの結果からは、江藤さんには腎臓や血圧を上げるホルモンに異常は見られませんでした。そうであれば、血圧を上げている原因は、肥満や仕事のストレスと考えられます。

肥満になると、体は心臓の鼓動《こどう》を早め、血圧を上げて、物理的な負荷《ふか》（体重）を支えようとします。江藤さんの場合、これに仕事上のストレスが重なって交感神経が緊張し、血圧の上昇に拍車がかかったようです。重くなった体で忙しく動き回るためには、心拍数をふやし、血圧を上げて、体に活を入れる必要があったのです。

江藤さんには、「体が高い血圧を必要としていた」ことを説明したうえで、「血圧を上げなくてもいい体にする」方法として、ストレスの軽減や減量を行うようにアドバイスをしました。血圧を上昇させる根本原因を取り除けば、「一生薬を飲む」などという事態にはならないのです。

江藤さんは納得してくださり、ストレスをへらすべく、仕事を部下に任せるなどして、働きすぎを改善しました。加えて、食事の内容や量にも気をつけるようになりました。すると1カ月もたたずに体重は5kgへり、血圧は最大血圧が110㎜Hgを超えなくなって、江藤さんはすっかり明るくなりました。

検査で血圧が高めに出ても、慌てることはありません。私の経験では、最大血圧が200㎜Hg以下をキープできていれば、体が血流を調整している範囲と考えていいと思います。血圧や血糖値を調べたとき、注目してもらいたいのは〝数値の変化〟です。

急に血圧が上がったという場合には、必ず原因があるはずです。生活を振り返ってみて、働きすぎてはいないか、ストレスをかかえてはいないかなど、原因を探してみましょう。日常の変化をたどり、生活を見直す自助努力をすることで血圧は自然に下がっていきます（高血圧については155ページ参照）。

患者さんからの薬に関する相談⑥

## 血糖降下剤――合併症が怖くて薬がやめられない　男性・44歳

福田さんは、４カ月前の健診で高血糖を指摘され、近くの医院でさらに２回の検査を行いました。

１回めの空腹時血糖値は１３６mg／dℓ、２回めは１４０mg／dℓでした。日本糖尿病学会では、空腹時血糖値の正常域は１１０mg／dℓ、ヘモグロビンA1cは６・１％です（ヘモグロビンA1cは、ブドウ糖と結合した赤血球《せっけっきゅう》中のヘモグロビン（血色素）の割合。過去１～２カ月間の平均血糖値を知る目安となる。基準値は、４・４～５・８％）。糖尿病と診断されるのは126mg／dℓ、ヘモグロビンA1c6・5％以上としています。

福田さんは2度の検査結果がいずれも高値だったため、血糖降下剤を飲むように勧められました。ところが、薬を飲むようになってから、おなかが張って苦しくてたまらず、主治医には内緒《ないしょ》で、薬を飲んだり、飲まなかったりするようになりました。

薬を飲まないとおなかの具合はよくなるのですが、福田さんは薬をさぼっていることで、糖尿病に伴う合併症《がっぺいしょう》（ある病気に関連して起こるほかの病気）が発症するのではないかと不安になり始めました。主治医から、「糖尿病をほうっておくと、糖尿《とうにょう》病網膜症《びょうもうまくしょう》（糖尿病の3大合併症の一つで、目の網膜に異常を来《きた》して失明の恐れがある症状）や腎不全《じんふぜん》（腎臓の機能が正常の30％を下回った状態）を合併したり、性的不能（ED）になったりする恐れがあります」といわれていたので、自分も性的不能になってしまうのではないかと心配になったのです。

福田さんは、薬を飲みたくないという思いと合併症への不安をかかえ、私のもとに相談に見えました。EDは男性にとって大きな悩みであり、福田さんのような相談は珍しくありません。

これまでの検査データをみたところ、空腹時血糖値は次のように推移していました。

136mg／dℓ↓140mg／dℓ↓158mg／dℓ↓124mg／dℓ↓160mg／dℓ↓

110㎎／dℓ

福田さんの生活ぶりを尋ねてみたところ、10カ月前に異動があり、新しい部署ではデスクワークや会議がふえ、ストレスがたまるようになったそうです。同僚との飲み会がふえるにつれて体重もふえ続け、1年前より8kgも太ってしまいました。

糖尿病が進行すれば合併症が起こるのは事実ですから、医師は糖尿病の診断がつけば、マニュアルに従って投薬を開始します。しかし、血糖値が高くなったからといって、すぐに合併症が起こるわけではありません。

一般に10年程度の経過をへて、合併症は発症します。したがって、いきなり薬を使うのではなく、血糖を上げている根本原因を取り除き、経過を見るという方法で対応できるのです。

福田さんには、薬をやめて生活面の見直しを図るよう提案しました。福田さんは、仕事面でなんでも完璧にこなそうとする考え方を改め、「できないときは仕方ない」と開き直ることにしました。飲み会も断れるときは断り、残業もなるべく控えるようにし、家でゆっくり過ごすようにしました。

食事量は無理のない程度にへらすなどの工夫を重ねた結果、3カ月で10kgの減量に成功し、血糖値も100㎎／dℓ前後で安定するようになりました（糖尿病についての詳細は160ページを参照）。

### 患者さんからの薬に関する相談⑦

## コレステロール降下剤――スタチン剤で免疫力が低下　男性・54歳

生活習慣病に関する相談で、高血圧や糖尿病に並んで多いのが、コレステロール値についての相談です。「日本動脈硬化学会」では、治療が必要な総コレステロール値を220mg／dℓ以上としています。

この数値を超える人はざらです。ゆえに、「病院で心筋梗塞（心臓の血管が詰まって起こる病気）になるといわれ、心配でしょうがない」と相談に見える方が多いのです。

後藤さんは、1年前の健診で総コレステロール値が230mg／dℓだったため、病院を受診するようにいわれました。担当医からは、コレステロール値を高いままにしていると、動脈硬化が起こって心筋梗塞になります」といわれ、治療薬としてスタチン剤を処方されました。

金融関係に勤める後藤さんは根が真面目なので、医師にいわれた通り、毎日欠かさずスタチン剤を服用し、1年後の健診では130mg／dℓにまでコレステロール値が下がりました。

医師からは、「コレステロール値は、低いほどいい」といわれていた後藤さんは、検査結果にすっかり気をよくしました。ただ、この1年間で体重がぐっとへり、カゼをやたらにひくようになったことが気にかかり、クリニックに相談に見えたのです。

コレステロールは、細胞膜《さいぼうまく》やホルモンの材料となる生体に欠かせない脂質です。しかし、コレステロールがふえると動脈硬化を促進するとして、諸悪の根源のようにいわれています。

後藤さんの担当医がいうように、コレステロールの高値が続くと確かに心筋梗塞を起こす恐れはあります。しかし、そのリスクはわずかに高くなる程度です。

心筋梗塞を予防するには、コレステロールの値を下げるより、ストレスを遠ざけ、休養をしっかり取るなど、生活を見直すことのほうがより有効であり、現実的な対応です。

健康を害するのは、むしろコレステロールを下げすぎることです。後藤さんが服用したスタチン剤は、コレステロールの生成を妨げ、コレステロール値を下げます。しかし、同時に細胞内のミトコンドリアがエネルギーを作る際に必要とするコエンザイムQ10の生成を妨げるためエネルギー生成が阻害《そがい》され、細胞は活力を失います。

コレステロールが不足すると、細胞の構造そのものが脆弱《ぜいじゃく》になり、病気に対する免疫力も顕著に低下し、後藤さんのようにカゼをひきやすくなったりするのです。

私は、スタチン剤の服用をやめるよう提案しました。また、金融関係は非常にストレスがたまりやすい業種なので、ストレスがたまったら早め早めに解消するために休養を取る、気分転換を積極的にするなどのアドバイスをしました。

後藤さんはその日を限りに薬の服用をやめました。4年後の現在、コレステロール値は元に戻りましたが、体重は回復し、カゼもひかなくなりました。

さまざまな疫学《えきがく》調査（地域や集団を対象として、病気や健康などの原因を統計的に明らかにする調査）によって、「コレステロール値は低ければいいというものではない」という結果は、現在、多数報告されています。

その一つが、「NIPPON DATA 80」です。これは、全国300カ所の保健所で健診を受けた30歳以上の約1万名の男女を対象に、血糖値、血圧、コレステロール値を調べ、14年後に追跡調査を行った研究です。

報告によれば、14年後、いちばん死亡率が低かったコレステロール値は、240〜260㎎／dℓでした。大阪府八尾《やお》市の住民1万人を対象に11年間行った追跡調査でも、男女ともにコレステロール値が240〜280㎎／dℓの人がもっとも長生きという結果が出ています。

健診で体の状態をチェックすることは大切です。異常値が出た場合、優先していただきたいのは、ご自身の考え方や生活の見直しです。

仕事でがんばりすぎる、気乗りがしない飲み会に出る、体調が悪くても出社するなど、無理を強いる生き方を改めること、自分でできる養生（第6章の「セルフ治療」参照）を行うことです。

患者さんがこうした自助努力を行えば、医師の出番はほとんどなくなります（脂質異常症についての詳細は、168ページ参照）。

## 睡眠薬1 ――10年服用した睡眠薬から離脱できた　女性・65歳

日本人の5人に1人は、「寝つきが悪い」「夜中に何度も目が覚める」「熟睡できない」など、眠りに関する悩みをかかえているといわれています。何日も眠れないと、薬でぐっすり眠りたいという気持ちになるのはわかります。

しかし、睡眠薬の常用は依存症の心配が出てきます。薬によっては依存性の強いものがあり、長期に服用することで薬なしでは眠れないという状態になります。服部さんも、10年服用した睡眠薬を断てない悩みをかかえ、相談に見えました。

不眠になったきっかけは特になく、いつの間にか寝つきが悪くなり、デパスとハルシオンを服用するようになったといいます。服部さん自身は、「薬をやめたい」と思って、何度も離脱を試みました。しかし、薬なしでは一睡もできないというのです。これは完全な薬剤依存症です。

服部さんには、睡眠薬の副作用や依存症の説明をしたうえで、薬の服用量を半分にへらすようにアドバイスしました。減薬に慣れたところで、2日おき、3日おきに薬を飲まない日を設けていくことにしました。

不眠は、ストレスや過労で神経が興奮して生じる場合と、日中の活動量が少なすぎて生じる場合があります。

服部さんは後者のタイプで、体が疲れないために不眠になっているようでした。そこで、昼間はできるだけ活動的に過ごすこと、夜はぬるめのお風呂に長めにつかること、「眠れないときは、無理に寝ようとしない」などのアドバイスをしました。

3カ月後、服部さんは薬をほとんど飲まずにすむようになっていました。ご本人は、「眠れないなら、それでもいいと開き直れるようになったら、逆に眠れるようになりました」といいます。

眠りへのこだわりを捨てることも、不眠を解消することにつながります。

## 睡眠薬2――飲まずにいられない依存性の苦しみ　男性・46歳

伊藤さんの例も、睡眠薬を切れない悩みです。

保険会社に勤務する伊藤さんは、営業の職員を束ねる仕事をしていました。顧客の獲得競争は厳しく、ノルマ達成のために部下にはっぱをかける日々でした。「1件でも契約件数をふやしたい……」。

朝から晩まで営業成績のことを考えているせいで、残業で疲れ果てて帰宅しても、神経が高ぶっていて眠れません。睡眠不足になると翌日の仕事がつらいので、睡眠薬に頼るようになりました。薬で不眠は解消し、「こんなに楽になるなら、もっと早く飲めばよかった」と思ったそうです。

ところが、そのうち薬の量をふやさないと眠れなくなりました。伊藤さんは、2カ所の病院でハルシオンとリーゼという睡眠薬を処方してもらい、服用量を大幅に超える睡眠薬を飲んでいました。そんな状態が続き、不安になって相談に見えたのです。

いきなり薬を切るのは難しいので、伊藤さんには比較的依存性の弱い薬に替えるよう提案しました。加えて、生活面での見直しを工夫していただくことにしました。

営業成績を上げることがストレスになって不眠になっていることはいうまでもありませんが、「成績を気にするな」というのは無理な話です。そこで、まず食事の摂り方を変えてみるようにアドバイスしました。

具体的には、それまで午後9時、10時に摂っていた夕食を、午後8時くらいまでには摂るようにし、食事の内容も油物をへらし、豆腐や納豆などの大豆製品や穀類を多めに摂るように変更してもらったのです。

残業後に夕食を摂ると胃もたれをしがちでしたが、和食のあっさりとした夕食を早めに摂るようになってから、胃の具合もよくなり、体も軽くなったように感じられるようになったといいます。生活を変えることで、体調も変わると実感しました。

それからというもの、ストレッチ運動をしたり、意識して歩くようにしたり、バスタイムを長めに取ったりするなど、ご自身で思いついたことを次々に試されました。行動を変え体調が上向きになると、気持ちにも余裕が生まれ、成績のことで以前ほど思い詰めなくなったそうです。

半年ほどかけて、伊藤さんは薬から完全に離脱できました。睡眠薬をやめてみると、朝の目覚めがすっきりして、日中も仕事に集中できるようになったということです。

## 患者さんからの薬に関する相談⑩

# 抗うつ剤――うつが悪化し歩行困難に　男性・65歳

うつ病の増加に伴い、抗不安薬や抗うつ剤、精神安定剤を抵抗なく服用する人がふえています。

落ち込みが激しくて、どうにもならないという場合、緊急避難的な目的で、短期間に限って薬を利用するのは問題ないと思います。しかし、精神医療の現場を見ると、年単位で抗うつ剤を処方され、うつが難治化している人が多いというのが現状です。

うつ病の治療には、カウンセリングで医師が患者さんの苦悩の原因を探り、問題解決にむけて会話を重ねていくことが必要です。こうした精神的なサポートをスキップするために、薬で症状を抑えようとする医師は、残念ながら少なくありません。

クリニックにも抗うつ剤や安定剤、抗不安薬を服用して、体調が悪くなり、相談したいという方が多く見られます。

地井さんは、60歳で大手企業を退職したあとは、悠々《ゆうゆう》自適《じてき》の毎日を送っていました。初めはリタイア人生を楽しんでいたのですが、次第に気分が滅入るようになりました。

奥さんがパートに出てしまうと平日は独りぼっちで、話し相手がいないため、孤独感が募《つの》るようになったのです。

地井さんは、もともと高血圧の治療を受けていました。主治医は、口数が少なく、表情が暗くなった地井さんにうつの兆候を見て取ったのか、ルボックス（ＳＳＲＩ剤）という抗うつ剤を処方してくれました。

うつ病の発症には、ノルアドレナリンとセロトニンなど、脳内の神経伝達物質の低下がかかわっていると考えられています。地井さんが処方されたルボックスは、セロトニンの濃度を増加させてうつ症状を改善する薬です。

地井さんはさっそく薬を飲み始めましたが、抑うつ症状は改善しませんでした。落ち込みはひどくなり、気力も失って歩くこともままならなくなっていきました。

奥さんは気が気でなくなり、主治医に相談しました。すると、「うつ病に認知症《にんちしょう》も加わったようですね」と説明されました。その後、地井さんは呂律《ろれつ》が回らなくなり、尿失禁《にょうしっきん》を起こすまでになりました。

こうした夫の状態に奥さんは、「何かおかしい……」と感じ、こちらに相談してこられたのです。

これまでの経緯をうかがい、私は抗うつ剤に原因があるのではないかと考え、ルボックスの中止を提案しました。加えて、今後は内科医ではなく、しっかりとした心療内科の専門医を受診するようにアドバイスしました。

ルボックスを中止して3日ほどは、まったく変化がありませんでしたが、4日めになると地井さんに元気が戻りました。言葉もはっきり出るようになり、奥さんと普通に会話し始めたのです。そして、1週間後には、一人で近所の温泉に出かけるまでに回復しました。

地井さんが処方されたSSRI剤は、抗うつ剤の中でも比較的副作用が少ないといわれています。しかし、薬の作用の仕方には個人差があるので、さじ加減を誤ると地井さんのような事態に陥ります。

服用後のフォローを怠る医師は、現実にいます。薬を飲んで、「何かおかしい」と感じたら、いったん薬を中止して、別の医療機関に相談を仰ぐことが大切です。

うつ病の患者さんは、例外なく血流が悪く、体が冷えています。冷えをほうっておくと、筋肉が収縮してこりが生じ、ますます血流が悪くなります。当然、脳の血流も悪くなり、脳の機能にも悪影響を及ぼします。

「うつは心のカゼ」ともいわれますが、対処法もカゼと同じでいいのです。体を温めることが治癒に結びつきます。第6章を参考にして、体を温める工夫を行いましょう。

第6章

# ガン生還者の知恵が詰まった「セルフ治療」

岡本 裕

## ガンが治った人と作った自己治療プログラム

私の所属するｅ－クリニックには、ステージⅢ期（ガンが臓器を大きく超えて進展しているか、ほかの臓器に転移している状態）以上のガンを治した方が大勢います。

ｅ－クリニックの医師は、この方たちから、「自己治癒力《じこちゆりょく》を高めるには、どうすればいいのか？」を学び、「これがプラスになった」「これが役に立った」と教えていただいた事項を一つひとつ検証し、取捨選択して、だれもが取り組める治療プログラムを練り上げていきました。それが、これから紹介する「セルフ治療」――自分で病気を治す治療法です。

「セルフ治療」は、だれかに治してもらうのではなく、「自分で治す」という姿勢を持ってガンに立ち向かうことで、治癒率を高めるプログラムです。このプログラムを実践するうえで重要なことは、ガンは「全身病」であるという理解です。

すなわち、ガンは生き方の偏りやストレス負荷《ふか》によって、全身の免疫力《めんえきりょく》（自己治癒力）が低下した状態なのです。この状態から脱却するには、患者さん本人の体力、免疫力を上げるとともに、体を支える心の持ち方や考え方も変えることが不可欠です。

「セルフ治療」は、

① メンタル（考え方とストレスマネージメント）
② 栄養（食事）
③ 自律神経《じりつしんけい》と血行を整える（運動）

という3つのプログラムから構成されています。この3つの具体的なプログラムを実践することで、体に備わっている自己治癒力を引き出します。それぞれの項目については、次項で詳しく説明しましょう。

ここまで読まれて、「私の持病は腰痛だから、『セルフ治療』は関係なさそう……」「高血圧はガンのように深刻じゃないから、そこまでやらなくてもいいだろう」「リウマチとガンは違う病気だけど、それってどうなの？」と思う方もいることでしょう。

しかし、病気の根っこはみな同じであり、ガンだけが特別な病気ではありません。

腰痛や高血圧、リウマチは、不健康な状態がある一定期間続いた結果生じています。

この不健康な度合いがさらに先に進んだ状態が、ガンです。病名は違っても、不健康という一線上に並んでいることには変わりありません。

どのような病気でも、治すためには「セルフ治療」が必要です。なんらかの不調や病気をかかえていたら、ぜひ今日から実践してみましょう。自助努力をした先に、治癒が待っています。

## セルフ治療❶メンタル　心の持ち方を変えて免疫力を高める

病気を宣告されて、平静でいられる人はいないでしょう。糖尿病や高血圧症といわれれば、「一生、この病気をかかえていくのかな？　憂うつだな」と気が滅入ることでしょうし、ガンや膠原病《こうげんびょう》（全身の関節などの結合組織に炎症を起こす原因不明の症状）、潰瘍性大腸炎《かいようせいだいちょうえん》（主に大腸粘膜に潰瘍やびらんができる原因不明の非特異性炎《ひとくいせいえん》症疾患《しょうしっかん》で、特定疾患《とくていしっかん》に指定されている）、線維筋痛症《せんいきんつうしょう》（全身に激しい痛みが生じる原因不明の病気）など難病と呼ばれる病気とわかれば、気持ちはなおさら沈んでいくことでしょう。

「心身一如《しんしんいちによ》」というように、私たちの心と体は常に一体です。「不治の病にかかってしまった。私はおしまいだ」「もう無理だ」「治す方法なんてあるわけない」と思い詰めると、ストレスが増してリンパ球がへり、自己治癒力は低下します。

ガンをはじめ、病気を治すうえでいちばん大切なことは、患者さん本人が、「治る！」「治そう！」と強く思い、病気におびえないことです。この姿勢を持つことで、病気の治りは確実によくなります。

仮に医師から、余命を宣告されたり、「この病気は一生治りません」などといわれたりしても、気にすることはありません。医師は自分が考えられる中で、もっとも悪いケースを想定して説明しているだけなのです。

心の持ち方、考え方を変えることそのものが、病気の治癒に結びつきます。メンタル面でのキーワードは、「自立心」「変わる勇気」「死生観を持つこと」が挙げられます。

それぞれについて、これから説明していきましょう。

## 病気は自分で治すという自立心を養う

病気を治すうえでいちばん大切なことは、「病気は自分で治すもの」と自覚すること、自立心を養うことです。医師の協力を受けるにしても、自立心がないと、「あの先生なら、治してくれるかもしれない」「この治療を受けてさえいれば、きっとよくなる」と、人任せになります。

このように依存心が強いと治療も自分で決められず、「人に勧められたから」という理由で治療を受けがちです。こうなると、結果が悪かったときに、「あの人がいったせいだ」「あの先生がやれといったから」などと、人をうらんだり、後悔ばかりして先へ進めなくなるのです。

自立心を持って自分で治療を選んでいれば、結果が悪かったとしても、「次はこれをやってみよう」と前向きにとらえ直すことができ、希望も失いません。医師や家族の助けを借りながらも、相手に依存しすぎないように心がけましょう。

## こだわりを捨て、変わる勇気を持つ

病気が治りにくい人に共通して見られるのが、こだわりの強さです。自分の価値観を貫くのは悪いことではありませんが、こだわりすぎると生活を変えることができません。この傾向は、女性よりも、男性に強く見られます。

いい意味で、女性は人の影響を受けて行動を変えることに抵抗感をそれほど持ちません。たとえば、eークリニックのセミナーに参加して食事療法が大切だと知ると、その日のうちに玄米を炊《た》くなど、すぐに行動に移す柔軟性があります。

一方、男性は頭では玄米菜食《げんまいさいしょく》がいいとわかっていても、なかなか実行に移さないのです。「玄米がいいということですが、エビデンス（科学的根拠）がないと納得できません」などと、ご自身の価値観から外れるものを拒絶しがちです。

男性の場合、社会的な肩書きやメンツ、プライドにこだわるあまり、アドバイスを素直に受け入れられない人が目立ちます。特に50～60代の男性で、この傾向が顕著です。

いいと思ったことは、こだわりを捨ててなんでもトライする。変わる勇気を持って、変化に柔らかく対応することが大切です。

## 死生観を持って開き直る

死生観というと難しそうに聞こえますが、要は開き直ることです。開き直りは、ふてくされたり、投げやりになったり、あきらめたりするのとは違います。

あきらめるというのは、「ガンになったのだから仕方ない」と希望を失った状態です。一方、開き直りは、「これだけやったのだから、もう死んでもいい」という覚悟を持つことです。実は、このように覚悟を決めたガンの患者さんは、意外にといっては失礼ですが、長く生きる傾向があります。

「子どもに財産を譲りました」「戒名を考えました」「お墓を作りました」「あとはお迎えを待つだけです」などといっている人ほど元気なのです。「人事を尽くして天命を待つ」という境地に達すると、ガンの恐怖から逃れることができ、ストレスの負荷も受けにくく、自己治癒力を保つことができるからでしょう。

また、開き直ると、細かいことが気にならなくなり、ストレスへの耐性も上がります。

ある女性の患者さんは、お姑《しゅうとめ》さんから小言をいわれるとイライラしていたそうですが、ガンとわかってからは、体を治すことが最優先になり、物事すべてに開き直れるようなったといいます。

「おかげで、小さなことはどうでもよくなりました。姑の小言？　もう、全然気になりません」と、明るく笑っておられました。

こうした心の状態が、自己治癒力を高めてくれます。

## ストレスはうまくやり過ごそう

病気とわかったからには、ストレスへの処し方も変えていく必要があります。私は、「ストレスがすべて悪」というつもりはありません。仕事で新しい企画を任せられて、そのハードルの高さがストレスになって悩む……。

こうしたストレス負荷がかかるからこそ、人は成長できるといえましょう。そのことをやっているときに、やりがいを感じている。わくわくする。楽しい。うれしいという場合は、ストレスの度合いは、そう強くならないものです。

むしろやっかいなのは、「我慢できないこともないストレス」です。「なんとなく気が進まないが、仕方ないか」「イラつくけれどなんとか我慢しよう」などの、かろうじて我慢できる程度のストレスが延々と続くと、ストレスを受けている感覚がしまいには鈍ってしまいます。

こうなると、ストレスをかかえていても、その自覚がなくなり、暴飲暴食で気を紛《まぎ》らわしてみたり、無理をして残業を続けたり、イライラして不眠になり睡眠薬に頼るようになったりと生活が乱れ、体の破綻《はたん》を招くのです。

## e-クリニック入会時のストレスについての回答

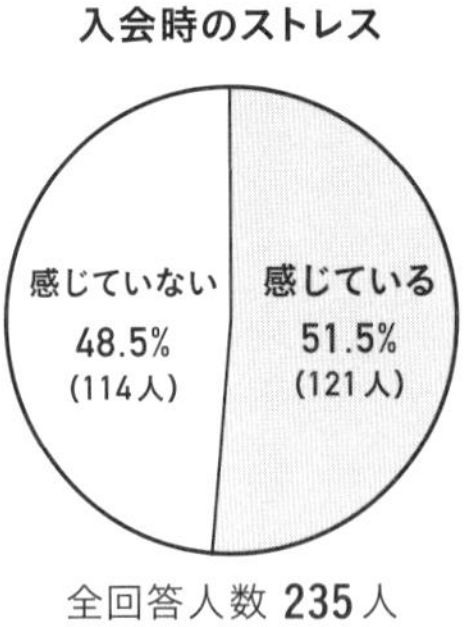


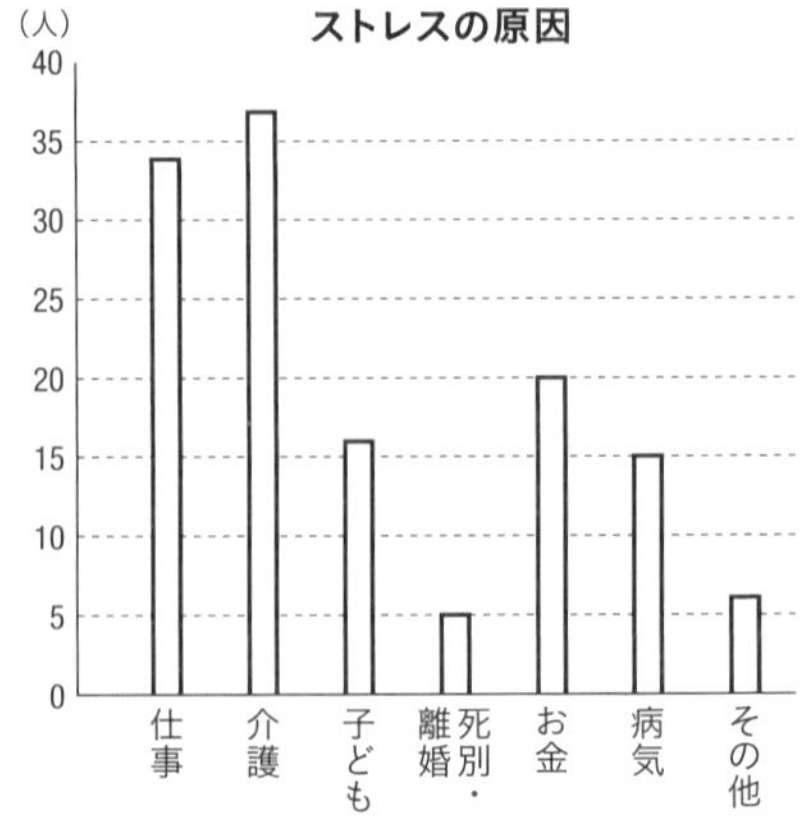


ｅ－クリニックへの入会時に、患者さんにストレスの有無について質問したところ、２３５人中、「ストレスを感じている」と答えた人は１２１人（51・５％）、「ストレスを感じていない」と答えた人は１１４人（48・５％）でした。

これは自由回答なので、ガンと告知される前と、告知されたあとのストレスが交ざっていますが、半数以上の人は「ストレスを感じている」という結果になりました。

ストレスを感じているという人にその内容を尋ねたところ、上位５つは、「介護」「仕事」「お金」「子ども」「病気」でした（上のグラフ参照）。

この結果を見たとき、私は「やっぱり」

と思いました。なにが「やっぱり」かといえば、私の実感では、「ストレスを感じている」人は本当はもっと多いはずなのです。

現在、病気になっているということは、それまでの生活でストレス負荷がかかってきたということを意味しています。しかし、「ストレスを感じていない」という感想の人が半数弱に達している事実は、慢性的な、かろうじて我慢できるストレスが延々と続いていることを意味しているように推測しました。

くり返しになりますが、中途半端なストレスこそが、ボディーブローのようにじわじわと健康を損ねる元凶なのです。真綿で首を絞められるような、かろうじて我慢できるストレスはありませんか？　あらためて自分自身の生活をチェックしてみましょう。

病気を治すからには、ストレスへの向き合い方を変える必要があります。そのキーワードが、「NO」「WANT」「SOSO」です。

## 「NO」……嫌なことはしない

嫌なこと、気の進まないことは、はっきり「NO」といいましょう。いい換えれば、「いい人をやめる」ということです。

今までYESマンだった人が、いきなり「NO」というのは難しいかもしれません。「『NO』と断ること自体がストレス」という人もいることでしょう。

しかし、周囲からそれほどいい人だと思われないことと、病気が治ることと、どちらを優先するかと考えてみたら、答えはすぐに出るのではないでしょうか。「NO」のハードルが高いのは、初めの1回だけです。相手はあなたが思うほど、気にしていません。気楽にいきましょう。

## 「WANT」……やりたいことを優先する

自分のやりたいこと、希望を優先させましょう。私たちは日々の生活で、無意識に「MUST」（ねばならない）という義務感にとらわれて行動しています。

「主婦なんだから、家事をしっかりやらなくてはいけない」「上司らしく、部下をしっかり教育しなくてはいけない」など、自分に役割を課すほどに、嫌なこともやり遂げようとして無理を重ねます。これでは当然、ストレスもたまっていきます。

これからは、「MUST」を捨て、「WANT」を選びましょう。嫌なことはやめて、自分のやりたいことを優先させるのです。

「掃除は嫌だ、買い物に行きたい」と思えば、買い物に行きましょう。「残業は嫌だ、家でナイターを見たい」なら、即帰宅することです。

小さなことでも、自分を優先する姿勢を持つことで、生活は徐々に変わり、ストレスをへらすことができます。

## 「SOSO」……いい加減にゆるく生きる

簡単にいってしまえば、「いい加減」、または「適当」に生きるということです。

人生も世の中も、自分の思い通りにはいきません。うまくいかないことで自分を責めたり、「何が問題だったのだろう」と細かく分析してても仕方がないのです。「まあ、いいか」「こんなものだろう」と、受け流しましょう。これで、かなりのストレスが遠ざかります。

対人関係においても、〝ゆるさ〟は大事です。他人は他人で勝手に生きています。それを、思い通りにしようとすると、角が立ったり、波風が吹いたりして、人間関係がぎくしゃくして、結局、自分が追い詰められてしまうのです。

「相手が自分の思い通りに動いてくれない」「自分の希望を聞いてくれない」とイライラするより、「みんな好き勝手に生きていていいんだ」と思えば、相手との距離感も取れてストレスがたまらなくなります。

## まずは行動してみる

「心の持ち方を変えなさいといわれても、病気をかかえて、どうやって気持ちを整理すればいいの?」と思われた方もいることでしょう。解決の糸口になるのは、行動を変えることです。

たとえば、「食事を玄米菜食にする」「朝起きたら腹式呼吸を30回する」「アルコールを断つ」「夜ふかしをやめて、早寝早起きをする」というように行動を変えると、心の持ち方、考え方が自然に変わっていきます。

難しく考えずに、習慣から変えましょう。形から入ればいいのです。次項でその実践方法を説明します。

## セルフ治療②「栄養」　食事で免疫力を高める

私たちの体は、毎日の食事から得た栄養でできています。ガン細胞と闘ったり、壊れた組織を修復したりする血液成分の一つである白血球《はっけっきゅう》も、食べたものでできてい

## 食事のポイント

**Point 1　主食は玄米など未精製の穀類**

**Point 2　週6日は原則として和食が望ましい**

・アルコール、肉、卵、乳製品は避ける。ヨーグルトはOK
・魚は白身魚、青魚。サケ、マスはOK
・脂肪と塩分は極力へらし、オリーブ油かゴマ油を使用
・おかずは根菜、その他の野菜、キノコ、果物、海藻、ダイズ製品などで
・アメリカの国立ガン研究所がまとめたデザイナーフーズを参考にする（319ページ参照）
・週1日は好きなものを食べてもいい

**Point 3　野菜ジュースを飲む** （321ページ参照）

ますし、白血球の数や働きも食べたもので左右されます。「セルフ治療」の2本めの柱を「食事」としているのも、食事が免疫力の源となるからです。

食事の基本は、体にいいものを摂《と》り、体に悪いものは避けることです。難しく考える必要はありません。日本人が昔から食べてきた和食を、塩分控えめに摂ることをイメージすればいいでしょう。

以下で紹介する食養生は、ガンだけでなく、すべての病気治療のベースとなります。健康に問題がない場合も、ぜひ実践してください。病気を予防することにつながります。

## 主食は玄米、副食は魚介類や大豆製品が基本

主食は、玄米や全粒粉《ぜんりゅうふん》のパン、めん類などがお勧めです。未精製のものには、ビタミンやミネラル、たんぱく質など必要な栄養素が多く含まれています。玄米が食べづらい人は、五分つき米や三分つき米から始めてもいいですし、玄米粉を利用するのもいいでしょう。玄米粉は、おかゆにしたり、スープやみそ汁に入れたりして食べることができます。

そして副食は、魚介類、納豆や豆腐などのダイズ製品、野菜、キノコ、海藻、豆類、果物などを組み合わせましょう。

魚は白身の魚、青魚を中心にします。サケやマスもお勧めです。カツオやマグロなど、赤身の魚は鉄分が多いので控えてください。

避けたい食品は、卵や肉類、アルコール、白砂糖です。脂肪と塩分は、極力へらし、炒め物やドレッシングには、オリーブ油かゴマ油を使ってください。乳製品は、ヨーグルト以外はできるだけ摂らないようにしましょう。

食材は、加工されていない素材のままのもの、旬《しゅん》のものを選び、地産地消《ちさんちしょう》（土地

## 積極的に摂りたい食品

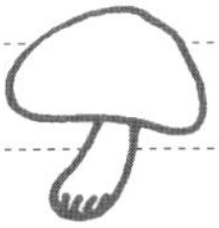

野菜、キノコ、海藻、

玄米、全粒粉、

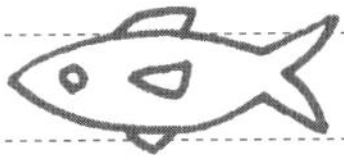

豆類、魚、

豆乳、ヨーグルト(無脂肪)、

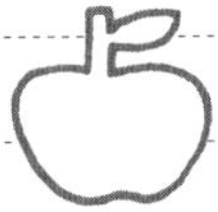

果物、

緑茶、ハーブティー

## 避けたい食品

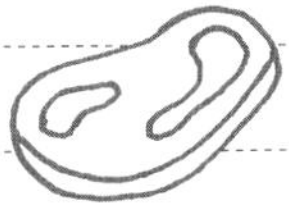

牛肉、豚肉、羊肉、鶏肉、ハム、ソーセージ、

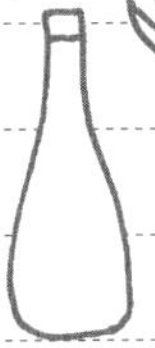

牛乳、チーズ、アイスクリーム、卵(黄味)、

マヨネーズ、サラダドレッシング、

白米、白パン、

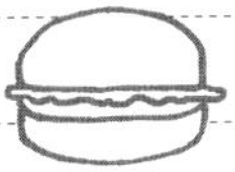

ファストフード、バーガー類、コーラ類、

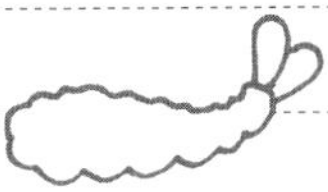

揚げ物、

レトルト食品、

コーンオイル、サフラワーオイル、サンフラワーオイル、

アルコール

で取れたものを食べる）を心がけてください。

## 食事量は腹6、7分目が理想的

どんなに体にいいものでも、食べすぎてはいけません。カロリーを摂りすぎると、体内で大量の活性酸素《かっせいさんそ》が発生し、免疫力を顕著に低下させます。食事量は腹6、7分目にしましょう。

食事量とともに気をつけたいのは、「避けるべき食品」を意識することです。具体的には、栄養とカロリーのバランスが悪い食品を避けてください。スナック菓子やファストフードは、カロリーは高くても栄養は乏しい食品です。同じくアルコールも栄養とカロリーのバランスが悪いので避けましょう。

食べすぎは免疫力を低下させますが、「少食は免疫力を高める」という研究は多数報告されています。

私は、その報告を実証しようと、定期的に訪問している老人ホームで、昔ながらの粗食が免疫力に与える影響を調べました。対象は健康に問題のない10人のお年寄りです。この方たちに、1カ月間、1日の総摂取カロリーが1600㎉になる食事を摂っ

## 粗食によるリンパ球数の推移

＊約1カ月間、1日当たり1600Kcalの食事

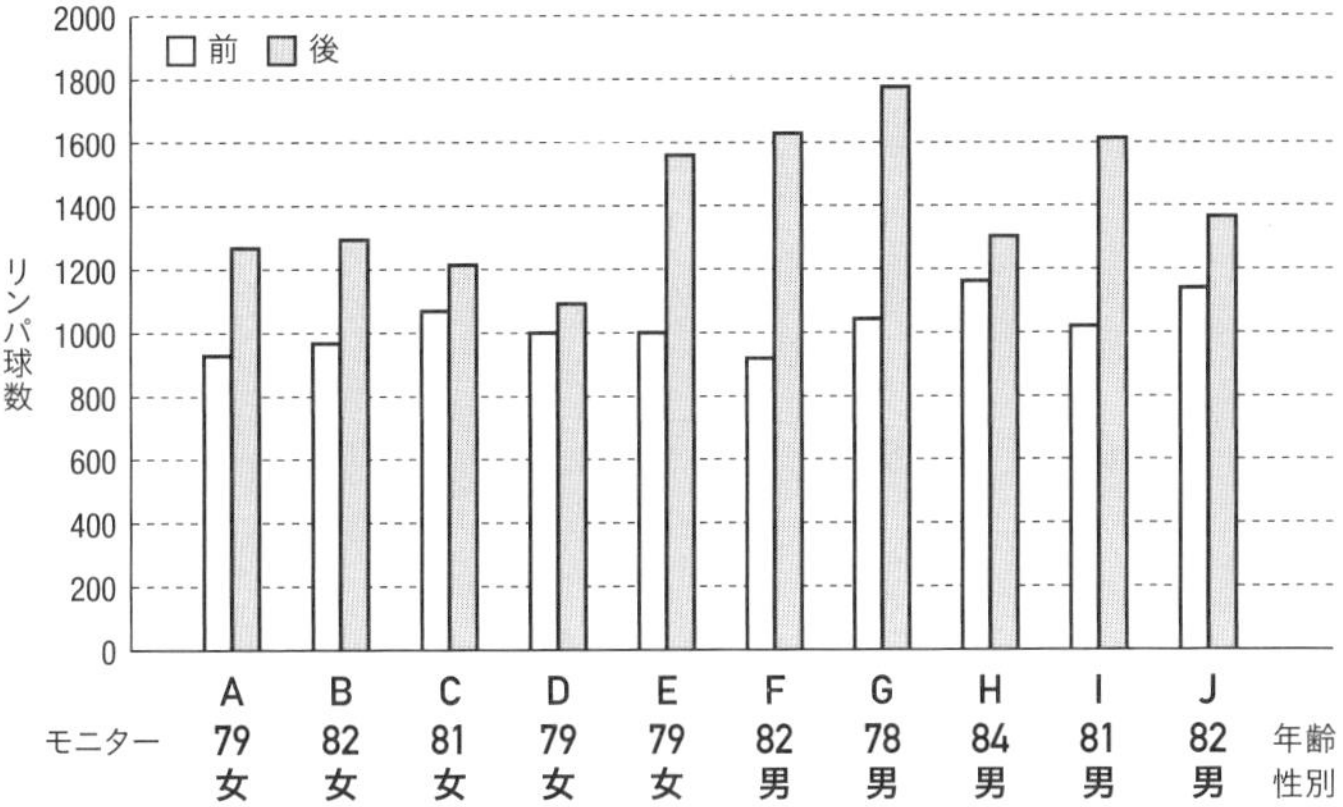


ていただきました。その結果、全員のリンパ球数がふえていることが確認されたのです。

　昔からいわれる「腹八分目」が健康維持にかかせない要件であることが、生化《せいか》学《がく》（生命・生理現象を化学的側面から研究する学問）の面からも証明されたというわけです（上のグラフ参照）。

### 週6日は和食、週1日は好きなものを

　食事の基本は、和食を心がけたいものです。

　ただし、これまで肉類を中心とした洋食傾向だった人が、いきなり和食一辺倒にするとストレスがたまるかもしれませ

ん。そんな人の場合には、週1日は好きなものを食べてかまいません。

玄米を炊くのが面倒だったり、後述する野菜ジュースも飲みたくなかったりする日は、無理をせずに玄米も野菜ジュースもお休みにしましょう。

なんでも完璧にこなそうとすると、それがストレスになって治癒の足を引っ張ります。

〝適当、いい加減、のんき、のんびり、目標はゆるく〟といった気分に浸ることで、ガンをはじめとするさまざまな病気の治癒を早めます。基本的な食事内容をつかんだら、あとは自分でやりやすいようにアレンジして、おいしく食べましょう。

基本の7割くらいできればじゅうぶんだと考えてください。

## 「デザイナーフーズ」を参考に食材を選ぶ

食材選びの参考になるのは、「デザイナーフーズ」です（左ページの図参照）。

これは、1990年からアメリカの国立ガン研究所が中心になって行った、食品の抗ガン作用についての調査・研究をまとめたものです。40種類以上の食品に、ガンの抑制効果が認められています。図にある通り、「デザイナーフーズ」の多くは果物や

## おもなデザイナーフーズ

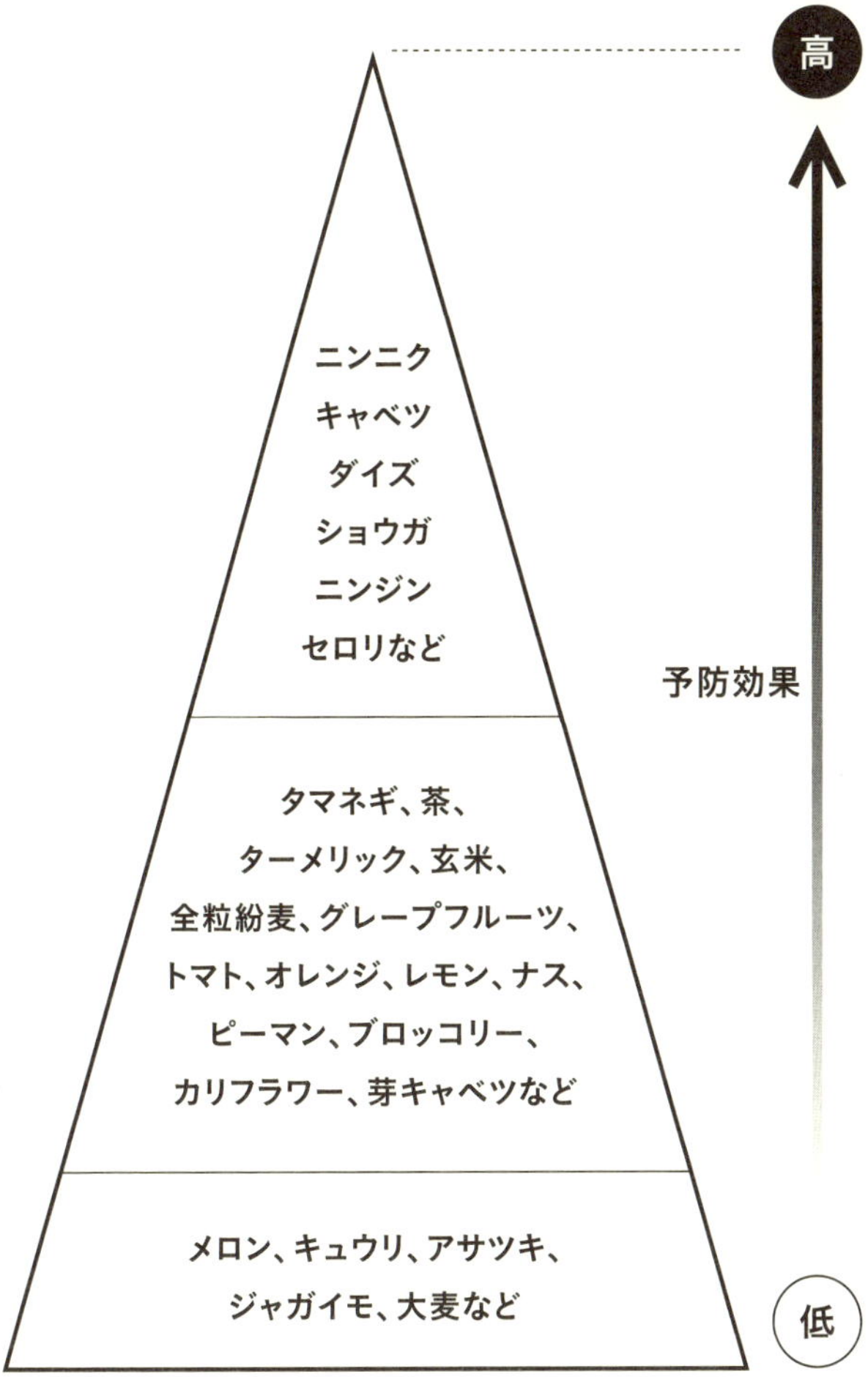
高
予防効果
低
ニンニク
キャベツ
ダイズ
ショウガ
ニンジン
セロリなど
タマネギ、茶、
ターメリック、玄米、
全粒紛麦、グレープフルーツ、
トマト、オレンジ、レモン、ナス、
ピーマン、ブロッコリー、
カリフラワー、芽キャベツなど
メロン、キュウリ、アサツキ、
ジャガイモ、大麦など

野菜が占めています。

近年、果物や野菜に含まれるファイトケミカル（植物栄養素《しょくぶつえいようがく》）にガン抑制作用があるとして、注目を集めています。ファイトケミカルは植物の色素や香りを構成している成分で、免疫力を増強するとともに、万病のもとである活性酸素を無毒化する働きがあります。

活性酸素は強い酸化力を持つ物質で、ウイルスや細菌を殺傷する大切な役割を担っています。しかし、ふえすぎると組織を酸化して破壊し、ガンをはじめとするさまざまな病気や老化を引き起こします。

体内では活性酸素を無毒化する酵素が作られていますが、活性酸素が過剰になると対処しきれません。ファイトケミカルをたっぷり摂れば、活性酸素の害から身を守ることができます。野菜や果物は、「天然の抗ガン剤」といえます。

野菜や果物を摂るメリットはほかにもあります。私たちが必要とする栄養素には、ビタミンやミネラル、たんぱく質、炭水化物、食物繊維、脂肪酸などがありますが、野菜と果物はこれらの栄養素をすべて含んでいるのです。

特に果物は、加工をせず、自然の生の状態で丸ごと食べられる理想的な栄養食品です。

食事を摂ると、食品に含まれる栄養は消化、吸収、同化《どうか》（外界の物質を体内に取り込み、体の一部に作り替えること）というプロセスをへて体内で活用されます。肉や乳製品では、この一連のプロセスに多くのエネルギーを必要としますが、野菜や果物は、消化にほとんどエネルギーを使わずにすみます。そのため、胃腸や肝臓、腎臓《じんぞう》など、内臓にかかる負担をへらすこともできるのです。

また、野菜や果物は、その約85％が水分です。そのため、体内の毒素や老廃物を洗い流し、体を浄化《じょうか》するのにも大いに役立ちます。野菜や果物を中心に日々の食事を組み立てていけば、おのずとガンの治療や予防に役立つというわけです。

以上のように、野菜や果物は積極的に摂っていただきたい食品です。しかし、難点はカサがあるため、一度にたくさん摂れません。そこでお勧めしたいのが、次に紹介する野菜ジュースです。

## 手作り野菜ジュースが体を劇的に変える

野菜ジュースに用いる材料は特に決まっていませんが、先にご紹介したデザイナーフーズから選ぶといいでしょう。本書では、２種類のレシピを紹介しておきます。

用意するもの
　ガラスかプラスチック、もしくは陶磁器製の搾《しぼ》り器、もしくはジューサー（ミキサーではなく、ジューサーが望ましい）。

①ニンジンジュース・レシピ（1回分の量・出来上がりは約300㎖）
・汚れを落とした皮つきのニンジン……300g
・リンゴを皮つきで半個……約250g
・皮をむいたレモンかオレンジ半個

②グリーンジュース・レシピ（1回分の量・出来上がりは約200㎖）
・ケールかコマツナ……150g
・リンゴを皮つきで半個……約250g
・皮をむいたレモンかオレンジ半個

　ジュースは、1日に4～6回飲みます。毎回作るのが面倒なら、1日分をまとめて作ってもかまいません。冷蔵庫で保存し、室内で常温に戻してから飲みます。

ガンの患者さんで、「野菜ジュースを飲んでもあまり効果がない」という人がいますが、その場合は例外なく飲む量が少なすぎます。

普通、ジュースを飲むといっても、せいぜい1日500㎖くらいです。毎日、2ℓ以上のジュースを飲んでいるガン患者さんは、ほぼ確実に免疫力が増強されています。

糖尿病の人は果糖が気になるかもしれませんが、レシピの量なら心配はいりません。果糖は血糖の上昇がゆるやかなので、インスリンの分泌《ぶんぴつ》も最小限ですみ、膵臓《すいぞう》に負担をかけません。健康維持が目的の場合は、毎日、200㎖以上飲めばじゅうぶんです。

なお、ジューサーが望ましいとしたのは、ミキサーでは野菜や果物の繊維分がそのまま残るため、カサもへらず、大量摂取ができません。また、ジューサーでこしたジュースのほうが、胃腸への負担が軽減されるからです。

## 天然サプリメントを利用する

ガンで人が死ぬのは、抗ガン剤が足りなかったり、放射線の照射量が少なかったりしたせいではありません。ガン細胞の数がふえ、正常な細胞の栄養障害、代謝障害《たいしゃしょうがい》（体内での利用と排出に障害が起こること）を引き起こしてしまうからです。

これを防ぐには、正常な細胞が栄養不足に陥《おちい》らないようにする必要があります。すなわち、今まで取り上げてきた主要な栄養素をじゅうぶんに摂取し、体力を温存し、免疫細胞を活性化することが大切なのです。もちろん、これはガン以外の病気についてもいえることです。

ガンの患者さんの場合、栄養を万全に摂るには、基本の食事＋野菜ジュースに天然サプリメントをプラスするのが理想的です。そこで以下で、ガン治療のためのサプリメントの原則について、説明しておきましょう。

サプリメントは、大別して次の2種類があります。①アクティブサプリメント（機能性食品）と、②ベースサプリメント（栄養補強食品）です。

**①アクティブサプリメント（機能性食品）**

アクティブサプリメントは、もともとは体内に存在しない物質であり、それを体内に取り込むことで、なんらかの効果が期待できるものです。多くのガンの患者さんが摂っているのは、こちらのタイプです。

アクティブサプリメントは、長く摂り続けるものではありません。薬と同じく期間限定で摂取すべきもので、摂取期間は3～6カ月以内にとどめましょう。

## ②ベースサプリメント（栄養補強食品）

ベースサプリメントは、もともと人の体内にあって、私たちがふだん食事から摂取できる栄養成分です。生体の恒常性を維持し、健康な状態を保つうえで基本となる栄養素です。

ガン対策に重要な役割を果たすのは、②のベースサプリメントです。特にお勧めしたいのは、「マルチビタミン」「マルチミネラル」「ファイトケミカル（植物性化学物質）」といった3つのベースサプリメントです。

ビタミンやミネラルは、代謝を促進する酵素活性を高める働きがあり、健康維持のために重要な働きをしています。ビタミンやミネラルは相互に働き合って効果を発揮するものなので、ビタミンCのみといったサプリメントの単品使用は、あまり意味がありません。

また、先述したファイトケミカルは、抗ガン作用が期待できます。

摂取するのであれば、特定のビタミンが単品で含まれているものではなくマルチビタミンのもの、またマルチミネラルのもの、もしくはマルチビタミンとマルチミネラルが同時に含まれたものが適切です。

それと同時に、ファイトケミカルが多く含まれるサプリメントを摂りましょう。

さらにベースサプリメントを摂るとすれば、「プロバイオティックス」と「不飽和脂肪酸」がお勧めです。この2つについても、説明していきましょう。

プロバイオティックスとは、腸内細菌のバランスを改善する働きを持ち、人体にいい影響を与える乳酸菌やビフィズス菌などの微生物や、それらが含まれた食品を指します。プロバイオティックスを含むサプリメントを摂ることで、腸内環境を整え、免疫力を高める効果が期待できるのです。

腸内には、体全体に存在する免疫細胞の約半数が存在し、免疫機能を保っています。したがって、プロバイオティックスを摂取し、腸内環境を整えられると、腸内免疫の機能が活性化し免疫力が底上げされます。そうなれば、ガンなどに対抗する力も増強することができます。

また、腸内環境が悪いと、摂取した栄養素がスムーズに消化・吸収されません。食事から得た栄養を十二分に利用するためにも、腸内環境を整えることが重要です。

老人ホームのお年寄りに、私たちが作製した複合プロバイオティックスを1カ月間、1回10粒ずつ、朝夕の食後に飲んでいただいたところ、リンパ球数の増加、体温の上昇が認められました（左ページのグラフ参照）。腸内環境に注意を向けることは、健

## 複合プロバイオティクス摂取によるリンパ球数の推移

＊約1カ月間、複合プロバイオティクスを10粒ずつ、朝夕食後の2回摂取

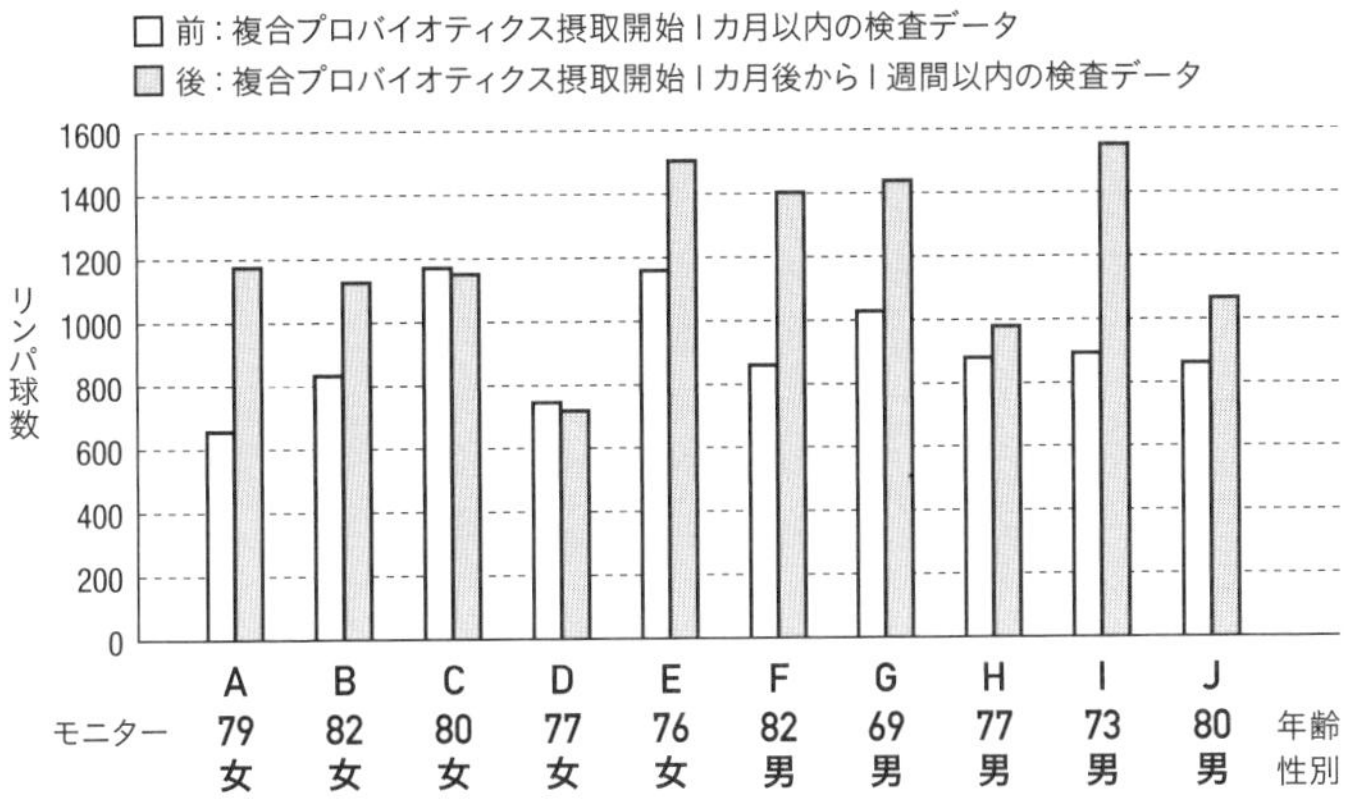


康維持に直結するのです。

不飽和脂肪酸は、活性酸素を無毒化する抗酸化作用を持つとともに、血液をさらさらにする効果があります。昔の日本人は青魚をよく食べていたので、不飽和脂肪酸をじゅうぶんに摂取することができました。食生活の欧米化で、魚を食べる頻度がへり、不飽和脂肪酸の摂取量も落ち込んでいるので、不足分をサプリメントで補う必要があります。

最後に、ベースサプリメントを選ぶ際の注意点を挙げておきます。

**・天然由来のものを必ず選ぶ**

**・価格が極端に安いもの、極端に高いものは避ける**

## セルフ治療③ 自律神経のバランスと血行

### 血の巡りを整え免疫力を高める

ガンをはじめとする慢性病の多くは、ストレスによる交感神経《こうかんしんけい》の緊張から〈血流障害→低体温→免疫力の低下〉という流れで発症しています。一方、楽をしすぎるリラックス過剰の生き方も、副交感神経《ふくこうかんしんけい》を過度に優位にして〈血流障害→低体温〉と〈リンパ球の過剰反応〉を引き起こし、病気を招きます。

「セルフ治療」の3本めの柱は、自律神経の乱れを解消し、血液と気《き》（一種の生命エネルギー）の流れをよくするケアの実践です。以下でご紹介する方法を実践すると、自律神経のバランスが整い、血の巡りがよくなるので低体温の解消につながります。

免疫力を維持するには、36・5℃以上の体温が必要です。35・5℃以下が固定している人の中には、体温を1℃上げるのにも時間がかかることがあります。しかし、ケアを毎日、実践すれば、体温は必ず上がります。根気よく続けていきましょう。

血液の巡りがよくなると栄養の吸収もよくなるので、体調が上向きになっていく実感を持てるようになります。体調が変わると、気持ちも楽になり、さらに体調がよくなる……。

ご自身の手で、このようないい循環を作って病気から抜け出しましょう。体調に不安がある人は無理をせず、ぼちぼち、ゆっくりしたペースで続けてください。

## 日中は体を動かして生活にメリハリを

病気だからといって、じっと静かにしている必要はありません。むしろ、1日1回は、適度な運動を行いましょう。ただし、息が切れるような激しい運動や、人とスコアを競うような運動はストレス負荷が高いのでNGです。

お勧めは、体調に合わせてマイペースでできるウォーキングです。まずは1日6000歩を目標に歩いてみましょう。時間にして小1時間くらいです。外気に触れながら歩くことで、呼吸器系、循環器系の働きがよくなって血行が促進されるとともに、気分転換を図ることもできます。

慣れてきたら少しずつ歩数をふやし、1日1万歩まで伸ばしてみましょう。

ひざや腰が痛む人は、プールの中を歩くと関節への負担を軽くすることができます。水中歩行を行う場合は、1回20分くらいでじゅうぶんです。このほか、体の柔軟性を高めるうえでは、ラジオ体操もお勧めです。

昼間、適度に体を動かし、夜間はしっかり休むようにすると、体のONとOFFのスイッチがしっかり切り替わるようになります。こうして生活のリズムにメリハリをつけると、交感神経と副交感神経もバランスよく働くようになり、免疫力を高めることができるのです。

活動時に気をつけたいのが姿勢です。病気になると気分がふさいだり、あれこれ考え込んだりするせいで、知らず知らずのうちに前屈《まえかが》みになっています。前屈みやうつむくことが続くと、交感神経が優位になり、呼吸が小刻みになって全身の血液循環が滞《とどこお》ってしまいます。

一日中、姿勢が悪ければ、その分、体に負担がかかります。特に座っているときは、だれでも前屈みになりがちです。

ときどき、背すじが伸びているかどうかをチェックし、上半身を反らせてストレッチをしましょう。ウォーキングの際も、背すじを伸ばして視線をやや高めにし、遠くを見るようにします。

1日に1回、空を見上げるというのも、姿勢を整えるきっかけになります。このとき、両手をしっかり上げて伸びをしたり、軽いストレッチをしたり、次に紹介する腹式呼吸をするのもお勧めです。単純な方法ですが、体を意識的に刺激することで、気分を軽くすることができます。

## 腹式呼吸で酸素をたっぷり取り込む

自律神経は意志とはかかわりなく全身をコントロールしている神経ですが、「呼吸」を意識して行うと、自律神経をコントロールすることができます。

呼吸は自律神経が調整しており、息を吸うときは交感神経が、吐くときは副交感神経が働きます。したがって、息をゆっくり吐き出すように意識することで、副交感神経を刺激できるというわけです。

呼吸を常に意識するのは無理です。起床時や仕事の休み時間など、自分で時間を決めて、意識的に深呼吸をするだけでも、副交感神経を効果的に刺激することができます。

健康法としての呼吸のやり方は、さまざまな種類がありますが、ここではオーソドックスな「腹式呼吸」を紹介します（次ページの図参照）。私たちがふだん行っているのは、胸筋《きょうきん》を使う胸式呼吸です。腹式呼吸は、腹筋《ふっきん》を使って肺の下にある横隔膜《おうかくまく》を上下させて、肺に空気を出し入れする呼吸法です。

## 腹式呼吸のやり方

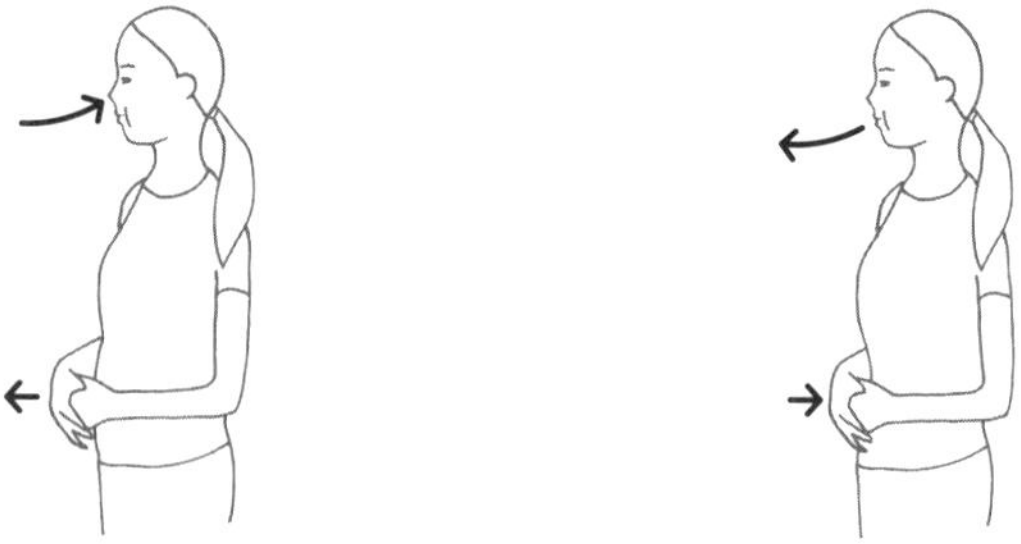

**1** 鼻から息を吸っておなかをふくらませる

**2** 口から息を吐いておなかをへこませる

呼吸で大切なのは、吸うことより、吐くこと。吸うと吐くの割合は、1対2が目安
息を吸ったら、できるだけゆっくり息を吐き出すように意識する。「長く、遠くへ、吐く」というイメージで行うといい

おなかを膨らませながら息を吸うと横隔膜が下がり、広がった肺に空気が入り、おなかをへこませて息を吐くと、横隔膜が上がり、肺から空気が出ていきます。

腹式呼吸を行うと肺がじゅうぶんに広がるので、1回の呼吸で肺に取り込まれる酸素量は、胸式呼吸に比べ50％もふえるといわれています。体に取り込む酸素量をふやすことでミトコンドリアにたっぷり酸素が届き、エネルギー生成もスムーズになって細胞の新陳代謝《しんちんたいしゃ》を促すことができます。

腹式呼吸は1日に何回行ってもかまいませんが、少なくとも30回以上は行いましょう。

## 頭のツボ刺激で全身の血行を促す

頭部のツボ刺激は、気（一種の生命エネルギー）の流れを改善し、全身の血行を促す効果があります。ことにお勧めしたいのは、頭のてっぺんにある「百会《ひゃくえ》」と百会の周囲にある「四神聡《ししんそう》」のツボです（ツボの位置は次ページの図参照）。

これらのツボを刺激すると、全身の気の流れが整い、免疫力が高まると考えられています。

刺激は、つまようじを輪ゴムで束ねたものを使います。図を参照しながら、皮膚を傷つけないように注意をして行いましょう。

## ツボの探し方

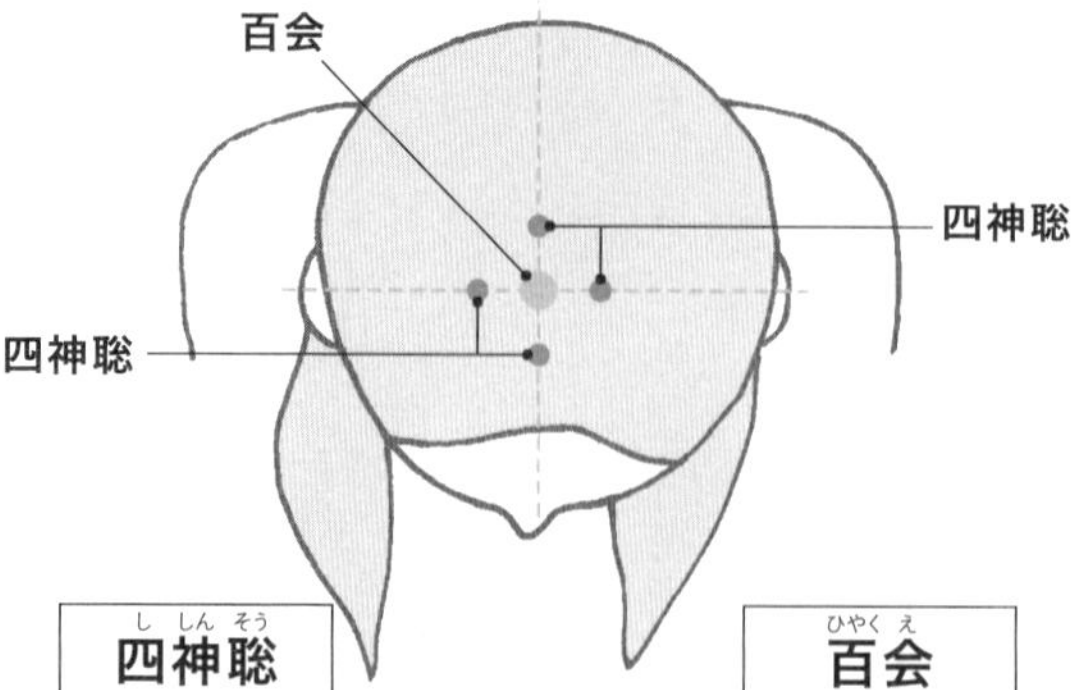


### 四神聰《ししんそう》

百会から前後左右に、それぞれの手の親指の横幅の長さだけ進む。その4カ所すべてを合わせて、「四神聰」と呼ぶ

### 百会《ひやくえ》

頭の正中線《せいちゆうせん》(左右中央の線)と、左右の耳の上端を結んだ線が交わる点。頭のてっぺんの、少しへっこんでいるところにあるツボ

---

## 頭のツボ刺激のやり方

### 用意するもの

- つまようじ……20本程度
- 輪ゴム

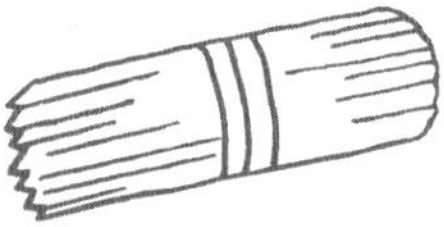

**1** つまようじを輪ゴムで束ねる

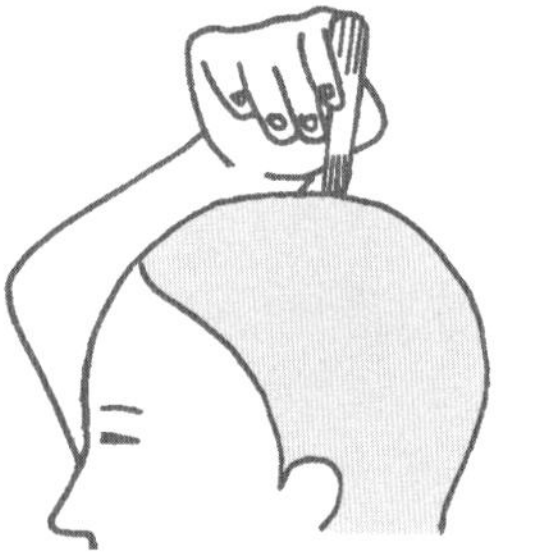

**2** ツボをつまようじで押すように刺激する 何回刺激してもかまわない。皮膚を傷つけないように気をつける

## 温冷浴で免疫力が高まる

お湯と冷たい水を交互にくり返し浴びる「温冷浴《おんれいよく》」は、皮膚に加わる温と冷の刺激によって自律神経のバランスを整える作用に優れています。血行がよくなり、新陳代謝を活発にして免疫力を高めます。

大人だけでなく、アトピー性皮膚炎やぜんそくのある子どもも行うといいでしょう。温冷浴は、適度な交感神経刺激になり、副交感神経の過度な働きが抑えられるので、リンパ球の過剰反応を抑えアレルギー反応が起こりにくくなります。

まずは、ぬるめのお湯から慣らしていくのがいいでしょう。習慣づけるコツは、決して無理をしないこと。バスタイムがストレスにならないように配慮してください。

**準備**

**①湯船に40℃前後のお湯を張っておきます**

**②水はシャワーで浴びます。水温は15℃前後が適当です**

## ふくらはぎマッサージのやり方

両足のふくらはぎを、以下のようにマッサージする。左右どちらから始めてもかまわない。床に座って行うといい。ふくらはぎの外側をもむときは、横座りするとやりやすくなる

**1** ふくらはぎの内側の筋肉を、下から上へゆっくりと押す

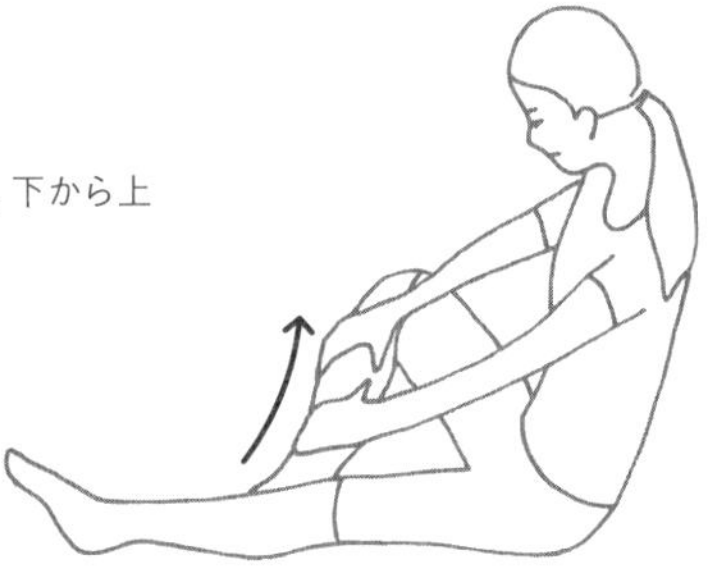

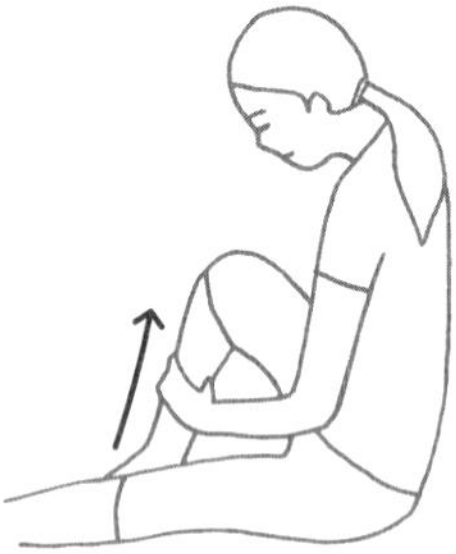

**2** ふくらはぎの真ん中を、下から上へゆっくりと押す

**3** 横座りをして、ふくらはぎの外側を下から上へゆっくりと押す

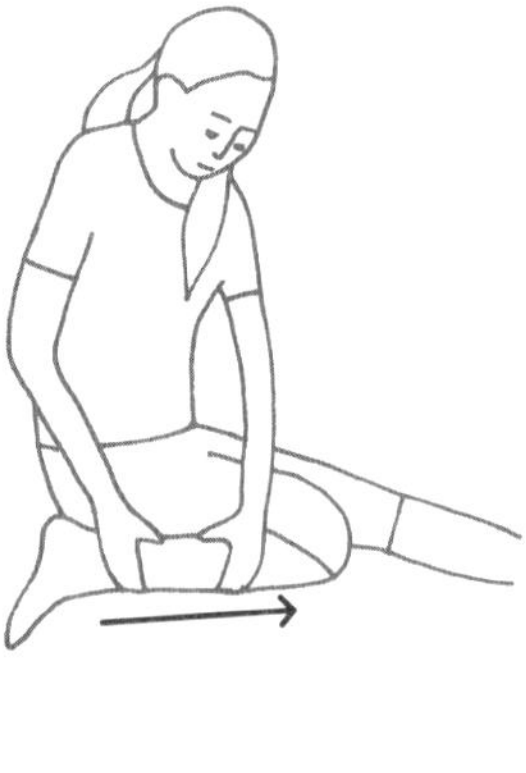

**4** アキレス腱をつまむようにして、下から上へもむ
以上を終えたら、もう一方のふくらはぎを同様にもんでいく

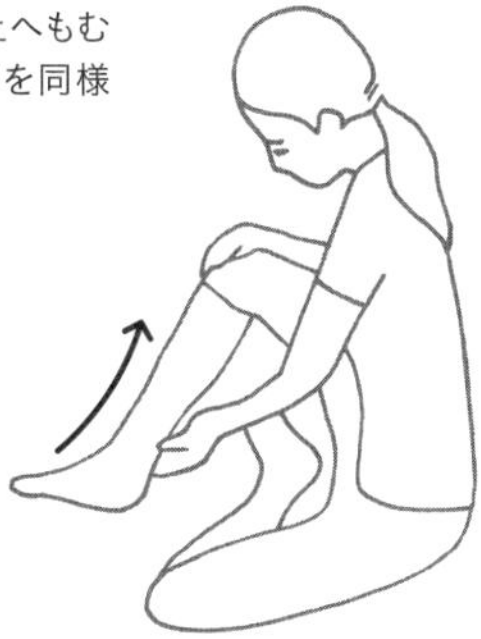

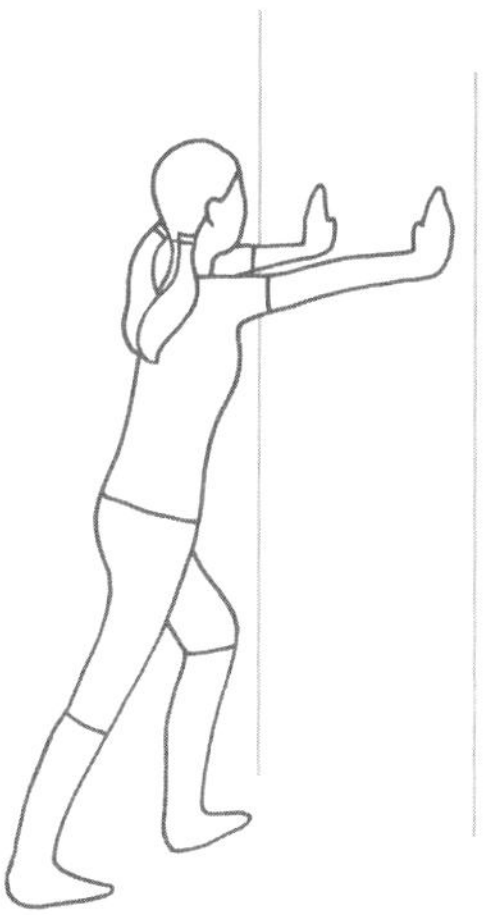

**5** 片方の足を前に踏み出し体重をかける。後ろ足のかかとは床にしっかりとつけ、ふくらはぎとアキレス腱を伸ばす。反対の足も同様に伸ばす。壁に両手をついて行うと足もとが安定する
1日、10 〜 20分を目安に行う。マッサージをする時間は特に決まっていないが、お風呂上がりに行うとより血流を促す効果が高まる

**6** クッションや座布団を足の下に置き、両足を高くして寝ると末梢から心臓への血液の戻りがよくなる。その際には、ふくらはぎが心臓よりやや高くなるくらいを目安にする。両脚の角度は床から15度程度になるが、寝心地が悪かったり、姿勢がつらかったりするときにはもっと低くしてもかまわない。無理をしないようにする

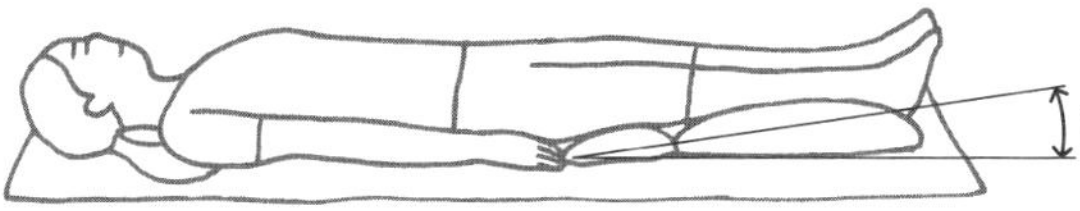

## 「爪もみ」で病気知らず

爪《つめ》の生えぎわは神経線維が密集し、感受性の高いポイントです。このポイントを押しもむ「爪もみ」は、自律神経のバランスを整える作用に優れ、副交感神経を効果的に刺激して免疫力を高め、全身の血流を促します。

実際、爪もみを行うと、手足がぽかぽかと温かくなったり、体が汗ばんできたりします。末梢の刺激であって、体全体の血流がよくなることを示しています。

### 病気・症状別の爪もみのやり方

手の指は、次のように内臓や症状に対応しています。

- 親指……肺などの呼吸器
- 人さし指……胃腸などの消化器
- 中指……耳の症状

# 爪もみのやり方

## 爪もみで刺激する場所

両手の爪の生えぎわを刺激する。刺激するのは、親指、人さし指、中指、薬指、小指の爪の生えぎわにある両角。爪の生えぎわから、2㎜ほど指のつけ根側を刺激する
ただし、ポイントは目安なので、厳密な位置にこだわる必要はない

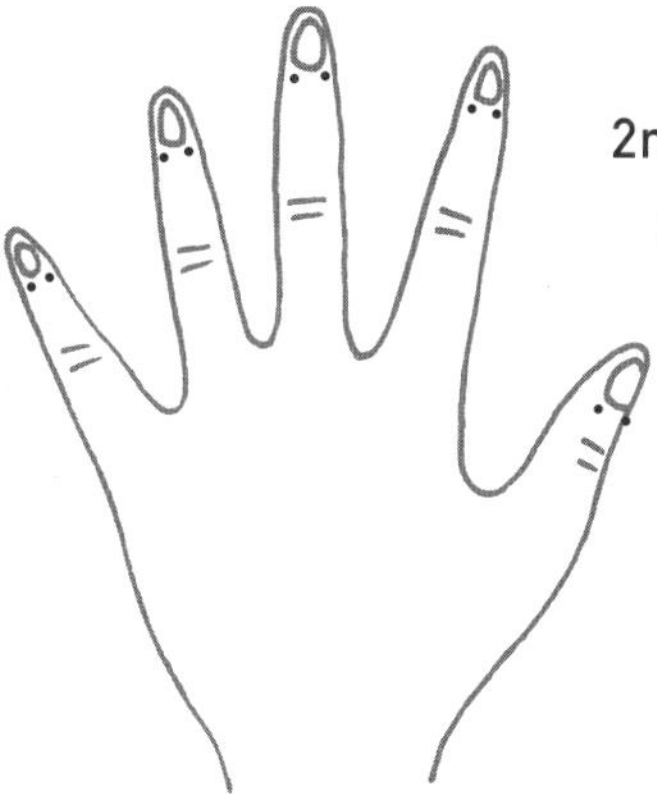

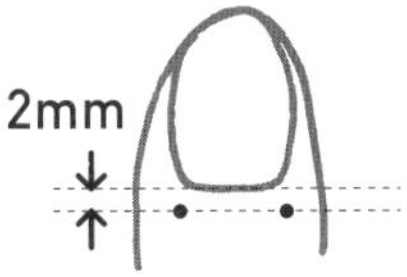


**1** 爪の生えぎわの角を、反対側の手の親指と人さし指で両側からつまみ、1つの指につき10秒ほど押しもみする。一方の手が終わったら、同様にもう一方の爪の生えぎわを刺激する

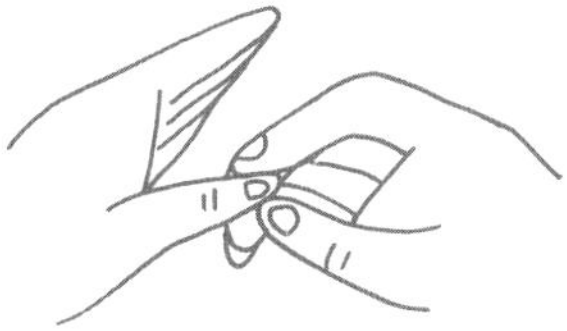

**2** 刺激が弱いと効かないが、出血するほど強く押してはいけない。
ギュッギュッともんでも、ギューと押し続けてもいいだろう。「少し痛いな」と感じるくらいの強さで刺激するのがベスト

**3** 1日に2〜3回、毎日続けるのが理想的

一通り行っても、2分程度で終わる。バスタイムに行ってもいいだろうし、移動中の乗り物に乗っているときに行ってもいいだろう

・薬指……低血圧、低血糖、眠さ、だるさ、軽いうつなどの症状
・小指……心臓や腎臓など循環器

これを参考にして、治したい病気や症状に対応する指を20秒ずつ、それ以外の指を10秒ずつ刺激します。特に痛みや違和感のある指を、20秒ずつ刺激するという方法でもいいでしょう。

薬指だけを単独で刺激すると、免疫力を低下させる可能性があります。必ず、ほかの指といっしょに刺激してください。

複数の病気、症状がある場合は、いちばんつらい症状に対応する指を、20秒ずつ刺激します。

足の爪の生えぎわは、下半身の症状改善に効果があります。下半身の症状を改善したい場合は、両足の爪の生えぎわも併せてもんでください。両足のすべての爪の生えぎわを、手の爪もみと同様に刺激します。

爪もみの注意点

・爪もみを行ったあと、痛みなどの症状が一時的に強くなることがある。これは症状

が改善に向かうときの生理的な反応なので、心配せずに続けていい
・爪もみは、セルフ治療のひとつであり、爪もみだけで病気や症状のすべてが解消するわけではない。ストレスから逃れる、食生活を改める、生活リズムを整える、適度な運動を行う、体を積極的に温める、気分転換を図り「楽しい」と思えることを生活に取り入れるなど、免疫力を高める生活習慣を心がけること
・白血球のデータに基づいて、医師や歯科医師、鍼灸師から爪もみの指導を受けている人は、その指導に従う

## 「易筋功」で肩こりや腰痛、頭痛が改善

「易筋功《いきんこう》」は、気功《きこう》（一種の生命エネルギーである気を鍛錬する健康法）の理念に基づいて、少林寺拳法《しょうりんじけんぽう》や太極拳《たいきょくけん》を組み合わせたものを、だれにでも簡単にできるように改良した気功法です。

免疫力を高める効果に優れており、ガンの治療後の回復を促します。肩こりや腰痛、頭痛、目のかすみ、耳鳴りなどの不定愁訴《ふていしゅうそ》にも効果を発揮します。

易筋功の効果を調べるために、老人ホームに入所しているお年寄りに、1日20分、

## 易筋功《いきんこう》によるリンパ球の変化

＊約1カ月間、朝夕、易筋功を行う

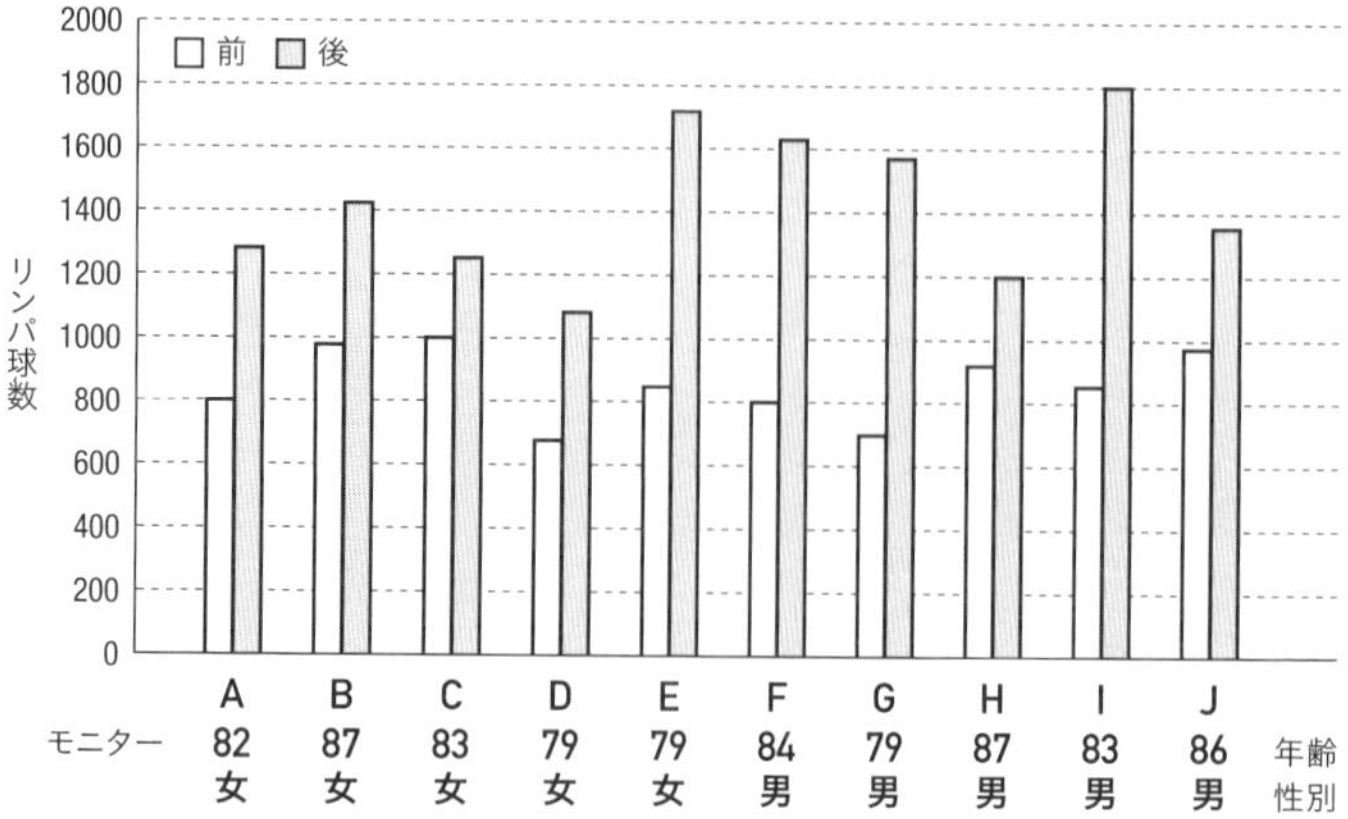


朝夕2回の易筋功を1カ月間、続けていただきました。その結果、リンパ球数、体温ともに上昇し、易筋功に免疫力を高め、血行を促す効果が認められました。

易筋功のやり方は、次のページからはじまるイラスト解説を参照してください。1日1回以上、寝る前に行うといいでしょう。

## 易筋功《いきんこう》のやり方

立って行っても、座って行ってもいい
手のひらをスライドさせるときは、ゆっくり力を入れる。1つの動作を、最低30秒（10回前後）、できれば3分ずつ行う。一日1回以上、特に寝る前に行うと効果的

**1** 息を吐くことを意識しながら、ゆっくりと深呼吸（腹式呼吸・332ページ参照）をする。鼻から息を吸っておなかをふくらませ、口から息を吐いて、おなかをへこませる。30秒ほどくり返す

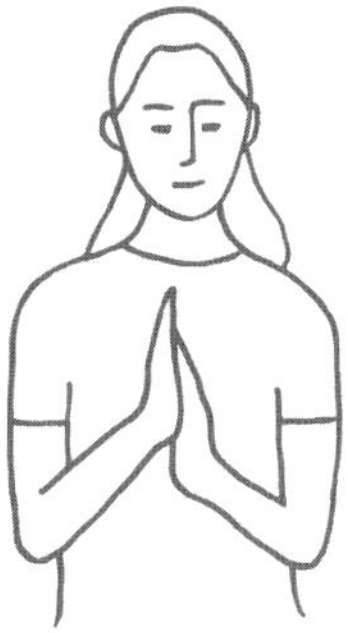

**2** 胸の前で合掌し、手のひらが温かくなるまで、30秒ほどこすり合わせる。易筋功では、この「合掌」を、動作と動作の間に行うと覚えておく

**3** 右手を上、左手を下にして手のひらを合わせる。右手のひらを、左手の内側にそって指先から肩までゆっくりスライドさせる

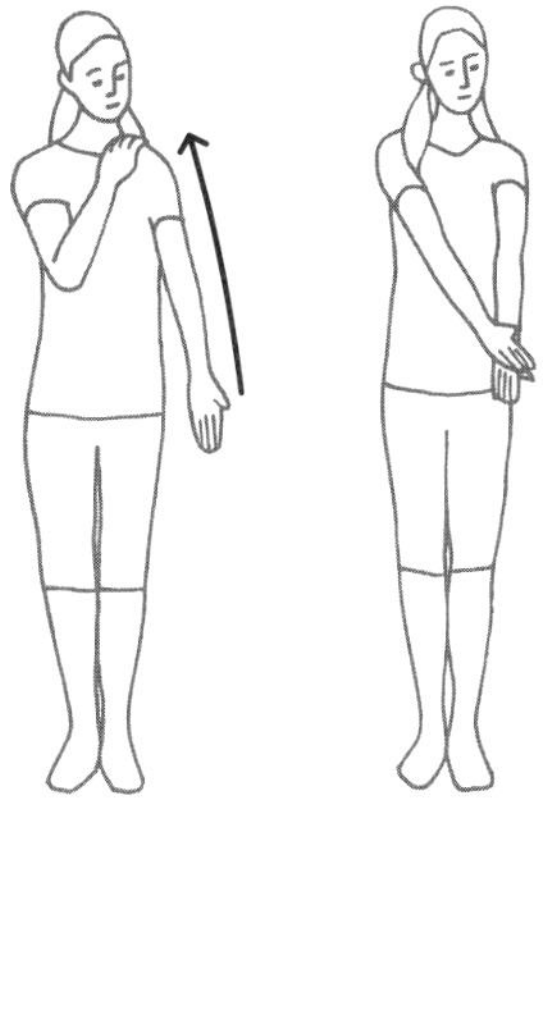

**4** 左手のひらを下に返して（手の甲を上に向けて）、右手のひらを左腕の外側にそって、指先までゆっくり戻していく。**3**と**4**をくり返す。左右逆の腕も行う

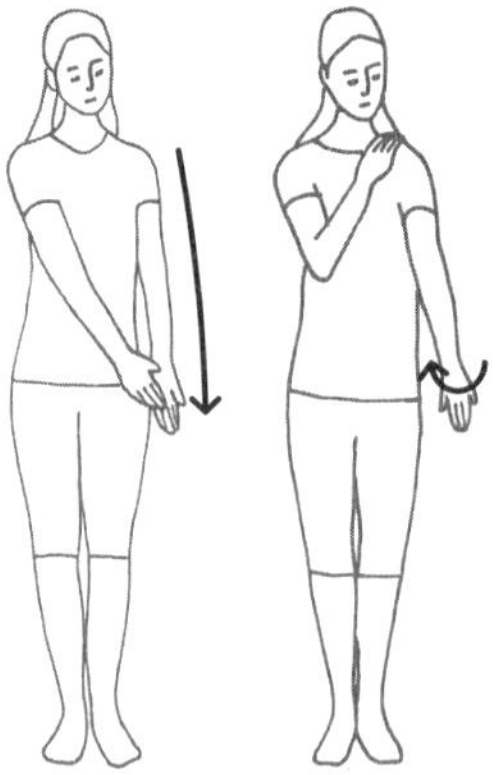

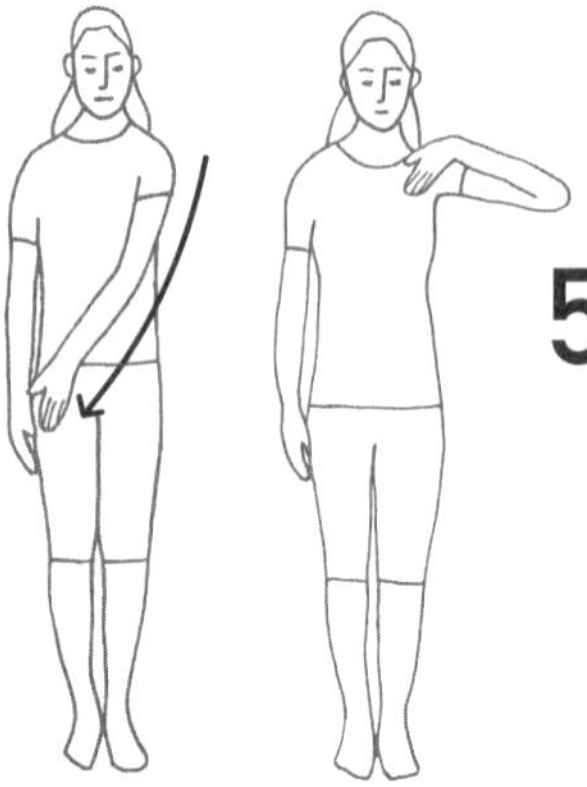

**5** 再び、合掌を行ったあと、左手のひらを左肩に置き、右のわき腹まで斜めにスライドさせる。これをくり返す。手をスライドさせる際には、上から下方向への動きに力点を起く。左右逆も行う

**6** 再び合掌を行ったあと、腰の少し上（腎臓の位置）に両手のひらを当て、上下にスライドさせる。これをくり返す。手をスライドさせる際には、下から上方向への動きに力点を置く

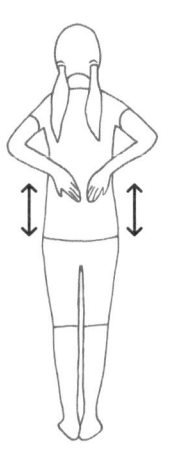

**7** 再び、合掌を行ったあと、首の後ろに両手のひらを当て、首の後ろ→頭頂部→額まで、片手ずつ交互にスライドさせる。これをくり返す

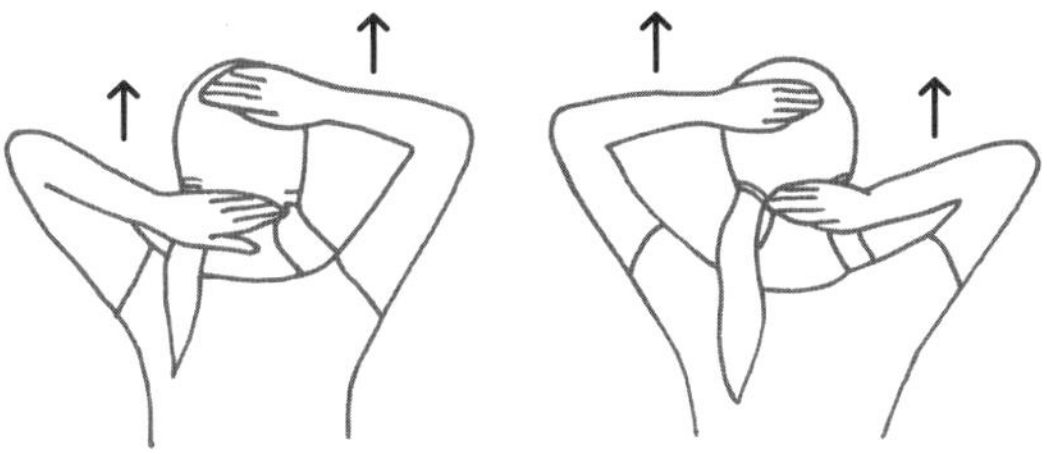

**8** 再び、合掌を行ったあと、両手のひらを顔に当て、ひたいからあごまで上下にスライドさせる。これをくり返す

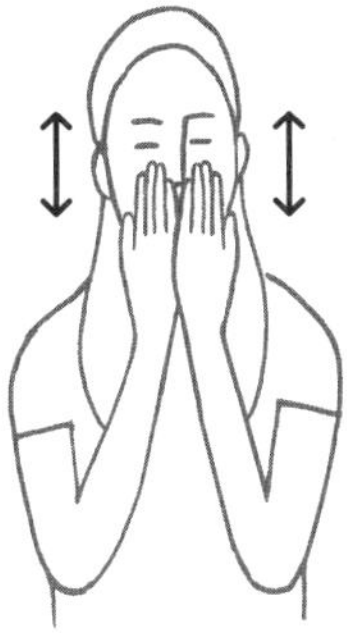

**9** 再び、合掌を行ったあと、両手のひらで耳たぶの周囲を上下にスライドさせる。これをくり返す。
最後に**1**の腹式呼吸を行う

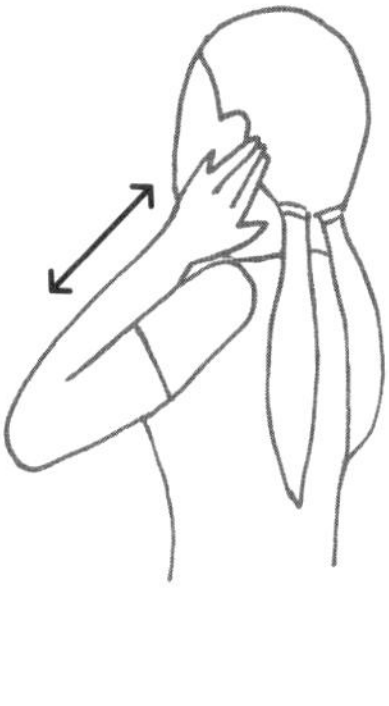

## 3つの「お手当て」で冷えと痛みを取る

ご紹介するのは、①足湯《あしゆ》、②ショウガ湿布《しっぷ》、③サトイモパスタの3つです。

これらのお手当てを行う場合、足湯→ショウガ湿布→サトイモパスタという順番で行うことをお勧めします。その理由を説明しましょう。

初めに足湯を行うのは、末梢を温め、体の血行をある程度よくすることが目的です。そのうえで、ショウガ湿布を行えば、さらに血行を促すことができます。

冷えが強く、いくら温めても体が温まらない人は、足湯だけで冷えを取れない場合が多いのですが、足湯＋ショウガ湿布の組み合わせで体がしっかり温まり、汗もかけるようになります。

こうして体内の血行が盛んになったところで、サトイモパスタを行えば、毒素を排出する効果を最大限に得ることができます。

なお、ショウガ湿布とサトイモパスタでは、ショウガやサトイモの成分が、肌に直接触れることになります。肌の弱い方は、念のため、ショウガ湿布やサトイモパスタを行う前に、その一部を腕の目立たない内側に貼《は》り、数時間たってからかぶれや腫《は》れなどの反応が出ないこと確認してから試してみるといいでしょう。

これら3つのお手当のやり方については、ガンを癒《いや》す情報サロン「憩いの森」代表の西垣内《にしがいと》康行《やすゆき》さんと山田秀子《やまだひでこ》さんに教えていただきました。この場を借りて、感謝いたします。

**①足湯**

足をお湯につけるだけで、全身の血行を促す足湯は、手軽に低体温から脱出できるお手当です。時間は特に選びません。時間を節約したい人は、食事中に行うのもいいでしょう（足湯のやり方は351ページの図参照）。

**②ショウガ湿布**

お手当の基本といえるのがショウガ湿布です。

ショウガに含まれるジンゲロールには血行を促進する作用があり、抜群の冷え取り効果があります。血行がよくなると、体内の毒素や老廃物を排出する働きが高まり、痛みの原因となる物質なども取り除かれて痛み止めの効果が得られます（ショウガ湿布のやり方は352～354ページの図参照）。

## ③サトイモパスタ

サトイモパスタ（泥膏《でいこう》）は、体内の毒素を取り除く効果が高い療法です。熱を取り去り、痛みの解消にも役立ちます。

大腸ガンの患者さんは、サトイモパスタを貼《は》ったおなかの上に、温めたコンニャクを乗せるとより効果が高まるといわれています。

サトイモパスタは、さまざまな痛みの解消に役立ちます。のどの痛みや五十肩など、日常起こりがちな痛みがあるときも、行うといいでしょう。

骨折したときは、整形外科で基本的な治療を終えたあとに、サトイモパスタを患部に貼っておきましょう。予後《よご》（病後の経過）がかなり楽になります。

サトイモパスタをはがすとき、パリパリときれいにはがれることがあります。これは、体内の解毒がスムーズに進んでいるサインで、とてもいい兆候です（サトイモパスタのやり方は355～356ページの図参照）。

# 足湯のやり方

## 用意するもの

- ●お湯用……足首より深さのあるバケツ、または発泡スチロールの箱
- ●水用……洗面器など
- ●やや熱めのお湯と水。お湯の温度は、中で足を動かしたときに「熱い」と感じる程度
- ●ショウガの搾り汁……少々　●ビニールシートなど
- ●大根干葉、ヨモギ、スギナ、ドクダミ、季節の野草、入浴剤、市販の温泉の素など

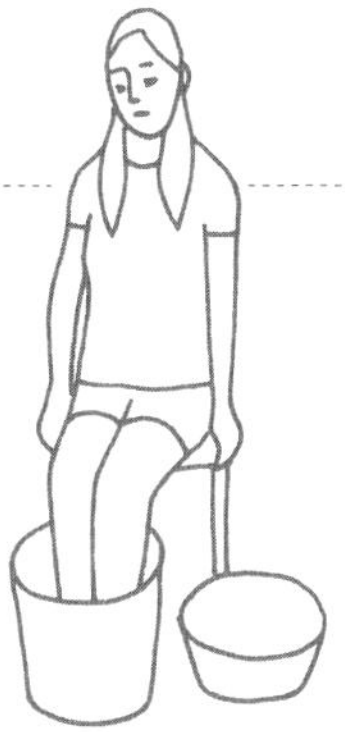

**1** くるぶしから7～8㎝上までつかるよう、バケツにやや熱めのお湯を張り、ショウガの搾り汁を入れて両足をつける。あらかじめ、バケツをビニールシートなどで覆《おお》っておくと、お湯が冷めにくくなる

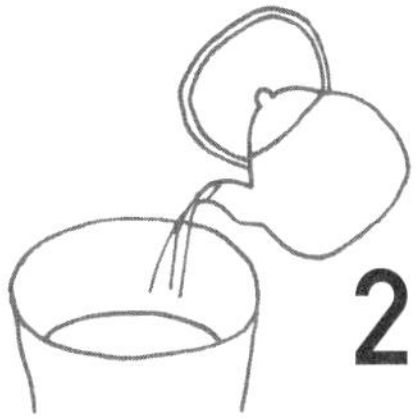

**2** 冷えてきたら、差し湯をする。足をお湯につける時間は、20分程度が目安。大根干葉、ヨモギ、スギナ、イチジク、ドクダミ、季節の野草を煮出した汁、入浴剤、市販の温泉の素などをお湯に入れてもいい

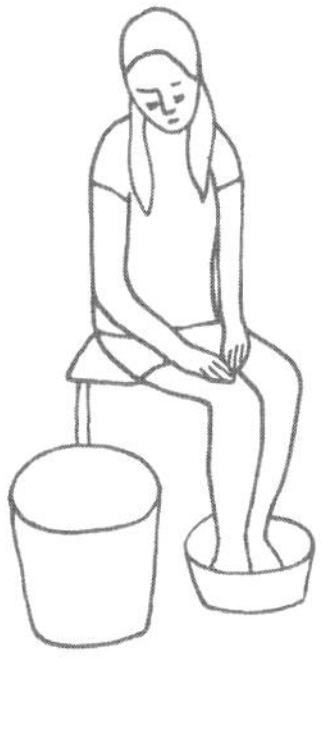

**3** 最後に水の入った容器に足をつけて、引き締める

## ショウガ湿布のやり方

### 用意するもの

- ●国産のショウガ……200ｇ
  市販のショウガ粉末でも代用できます。ショウガ粉末は、自然食品店などで購入できる
- ●水……３ℓ　●自然塩……小さじ３弱　●普通の軍手
- ●厚手で、「耐油用」と表示されているゴム手袋
  （ホームセンターなどで購入できる）
- ●２枚１組のタオル　●バスタオルまたは毛布
- ●長めの菜ばし　●ショウガを入れる木綿袋
- ●ビニールシート……数枚
- ●大きめの鍋　●おろし金

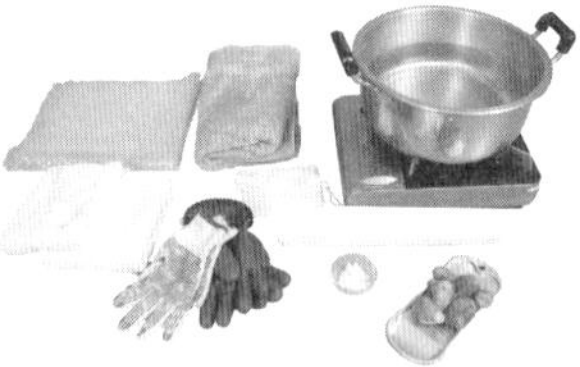

**1** ショウガをよく洗って、おろし金ですり、木綿袋に入れる

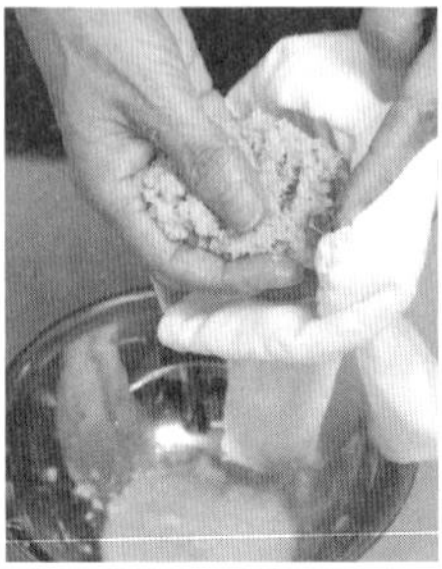

**2** 大きめの鍋に水を入れて火にかけ、塩素を飛ばす。沸騰したら弱火にして、菜ばしでかき混ぜてあら熱を取り、湯の温度が80～90℃になるようにする。沸騰したお湯にショウガを入れると、ショウガの酵素（化学反応を促進させる物質）が壊れてしまうため、80～90℃を保つようにする

**3** 鍋にショウガ入りの木綿袋と自然塩を入れて、はしでかき混ぜる

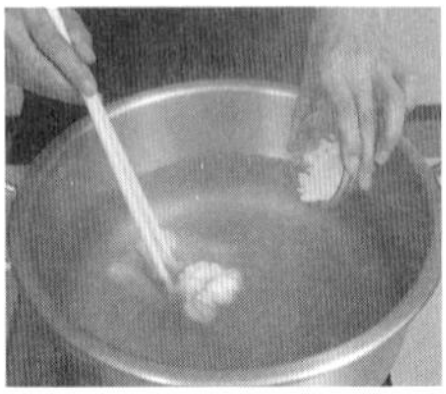

**4** 軍手、ゴム手袋の順に手にはめる。ゴム手袋だけでは、手をやけどするおそれがあるので、必ず軍手の上に重ねてはめる

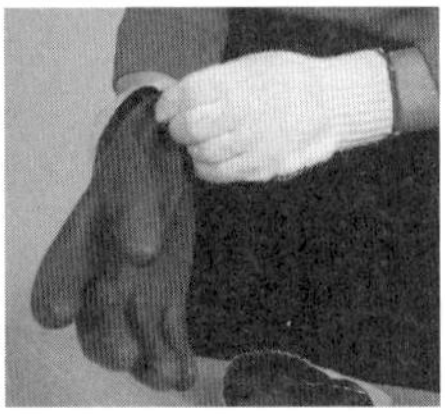

**5** 3に、3枚重ねのタオルを浸したあと、できるだけ固く絞る。
あらかじめタオルを2枚縫い合わせておくと便利。このとき、体に当てる箇所と同じ枚数のタオルをすべて絞っておき、ビニール袋で包み保温しておく

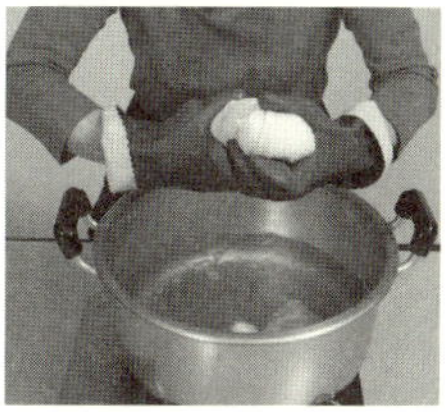

**6** 絞ったタオルを、手でパンパンと数回たたいて、皮膚に当たる面のあら熱を取る

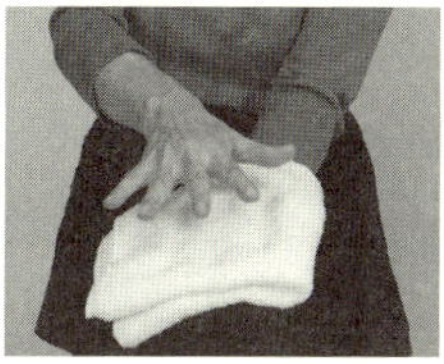

**7** バスタオル（毛布）を敷いた上に、ビニールシートを敷く。タオルが冷めないように、作業を始める前に敷いておくのがポイント

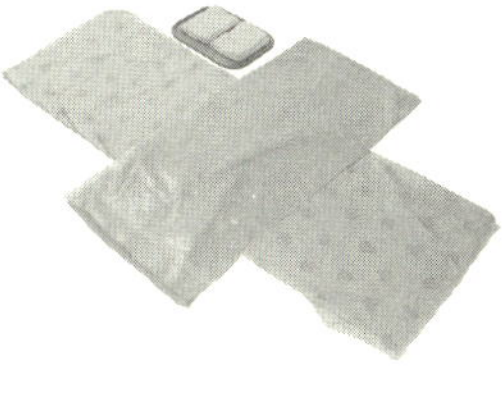

**8** 7の上にあおむけに横たわり、6のタオルを次の部位に当てる

- **体に痛みがある場合**……肝臓（腹部の右上で肋骨の下）と腎臓（腹部の中央背中側で横隔膜の下）
- **体に痛みがない場合**……肝臓

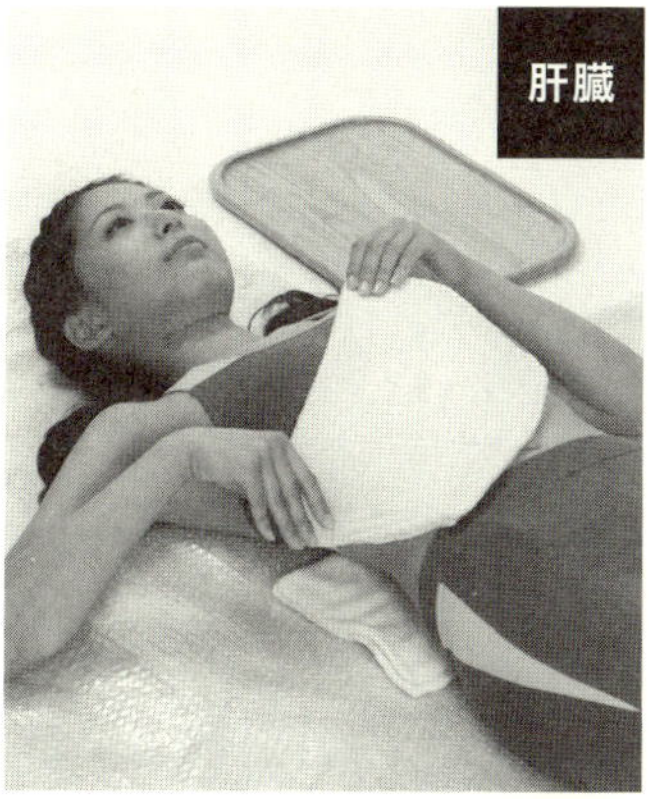


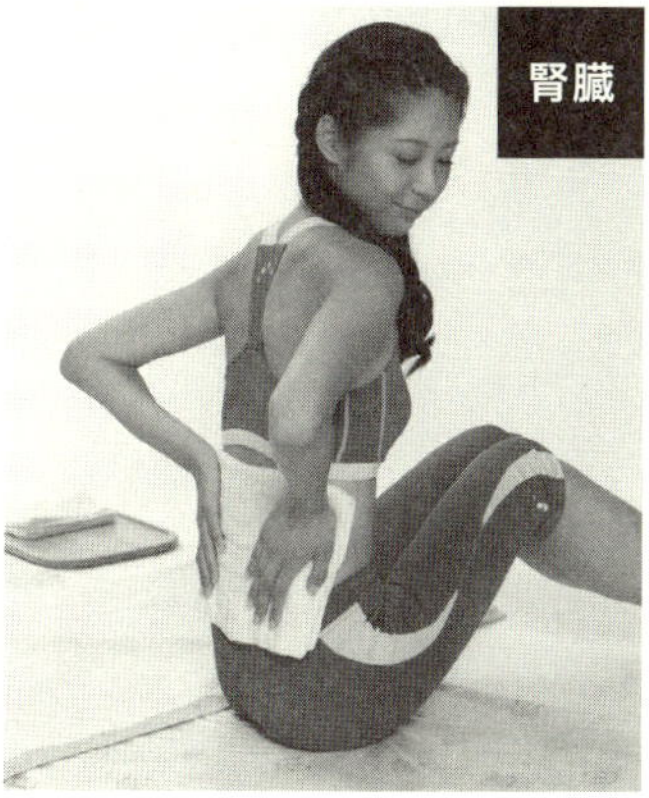

**9** 熱を逃さないために、ショウガ湿布の上にビニールシートをかけ、さらにその上からバスタオル（毛布）で包む

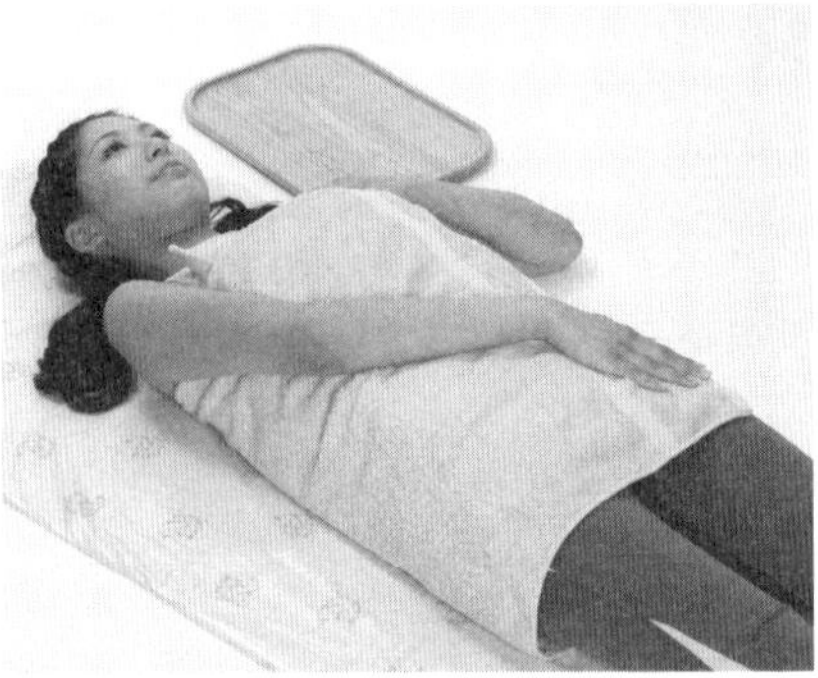

**10** そのまま20分おいて、タオルが冷める直前に外す。なお、患部の痛みが強いときには、“ショウガ湿布で痛みのある部分を5分温めたあと、氷水で絞ったタオルで1分間冷やす”という方法を、痛みが引くまでくり返す

**11** 最後に、汗を乾いたタオルでふき取る

## 注意点

・やけどに気をつける

・ショウガ湿布が熱すぎるときは、我慢せずに適温になるまでタオルをたたいて冷ます

・ショウガ湿布を行う前には、一部を腕の目立たない内側に貼り、数時間たってからかぶれや腫れなどの出ないことを必ず確認する

・肌にかゆみやかぶれなどの異常が現れた場合は、一時、中断して様子を見る

# サトイモパスタのやり方

### 用意するもの

- 国産のサトイモ……皮をむいたもの50g
  市販のサトイモ粉末で代用できる
- 小麦粉……100 ～ 150g
- ショウガの搾り汁……10mℓ
- 木綿の布か、ネル生地
  （患部の大きさに合わせる）
- おろし金　●ボウル　●ヘラ
- 幅広のサージカルテープ
  （ドラッグストアで購入できる）
  腹帯でもかまわない
- ゴマ油少々

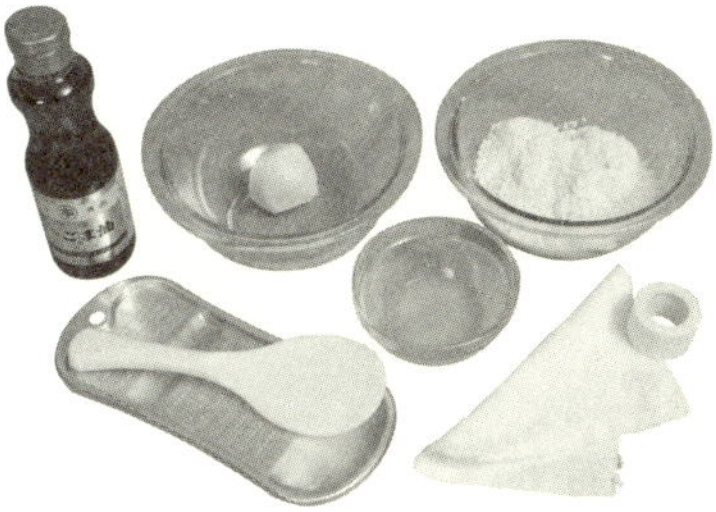

---

**1**　サトイモをよく洗い、皮を厚めにむいてからおろし金ですりおろす

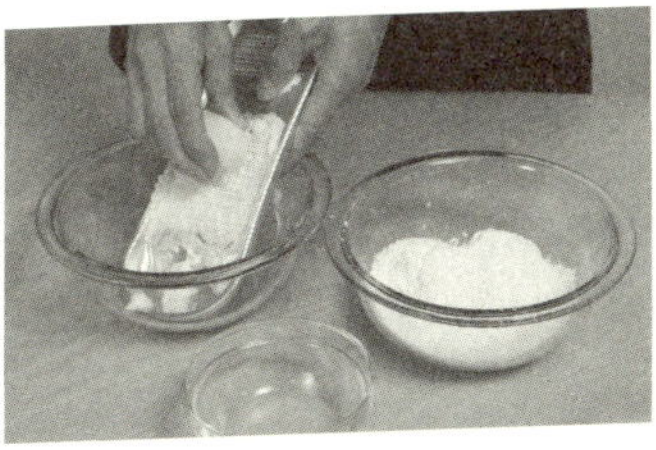

**2**　サトイモに小麦粉100gを入れ、ショウガの搾り汁を混ぜる。耳たぶの固さになるくらいまで小麦粉を加えていき、よく練り込む
サトイモ粉末を使う場合は、少し固めに練るようにする。サトイモパスタを貼っていると、パリパリに硬くなるか、水が出てべたべたになることがあり、これを防ぐため

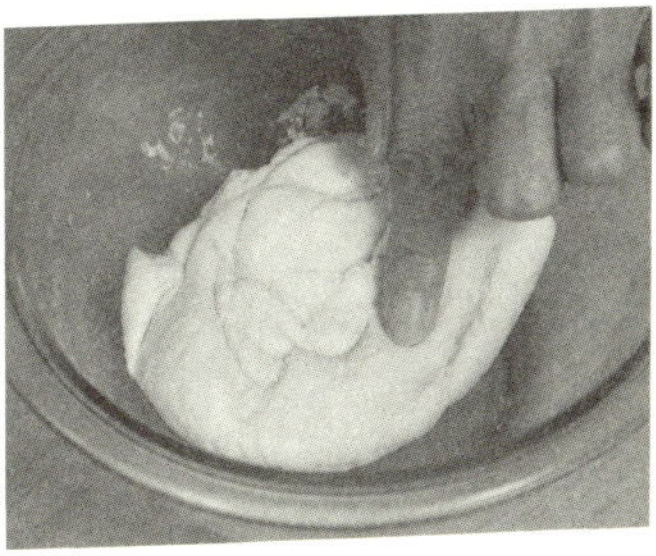

## 3

2を、患部の大きさに合わせた木綿の布か、ネル生地に1cmくらいの厚さになるよう塗る。薄く塗ると効き目が弱まるので注意
パスタが毒素や水を吸ってはみ出すことがあるので、はみ出しを防ぐために布の端を2cmほど残して塗るようにする

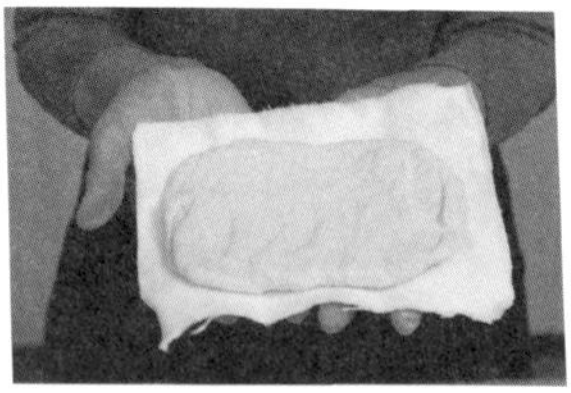

## 4

3を患部（痛みのある場所）に貼り、サージカルテープで固定する。肌の弱い人は、ゴマ油を塗ってから貼るといい

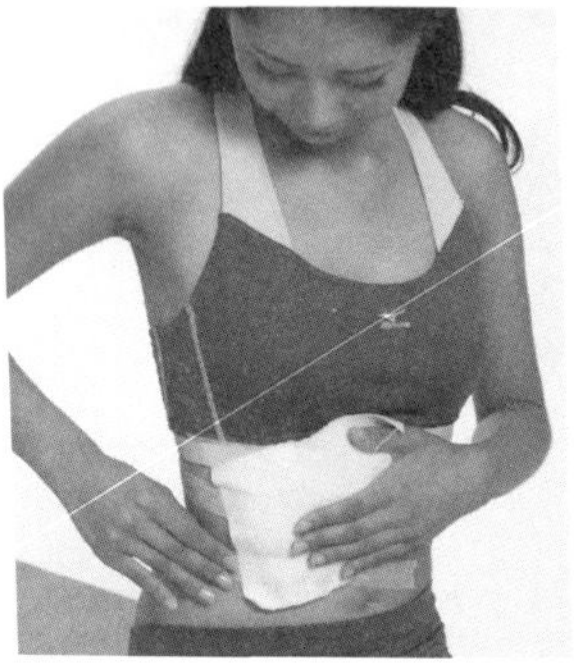

## 5

3～4時間たったら、サトイモパスタをはがす。まだ痛いようなら、10分ほどショウガ湿布を行い、サトイモパスタを貼る。以上を、慢性痛の人は1日1回、急性痛の人は1日4回ほど行う

### 注意点

・サトイモパスタは、作り置きしないこと

・サトイモパスタを行う前には、一部を腕の目立たない内側に貼り、数時間たってからかぶれや腫れなどの出ないことを必ず確認する

・サトイモパスタは、体を冷やす作用があるので、夜は行わないほうがいい。サトイモパスタをはがしてから体が冷えていると感じたら、足湯や、体を温めるほかの療法を行うようにする。冷えを取ることができる

・肌からはがしたとき、パリパリ、ベトベトしていても気にしない

・生のサトイモを用いると、肌がかぶれることがある。その場合には、市販のサトイモ粉末を用いるといい。それでも、肌に異常が現れる場合は、一時、中断して様子を見る

# あとがきにかえて――一人でも多くの命を救うために

岡本　裕

僕が医者になったのは1982年のことですから、もうずいぶん前のことになります。

医者になって、多くの病《や》める人たちの命を救おうというその決意は本物でした。ところが、いざ臨床現場に飛び出してみると、想像していた以上に人の命を救うのは難しいと気づかされました。

もっとも、救急医療などは現代医学（西洋医学）の真骨頂です。うまく早急に対処できれば見事に救命できますので、医者冥利《いしゃみょうり》に尽きる分野だと思います。

ところが、慢性病（難病）のほとんどはそう簡単にはいきません。特に〝ガン〟は、その半数くらいの人しか救命できないのです。

とりわけ進行したガンになれば、ほとんど救命できないという惨憺《さんたん》たる現実に愕然《がくぜん》となりました。それは医学がめざましく進歩したと喧伝《けんでん》される30年後の今も、さほど状況は変わっていません。

患者さんが治らないことにも心をくじかれましたが、さらに心が折れたのは、治らなくても仕方がないとあきらめる医療現場のそのよどんだ空気なのです。

ひょっとして、医者が治せる病気など、ほんの一握りではないのか？

今の医療の進むべき方向は間違っているのではないか？

医学部の6年間で学んできたことはいったいなんだったのか？

そんな疑問が心の中で渦巻くうちに、しまいには自己嫌悪が芽生え、それが大きく頭をもたげるようになってきました。

そんな矢先に、ある男性が僕の外来を訪れます。悲壮感漂うその面持ちに、正直いって嫌な予感が頭をよぎりました。

案の定、彼が口を開ければ、すぐにわかるほど、のどに大きな腫瘍《しゅよう》（ガン）が顔を出しているではありませんか。

聞いてみますと、某大学病院で、「咽頭《いんとう》ガンの末期（Ⅳ期）で脳にも転移しており、もう手の施しようもなく、余命いくばくもない」といわれたとのことでした。ただ彼はどうしてもあきらめきれなくて、何かラストチャンスはないものかと、わらをもつかむ気持ちで、僕の外来に迷い込んできたのです。

しかし、かけだしの医者である僕などに、起死回生の手立てなど思いつこうはずはありません。ただ、僕がセオリー通りにさじを投げてしまえば、絶望のあまり、彼はすぐさま自らの命を絶ってしまいかねないそんな様相です。

そのとき、苦肉の策として僕の脳裏にひらめいたのが免疫細胞療法《めんえきさいぼうりょうほう》（ＬＡＫ療法。患者さんの血液から採取したリンパ球を活性化させてから、体内に戻し、ガン細胞を攻撃する治療法）だったのです。「もしかして、彼の頭の中にＬＡＫ細胞を入れれば?!」と思ったものの、だれもやったことがないわけですから勝算などあるはずもありません。しかし、やってみる価値はあるように思えました。

もちろん、上司に相談すれば、１０００％ＮＧに決まっています。さりとて、彼をそのまま手ぶらで返すのは人間としても許されない。となると、ここは腹をくくるしかないか。

「LAK治療を試してみますか?」

「それで私の病気が治りますか?」

「わかりません。しかし可能性はゼロではありません」

「ここで彼が断ってくれれば」と、そんな小賢しい気持ちがなかったといえばうそになりますが、残念ながら彼は、

「わかりました、試してみます」

と静かに応えました。その途端、驚いたことに彼の顔色はみるみる赤みを帯び、生気が戻るのを僕は目の当たりにしたのです。


彼は48歳で、化粧品の販売店を十数店も展開しているやり手の実業家でした。経営は順調でしたが、その分ストレス負荷《ふか》も強く、オーバーワーク気味であったようです。早速、彼は、LAK治療はもちろん、同時に提案したゲルソン療法(ドイツの医学博士マックス・ゲルソンが1930年代に開発した食事療法)にも積極的に取り組みました。そして同時に、なんと、せっかく手塩にかけてきた自分の店舗を突然すべて転売するという暴挙に出たのです。

何もそこまでしなくてもと、僕は正直、思いました。

「こうすればきっと治る、そんな気がするんです。それに、少し前から、ビジネスがうまくいけばいくほど、自分の生活がしんどいなと思っていたところだったので、いい機会なんです」

と、彼はあっさりいいました。


LAK細胞を頭の中（正確には髄腔内《ずいくうない》）に入れ始めて、1カ月後、口の中のガンにはまったく変化はなかったのですが、不思議なことに彼はますます元気になっていきます。顔色もすっかりよくなり、声の張りも初診時と見違えるほどです。

2カ月後には、ガンが小さくなってきたような気がしました。3カ月後にCT（コンピュータX線断層撮影）をしてみると、明らかにガンは小さくなっています。

そして6カ月月後には、信じられないことにガンは跡形もなく消えてしまっていたのです。


その後、LAK治療を何人かに試してみました。みないったんは改善を見たものの、一人を除いて生還には至りませんでした。

ただ生還を果たしたその一人も、先に挙げた彼と同様、LAK治療をきっかけに生き方を思い切って180度変えてしまった人なのです。

つまり、LAK療法はもちろん有効な治療であることには間違いありませんが、特効治療というわけではないのです。彼らが今までの生き方を大きくチェンジしたことが、治癒《ちゆ》への分岐点になっているのではないかと、そんなふうに僕ははたと思い至ったのです。

それは、医者の僕が、患者さんから病気の治し方を初めて教えてもらった瞬間だったのです。医学部ではまったく教わった記憶のない授業でした。

〝ガン（難病）は治るかもしれない〟と思えるようになったのは、遅まきながら、僕にとっては新鮮な発見であり、希望の光が見えた瞬間でもありました。それからは少しずつ、僕自身の自己嫌悪が癒《いえ》えていく気がしました。

こうなると、ガンサバイバー（生存者）探しが急務です。

肺ガン、スキルス性胃ガン、膵臓《すいぞう》ガン……と、病院ではお目にかかったことがない生還が難しいと思われているガンサバイバーたちも、探せばいるものなのです（失礼！）。

彼らの多くは、途中で早々と主治医を見限り、自分で治し方を探り当て、自分で治していたのです。

したがって、ガンサバイバーたちが主治医の目に触れることはありません。そのような〝からくり〟がわかり、変に納得するとともに、もっと多くのことをガンサバイバーたちから学ばなければいけないと、初心を新たにｅ－クリニックをスタートすることにしました。

くしくもその折、僕の大先輩である（ｅ－クリニックのスタッフ医師として今も活躍している）橋本豪《はしもとつよし》医師が、悪性リンパ腫を患い、死の淵に立っていました。

３大治療が手詰まりになり、にっちもさっちもいかない状況で、それならばあとは生き方を大きく変えるしか手はないというほど窮地に追い込まれていたのです。

彼は、勤めていた職場を辞め、考え方を変え、食事を改め、気功《きこう》やヨガを取り入れ、中医《ちゅうい》（中国の伝統医学を専門とする医師）が処方した漢方薬を飲み……と、そのほかにも心身にいいと思うこと、心身に心地いいと思うことを、果敢に取捨選択しながら、たまには少し後戻りもしながら、結局は見事サバイバルを果たすことに成功しました（詳しい経緯は、『ガンを自分で治した医師の「ガン治し」本気塾』〈マキノ出版〉に詳しく書かれています）。

「3大治療は根本的な治療法ではなく、時間稼ぎにすぎない。3大治療で時間稼ぎをしている間に、自助努力しながら、自身の自己治癒力を高めること（セルフ治療）が、病気を治す正攻法である。その考えをサバイバーのみなさんとともに、一人でも多くのガン患者さんに伝えていくのがｅ－クリニックの役目である」

そんなふうな趣旨を掲げ、ｅ－クリニックを始めたころ、僕たちのやっていることを、理路整然と裏付けてくれるすばらしい医学理論に巡り合ったのです。

それが、「福田《ふくだ》―安保《あぼ》理論」です。すなわち〝病気の成り立ち〟、〝病気の治し方〟の見事ななど解きだったのです。

今までの生き方のズレ、いい換えればストレス負荷が、自己治癒力を低下させ、とどのつまりは病気を引き起こしてしまう。したがって、今までの生き方を是正し、ストレス負荷を軽減することができれば、病気は快方に向かう。そのような非常に明解な理屈です。

安保徹《あぼとおる》先生とは、今までに何回かお会いする機会があり、また先生の著書を読んだり、講演をお聴きしたりしていました。もう少し突っ込んでお話ができればうれしいとかねがね思っていた矢先に、「安保先生とゆっくり対談してみませんか？」という願ってもない話が、マキノ出版から舞い込んできたのです。

対談は開口一番の「今の医学は未熟である」から始まり、「臨床医の仕事は、新しい医学を作ることではない」「ガンの成り立ちを医学界が理解していない」「医師と患者さんが賢くなるには、あと100年はかかる」「現代医学は病気を体のエラーととらえている」「人間の体が間違いを冒すわけはない」「40代以降はある程度悩んだら解決をあきらめて開き直る」……と、持ち前の安保節を炸裂《さくれつ》させながら、〝病気の成り立ち〟から〝病気の治し方〟に及ぶ、知恵のオンパレードは圧巻そのものでした。

おかげさまで、e-クリニックが紆余曲折《うよきょくせつ》をへてこつこつと積み上げてきた知見への答え合わせになりましたし、安保先生の真実を無心に追求する姿勢に改めて心を打たれました。

とかく現代はストレス過多で生きにくい社会であると喧伝されているようですが、僕自身はそう思いたくありません。だから生きにくいと考えるのも一法ですが、だからチャンスだという見方もきっとあるはずだからです。

今は何事において便利になりすぎて、人はかえってストレス負荷に弱くなっているのではないでしょうか。ストレス負荷に弱くなった人、つまりは人間力が低下してしまった人が多くなりすぎて、せちがらい、そして生きにくい社会になってしまったのではないでしょうか。

だからこそ、そんな現在を生き抜くにふさわしいより明確な羅針盤《らしんばん》が必要なのだと思います。病気を治すということは、より上手に生きるということです。より上手に生きることは、病気にならないということです。

かくして、本書は現在を生きる人たちには必読の教科書、格好の教科書だといえるかと思います。ぜひ一度、本書をご自分の手に取って、じっくり読んでいただきたいと強く願います。

そうすればきっと、みなさんの生き方が大きく様変わりし、自己治癒力も格段に高まることでしょう。ひいては、100年を待たずして、そう遠くない未来に、だれもが元気で長生きできる社会が訪れるはずだと、僕は信じています。

僕自身が、この〝病気治しの教科書〟作りに微弱ながらも一役を担えたことを誇りに思います。

最後になりましたが、そんな機会を与えていただいた、安保徹先生はもちろん、マキノ出版書籍編集部の髙畑圭さん、『壮快』編集部の小川潤二さん、斉藤季子さんに深く感謝の意を表したいと思います。

そして、本書を最後まで読んでくださったあなたに、最大限の謝辞を捧げたいと思います。

## ご注意

**薬をやめる際には、自己判断せず、必ず医師のサポートのもとで行ってください。**

安保徹先生は、新潟大学大学院医学部教授です。診察は行っておりません。ご質問がある場合には、マキノ出版書籍編集部気付までお手紙をお送りください。安保先生に転送いたします。

## e-クリニックについて

岡本裕先生が所属するe-クリニックは、現代医療の欠落している部分を補うために創設されたインターネット上のバーチャル会員組織です。有志の医師らが協働で、インターネットやセミナー、市民公開講座、書籍などを通じて、有意な情報を発信し続けています。

また、2011年10月から、ガン患者会「憩いの森」(http://gannaoru.blog23.fc2.com/)と協働で、「1124コミュニティルーム」(ガン学校&公開講座)をスタートします。

e-クリニックの考え方を広めながら、そう遠くない未来に、標準治療(3大療法)だけにこだわらない、個々人に応じたきめ細かい医療が、どこの病院でも一般化されることを望んでいます。

**ホームページ**…http://e-clinic21.or.jp/
http://e-comment.jp

**電　話**………06-6305-9629

**ファックス**……06-6305-7231

月曜日～金曜日(祝日休み)　10:00～13:00 ／ 14:00～16:00

大阪市淀川区西中島6-2-3

## 参考文献


### 安保　徹

**1**.Watanabe, M., Miyajima, K., Matsui, I., Tomiyama-Miyaji, C., Kainuma, E., Inoue, M., Matsumoto, H., Kuwano, Y. and Abo, T. Internal environment in cancer patients and proposal that carcinogenesis is adaptive response of glycolysis to overcome adverse internal conditions. Health 2: 781-788, 2010.

**2**.Kainuma, E., Watanabe, M., Tomiyama-Miyaji, C., Inoue, M., Kuwano, Y., Ren, HW. and Abo, T. Association of glucocorticoid with stress-induced modulation of body temperature, blood glucose and innate immunity. Psychoneuroendocrinology 34: 1459-1468, 2009.

**3**.Shen, JW., Ren, HW., Tomiyama-Miyaji, C., Watanabe, M., Kainuma, E., Inoue, M., Kuwano, Y. and Abo, T. Resistance and augmentation of innate immunity in mice exposed to starvation. Cell. Immunol. 259: 66-73, 2009.

**4**.Watanabe, M., Tomiyama-Miyaji, C., Kainuma, E., Inoue, M., Kuwano, Y., Ren, HW., Shen, JW. and Abo, T. Role of a-adrenergic stimulus in stress-induced modulation of body temperature, blood glucose and innate immunity. Immunol. Lett. 115: 43-49, 2008.

**5**.Abo, T., Kawamura, T., Kawamura, H., Tomiyama-Miyaji, C. and Kanda, Y. Relationship between diseases accompanied by tissue destruction and granulocytes with surface adrenergic receptors. Immunologic Res. 37: 201-210, 2007.

**6**.Ren, HW., Shen, JW., Tomiyama-Miyaji, C., Watanabe, M., Kainuma, E., Inoue, M., Kuwano, Y. and Abo, T. Augmentation of innate immunity by low-dose irradiation. Cell. Immunol. 244: 50-56, 2006.

**7**.Ariyasinghe, A., Morshed, S.R.M., Mannoor, M.K., Bakir, H.Y., Kawamura, H., Miyaji, C., Nagura, T., Kawamura, T., Watanabe, H., Sekikawa, H. and Abo, T. Protection against malaria due to innate immunity enhanced by low-protein diet. J. Parasitol. 92: 531-538, 2006.

**8**.Abo, T., Kawamura, T. and Watanabe, H. Immunologic states of autoimmune diseases. Immunologic Res. 33: 23-34, 2005.

### 岡本　裕

**1**. 橋本 豪『ガンを自分で治した医師の「ガン治し」本気塾』（マキノ出版）

**2**. 萩原 優『「前世療法」体験CDブック』（マキノ出版）

**3**.『Complementary Oncology』Josef Beuth, Ralph W. Moss（Thieme）

**4**.『Life Over Cancer』Keith L. Block（Bantam）

**5**.『Energy Medicine in Therapeutics and Human Performance』James L. Oschman（Elsevier Science）

**6**.Xie Zhufan『Practical Traditional Chinese Medicine』（FLP）

## 日本自律神経免疫治療研究会が紹介するクリニック

（「正会員の医療機関と治療院」のページ）

http://www.immunity-club.com/

## 日本自律神経免疫治療研究会事務局

**電　話**……03-5818-1580

**ファックス**…03-5818-1581

**e-mail**…… mail@immunity-club.com

東京都文京区湯島2-14-8　ヒダビル1F　サンワヘルスデザイン内

〒113-0034

---

［そのほか、関連サイト］

**安保理論の会**　http://abo-theory.jp/

**湯島清水坂クリニック**　http://yushima-s-clinic.com/

## 著者プロフィール


### 安保　徹（あぼ・とおる）

新潟大学大学院医歯学総合研究科教授（国際感染医学講座免疫学・医動物学分野）。1947年、青森県生まれ。東北大学医学部卒業。米国アラバマ大学留学中の80年に「ヒトNK細胞抗原CD57に対するモノクローナル抗体」を作製。89年、胸腺外分化T細胞の存在を発見。96年、白血球の自律神経支配のメカニズムを初めて解明。国際的な場で精力的に研究成果を発表し続け、免疫学の最前線で活躍している。

著書に『「薬をやめる」と病気は治る』『病気を治す「体の声」の聴き方』『ガンは自分で治せる』（以上、マキノ出版）、『免疫革命』（講談社インターナショナル）、『疲れない体をつくる免疫力』（知的生き方文庫）、『病気が治る免疫相談室』（ソフトバンククリエイティブ）、共著に『パーキンソン病を治す本』『マンガで教えて安保教授!病気にならない免疫学』（以上、マキノ出版）、『ガンは治る治せる』（花伝社）、監修したムックに『「免疫を高める」とガンは自然に治る』『「免疫を高める」と病気は勝手に治る』（以上、マキノ出版）などがある。

### 岡本　裕（おかもと・ゆたか）

e-クリニック医師・医学博士。

1957年、大阪市生まれ。大阪大学医学部卒業。同大学大学院修了。その後、大学病院、市中病院、大阪大学細胞工学センター（現・大阪大学生体工学センター）で、主として悪性腫瘍（ガン）の臨床と研究に12年間にわたって取り組む。従来の医療・医学の考え方と手法に限界を感じて、臨床医をやめる。

95年、阪神淡路大震災をきっかけに、「21世紀の医療・医学を考える会」を仲間と立ち上げる。2001年、会を移行した形で、本音で発信するウェブサイト「e-クリニック」をスタート。ガン患者会「憩いの森」と協働で、ガン患者はもちろん、すべての人を対象に、病気を治し、健康を保つための情報発信を行っている（e-クリニックの詳細は本文368ページ）。

著書に『定年前からの健康法』（サンマーク出版）、『9割の病気は病気ではない!』（講談社）、『9割の医者は、がんを誤解している!』（飛鳥新社）、『9割の病気は自分で治せる』（中経の文庫）、『一生、「薬がいらない体」のつくり方』（知的生き方文庫）などがある。

# 「自分の免疫力」で病気を治す本
## 医師と薬に頼らない


2011年5月28日　第1刷発行
2011年6月20日　第2刷発行

著　者　安保　徹、岡本　裕
発行者　梶山正明
発行所　株式会社マキノ出版
http://makino-g.jp/
東京都文京区湯島2-31-8
〒113-8560
電話　編集部　03-3818-3980
販売部　03-3815-2981
振替　00180-2-66439
印刷・製本所　図書印刷株式会社

定価はカバーに表示してあります。
万一、落丁・乱丁の場合は、購入書店名を明記のうえ、小社販売部までお送りください。送料負担にてお取り替えいたします。


本書の無断複写は、著作権法上での例外を除き禁じられています。また、私的使用以外のいかなる電子的複製行為も一切認められておりません。

©Toru Abo , Yutaka Okamoto 2011　Printed in Japan


ISBN978-4-8376-7157-2